胸腔镜外科学

Thoracoscopic surgery

第2版

主　编　王　俊

副主编　许　林　李　运

人民卫生出版社

图书在版编目（CIP）数据

胸腔镜外科学/王俊主编. —2 版.—北京：人民卫生
出版社,2016

ISBN 978-7-117-21661-6

Ⅰ.①胸…　Ⅱ.①王…　Ⅲ.①胸腔镜检-胸腔外科
手术　Ⅳ.①R655

中国版本图书馆 CIP 数据核字(2016)第 249475 号

人卫智网	www.ipmph.com	医学教育、学术、考试、健康，购书智慧智能综合服务平台
人卫官网	www.pmph.com	人卫官方资讯发布平台

版权所有,侵权必究!

胸腔镜外科学

（第 2 版）

主　　编：王　俊

出版发行：人民卫生出版社(中继线 010-59780011)

地　　址：北京市朝阳区潘家园南里 19 号

邮　　编：100021

E - mail：pmph @ pmph. com

购书热线：010-59787592　010-59787584　010-65264830

印　　刷：北京盛通印刷股份有限公司

经　　销：新华书店

开　　本：889×1194　1/16　　印张：16

字　　数：496 千字

版　　次：1997 年 3 月第 1 版　　2017 年 2 月第 2 版
　　　　　2019 年 10 月第 2 版第 2 次印刷(总第 4 次印刷)

标准书号：ISBN 978-7-117-21661-6/R·21662

定　　价：168.00 元

打击盗版举报电话：010-59787491　E-mail：WQ @ pmph. com

（凡属印装质量问题请与本社市场营销中心联系退换）

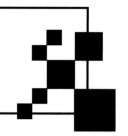

编委名单

主　　编	王　俊	北京大学人民医院
副主编	许　林	江苏省肿瘤医院
	李　运	北京大学人民医院

编写人员（按姓氏笔画为序）

卜　梁	云南省第一人民医院
冯　艺	北京大学人民医院
吉晓琳	北京清华长庚医院
朱成楚	浙江省台州医院
刘　军	北京大学人民医院
刘彦国	北京大学人民医院
李凤卫	北京航天总医院
李剑锋	北京大学人民医院
李　晓	北京大学人民医院
李　辉	北京朝阳医院
杨　帆	北京大学人民医院
杨　锋	北京大学人民医院
陈应泰	北京航天总医院
金璐明	北京市海淀医院
周足力	北京大学人民医院
赵　辉	北京大学人民医院
姜冠潮	北京大学人民医院
祝　娟	北京大学人民医院
涂远荣	福建医科大学附属第一医院
黄宇清	北京市海淀医院
隋锡朝	北京大学人民医院
谭黎杰	复旦大学附属中山医院

第 2 版序

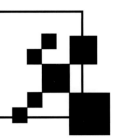

以电视胸腔镜为代表的现代微创胸外科是近半个世纪以来普胸外科领域革命性的新进展,它从根本上降低了手术对胸外科患者身心的打击,改变了人们对于胸外科手术"创伤巨大"的传统印象,因此深受患者和医师的欢迎。如今胸腔镜手术已经成为胸外科临床最重要的组成部分,业已涵盖到肺癌根治、食管癌根治、胸腺切除等胸外科核心手术。

王俊教授是我们国家最早开展这种手术的胸外科医师。十分可贵的是,20 多年来他一直坚守耕耘在这一领域,在技术上精益求精,在方法上不断创新,一路克服了胸腔镜手术发展中的一系列困境、阻力和难题,积累了丰厚的手术经验和治疗策略,引领中国胸外科完成从传统开胸到现代微创革命性的转型升级。

20 世纪 90 年代中,由陈鸿义和王俊共同主编的《现代胸腔镜外科学》是当时最受欢迎的一部经典的胸腔镜外科专著,发行量和受众面都很大。当年中国预备开展胸腔镜手术的胸外科医师几乎人手一本,是他们工作中必备的参考书,可以说伴随了一代胸外科医师的成长。

然而随着手术适应证、技术、方法和器械等的不断推陈出新,很多方面都有了新的变化。鉴于此,王俊教授应出版社之邀,对当年的《现代胸腔镜外科学》重修再版。这些年,北京大学人民医院胸外科胸部微创中心在胸腔镜、纵隔镜及支气管内超声引导穿刺等一系列微创技术方面形成了丰厚的实力,是国内影响力最大的一个胸部微创技术团队。第 2 版《胸腔镜外科学》主要由该团队专家编写。国内其他大学的几位知名胸外科学者也参与了编写工作。统览全书,它基本覆盖了当今胸部微创外科的最新进展。既有普遍原则,又有专家们的个人经验。可以说内容十分丰富详实。相信本书的出版一定会对全国胸部微创手术的进一步普及以及技术的标准化、规范化发挥十分重要的作用。

刘会平　严秉泉

2016 年 9 月

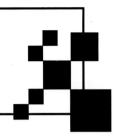

第 2 版前言

岁月如梭，现代胸腔镜技术进入中国已有 20 多年了！18 年前，当我们组织撰写第 1 版《现代胸腔镜外科学》时，我曾憧憬过胸腔镜外科的广阔未来，但却未曾料到它会对整个普胸外科产生如此深远的影响。

那时全国只有屈指可数的几家医院可以开展胸腔镜手术，大部分胸外科医师对此一无所知。为促进该技术在我国的普及和发展，1997 年，陈鸿义教授和我共同主编，人民卫生出版社付梓发行了《现代胸腔镜外科学》一书。这是我国胸部微创外科最受欢迎的一部参考书。承蒙广大同仁们的厚爱，该书曾经多次印刷，先后共售 7000 余册，在我国胸腔镜外科的发展中发挥过重要作用。

近 10 年来，胸腔镜手术出现了突飞猛进的大发展，胸部微创的理念业已深入人心。曾经被视为胸腔镜手术禁忌证的，如封闭胸、巨大的胸腺瘤等早已成为适应证；曾经被广泛争议的肺癌的胸腔镜手术，如今已被多项国际指南推荐为首选术式。肺叶/亚肺叶切除、袖状肺叶切除以及新辅助治疗后的肺癌手术等复杂胸外科手术，目前都能在胸腔镜下完成。胸腔镜手术在我国得到了广泛普及，在很多省份都已达县市级医院。在一些大型医院，胸腔镜手术已经占到了全部胸外科手术的 80% 以上。现代的胸外科医师，如果还不会胸腔镜手术，已经无法适应当前的临床要求了。

为了更好地推动国内胸腔镜技术的规范化发展，应广大读者要求，我们对这本专著进行再版。再版主要以北京大学人民医院胸外科胸部微创中心的副教授以上人员为写作班底，并邀请江苏省肿瘤医院许林教授、北京市朝阳医院李辉教授、福建医科大学附属第一医院涂远荣教授及复旦大学附属中山医院谭黎杰教授等一大批国内知名学者参与编写。各位作者根据自己的临床经验，结合国内外最新文献资料，对原有章节内容进行了更新、修改和必要的调整、增删。

本书分两篇五章，胸腔镜外科篇的临床应用章节更为详细地介绍了胸腺扩大切除、食管癌根治、肺叶切除+纵隔淋巴结清扫术、全肺切除及袖式肺叶切除等新内容；纵隔镜、支气管内超声引导针吸活检术及硬质气管镜外科篇分别介绍了这三种新技术的适应证、手术前准备、操作步骤及术后处理。第 2 版本着继承和扬弃的原则，秉承了第 1 版的编写特色，在内容上注意删陈增新，在文字上删繁求简，尽量做到简明具体，并配以大量图片以助学习和掌握。

由于编者水平所限，现代胸腔镜及胸部微创外科发展日新月异，疏漏或商榷之处在所难免。恳望读者一如既往地提出问题，并不吝赐教。

王 俊

2016 年 9 月

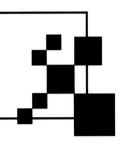

第1版序

回顾胸腔镜外科的历史已有 80 余年。1910 年 Jacobaeus 首先报道了应用胸腔镜做胸膜粘连烙断术以增强人工气胸的萎陷效果,对肺结核的治疗曾起到一定作用。但传统的胸腔镜结构简单,视野窄小,操作受限,临床上未被广泛使用。

随着电视摄影技术的快速发展和微型腔镜器械的不断革新,于 20 世纪 80 年代中期生产出高清晰度的现代胸腔镜并迅速应用于胆囊、阑尾、卵巢等切除手术,于 20 世纪 90 年代初进而发展成为电视辅助胸腔镜外科(video-assisted thoracoscopic suregery,VATS)。现代胸腔镜的临床应用为发展"微创"的胸外科手术提供了条件,以前认为需要开胸手术而又不具备开胸条件的病例,现在可通过胸腔镜外科完成。电视胸腔镜手术与常规开胸手术相比,具有创伤小、术后疼痛轻、恢复快的优点,特别适用于年老体弱、心肺功能不佳的患者,因而此技术在欧美国家深受医师和患者的欢迎并得到广泛应用。

尽管电视胸腔镜手术的成功应用在发展现代胸外科技术上取得了令人瞩目的新进展,但仍有很大的局限性,对肺内巨块病变等难以用胸腔镜切除,其次是手术者不能直接触摸病变,失去了手感对手术进程的判断和决策作用。由此可见,不能期待完全用现代胸腔镜手术取代标准的开胸手术。

我国开展现代胸腔镜手术起步缓慢的原因不仅是由于胸腔镜价格昂贵,手术费用高,更主要的是对该技术的认识较晚,加之现代胸腔镜手术的适应证有限,不能解决大量的胸内疾病,并且在胸部恶性肿瘤的治疗上亦存在争议。因此,有不少胸外科医师对现代胸腔镜的临床应用前景持疑惑态度。胸腔镜手术和其他新兴技术一样,人们对它要有一个由不认识到认识的过程。随着胸腔镜操作器械的进一步完善、临床经验的积累及操作技术的提高,相信胸腔镜技术会在我国逐步得到推广。

本书作者根据自己的丰富经验并吸取了大量国外的最新资料,系统全面地介绍了现代胸腔镜的仪器原理、治疗前的准备与术后处理、适应证和禁忌证的选择及对各种不同疾病的手术方法。

本书内容新颖,实用性强,可作培养胸腔镜专科医师的基础教材,也可作为临床医师和研究人员的新型参考书。本书的出版将促进现代胸腔镜的学术交流和临床应用,对我国胸腔镜外科发展定会作出重要贡献。

辛育龄　徐文怀
一九九五年四月

第1版前言

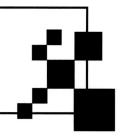

电视胸腔镜手术是兴起于20世纪90年代初的一种全新的手术治疗方法。它是用现代高科技设备重新装备的胸腔镜技术。其术前准备、麻醉方法、基本操作技术等均有别于传统胸腔镜技术；手术目的、应用范围和治疗效果等都远远超出传统胸腔镜手术的范畴。故而将该技术称之为现代胸腔镜外科。

现代胸腔镜外科除具备胸腔镜手术创伤小、痛苦轻、恢复快和对美容影响小的优点外，其操作的荧屏显示增加了手术者的"视力""视域"，扩大了手术范围，方便了术中配合；高技术的内镜器械提高了手术速度和质量。它改变了一些胸外科疾病的治疗概念，受到胸外科界的极大关注。五年来，该技术在全世界得以迅速发展和普及，应用范围涉及胸外科的大部分领域，显示了美好的应用前景，已被认为是自体外循环问世以来胸外科领域又一重大技术革命。

我国现代胸腔镜技术应用开始于1992年，虽然发展较快，但与美欧等发达国家相比尚有较大差距。为促使该技术在我国健康快速发展，培养更多合格的胸腔镜外科医师，我们汇集国内一些有较丰富经验的胸腔镜外科医师编著了这部《现代胸腔镜外科学》。本书分两篇十五章，系统展示了现代胸腔镜外科的全貌。在总论篇中，全面介绍了现代胸腔镜手术适应证、术前准备和术后处理，以及手术的必要条件和基本操作技术；并简要回顾了胸腔镜外科的发展历程。在应用篇中，详细介绍了现代胸腔镜在胸膜、肺、纵隔、食管、心脏等外科领域及小儿外科、胸外伤等方面的应用。本书采用手术学的写作形式，重点描述胸腔镜手术方法、操作步骤和注意事项，力求内容新颖、文字精练、图文并茂、实用性强。

本书是各位作者根据自己的临床经验，并结合国内、外最新文献资料认真编写成册的。定稿时，对各章节的规格体裁、结构层次、译名译词、文字图表等作了一些适当调整和统一。本书基本上反映和总结了目前国内、外现代胸腔镜手术的实际水平，可以作为胸腔镜医师培训的实用教材，是胸腔镜医师、胸外科医师、小儿胸外科医师、研究生、医学生临床工作中必备的参考书籍之一。

本书编写过程中承蒙辛育龄、徐文怀、李曰民教授和张钰编审提出宝贵建议并给予大力支持；魏有强和刘荣珍等同志帮助绘制插图；李剑锋医师协作整理文献资料；并得到北京医科大学第一医院院领导的鼎力支持，在此一并致谢。由于编者水平所限，加之现代胸腔镜外科进展较快，编辑时间又仓促，挂一漏万在所难免，尚祈读者批评赐教。

王　俊

一九九五年四月

目　录

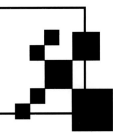

第一篇　胸腔镜外科

第二篇　纵隔镜、支气管内超声引导针吸活检术及硬质气管镜外科

第一篇 胸腔镜外科

第一篇 阴阳数术

第一章　胸腔镜外科总论

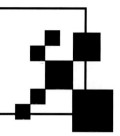

第一节　胸腔镜外科的发展历史

一、世界胸腔镜外科发展的历史

（一）传统胸腔镜阶段

胸腔镜技术的起源可以追溯到 20 世纪初期。当时,肺结核是一个很常见、很猖獗的疾病,尚没有理想的治疗方法。1882 年,Robert Koch 发现了结核分枝杆菌,同年意大利医师 Carlo Forlanini 发明了人工气胸法治疗肺结核,为肺结核空洞的治疗带来了曙光。然而结核病患者的肺和胸膜往往存在粘连,影响手术效果。如何简单有效地解除胸膜粘连是当时医学界关注的问题。

19 世纪末,随着光源对组织的热损伤问题得到解决,医学界已经开始尝试内镜技术的使用。1901 年 Kelling 报道了用膀胱镜检查狗腹膜腔的技术,并将其称为腹腔镜检查术(celioscopy)。1910 年,瑞典的内科医师 Hans Christian Jacobaeus 首次将硬式膀胱镜进行改良用于胸腔,他在局麻下,采用这种内镜灼烧切断胸膜腔粘连带以增加人工气胸的效果取得了成功。这便是最早的胸腔镜手术(thoracoscopy)。Jacobaeus 采用的手术方法是:患者取健侧卧位,胸部消毒铺巾,局部麻醉,胸腔镜切口选在 X 线提示的粘连带附近,自密闭式胸壁套管置入胸腔镜。电烙器放在腋前线上。使胸腔保持一定的气胸状态,在胸腔镜直视下,加热烧红电烙器灼烧粘连带,分离胸膜粘连,使有结核空洞的肺组织萎陷。Jacobaeus 还根据胸膜粘连的部位、形状和手术难度将胸膜腔粘连分为胸顶型、侧胸壁型和膈肌型三类,使传统胸腔镜技术更趋成熟。

此后的 10 年间,人们对这种传统胸腔镜器械进行不断优化和改良,广泛用于肺结核的人工气胸以及胸膜活检等手术。传统胸腔镜技术为那个时期的结核病治疗作出了十分积极的贡献。1922—1923 年,Jacobaeus 的经典论著被收录入英国皇家医学会的论文汇编,胸腔镜外科迎来了第一个全盛时期。

然而好景不长。1943 年,美国罗格斯大学的 Selman Waksman 成功分离出了第一个抗结核药物——链霉素;1944 年世界上首例结核药物治愈病例出现。紧随其后,在 20 世纪 50 年代,吡嗪酰胺、异烟肼、利福平、乙胺丁醇等其他抗结核化疗药物先后出现,使得需要人工气胸法治疗的患者越来越少,胸腔镜技术越来越派不上用场,从此逐渐淡出主流视野,甚至在相当一段时间内被人们遗忘。1972 年,第 1 版《Shield 普通胸外科学》对胸腔镜技术仅有几行描述,其中便提到,"目前认为,胸腔镜的适应证已极其罕见"。1978 年,Bloomberg AE 在其论著"Thoracoscopy in perspective"一文中写到:"尽管一些古老的外科方法至今仍被使用,但另一些却完全丧失了生命力,胸腔镜就是其中之一"。这些都反映了传统胸腔镜技术在那个时期的逐渐没落之势。

（二）现代胸腔镜阶段

1. **现代胸腔镜技术的出现**　20 世纪 60 年代切割缝合器的出现,以及 80 年代冷光源技术及小型摄像机的问世,为现代电视胸腔镜手术的孕育和诞生奠定了技术基础。1986 年人们首次将特制的微型摄像机与内腔镜连接,使之有了更广阔的视野和更方便的操作空间;1987 年,人体第 1 例腹腔镜胆囊切除术成功完成,更加鼓舞了胸外科医师。1990 年底,在美国哈佛大学、宾夕法尼亚大学、芝加哥大学、新英格兰狄康纳斯医院（New England Deaconess Hospital）、哈门纳医院（Humana Hospital）、圣路加医院（St. Luke Hospital）等医疗中心陆续出现了现代电视胸腔镜手术（video-assisted thoracic surgery, VATS）。1992年初,由美国41家著名医院组成的胸腔镜外科协作组（Video-Assisted Thoracic Surgery Study Group）成立;该协作组成员 Landreneau 等人在《胸外科年鉴》（The Annals of Thoracic Surgery）上发表了题为"Video-Assisted Thoracic Surgery：Basic Technical Concepts and Intercostal Approach Strategies"的文章,首次系统性地描述了胸腔镜手术的操作规范。同年,美国著名胸外科专家 Mckneally 和 Lewis 等倡议并组成了胸腔镜医师组织（The Committee on Thoracoscopy and Video-Assisted Thoracic Surgery）,规范了胸腔镜医师的培养和管理办法,使胸腔镜外科得以健康发展。

1993年1月,第一届国际胸腔镜外科学术会议在美国德克萨斯州圣安东尼奥召开。来自世界32个国家和地区的425人出席了大会。大会分10个专题,回顾了过去几年间出现的胸腔镜技术,对其在各个领域内的应用进行了详尽的讨论。在此次会议上,大家普遍指出,电视胸腔镜手术其中一些技术易于学习掌握,可能在短时间内迅速推广,如胸膜活检、肺大疱切除、肺楔形切除、纵隔囊肿切除等。而其他一些则存在一定技术难度,需要较长的学习阶段,如肺叶切除、胸腺切除、食管癌切除等。随后20年间胸腔镜外科的发展正如大会所预见的一样,小型的胸腔镜手术一夜之间传播到世界各地,而大型的复杂手术则经历了漫长曲折的发展历程。

2. "简单胸腔镜手术"——现代胸腔镜外科的初级阶段 由于骨性胸廓的支撑作用,肺萎陷后形成的广阔空间以及胸腔脏器解剖相对简单等特点,使胸腔镜手术拥有了较之于其他任何内腔镜手术得天独厚的发展潜力。20世纪90年代中后期,胸腔镜技术快速在世界范围内传播开来,并很快应用到了绝大多数胸外科疾病的手术中。1992年 Michael Mack 医师在第28届胸外科医师协会年会上进行了有关早期胸腔镜手术探索的报告,阐述了胸腔镜手术在肺结节的楔形切除、胸膜活检、心包活检及开窗、交感神经链手术、自发性气胸的治疗以及肺活检等简单的常规胸腔手术中的应用情况。1994年, Larry R. Kaiser 等在《Annals of thoracic surgery》杂志上发表了"Video-Assisted Thoracic Surgery：Current

State of the Art"一文,首次明确列举了当时胸腔镜手术的适应证。当时已广泛接受的胸腔镜手术指征包括:诊断性胸腔镜（肺活检、胸膜活检、纵隔肿物活检、淋巴结活检、肺结节切除活检等）,治疗性胸腔镜（胸膜固定、胸膜良性肿瘤切除、肺良性肿瘤切除、手汗症治疗的交感神经链切除术以及自发性气胸的手术治疗等）。文中称,尚未广泛接受但已成为部分中心常规操作的手术包括:纵隔肿瘤切除（胸腺瘤、后纵隔肿瘤）、心包活检、心包开窗、肺功能较差的 T_1 期肺癌的楔形切除、肺大疱切除。而胸腔镜肺叶切除、食管贲门肌层切开、食管平滑肌瘤切除、胸导管结扎、食管癌淋巴结分期等,尚处于尝试阶段,更复杂的手术则尚未出现。

1997年,Mack 等人进行了一项共有229位普胸外科医师俱乐部成员参加的有关胸腔镜使用情况的调查,结果与1994年的综述结果大同小异。大部分简单的胸腔镜操作有着广泛的认可度,尤其在自发性气胸治疗、肺大疱切除术、交感神经链切断术中经胸腔镜手术已经取代传统开胸手术而成为标准术式。常规胸外科手术中,胸腔镜技术占据了越来越重要的位置,发挥着越来越广阔的作用。然而对于复杂的普胸外科手术,如解剖性肺叶切除、大的纵隔肿瘤切除、食管癌切除等,尚只有少数单位在开展,仍有相当一部分医师持观望甚至否定的态度。这种情况一直持续到21世纪初。在此阶段,世界各地的胸腔镜外科医师经受了技术磨砺、积淀和提升,胸腔镜设备经历了不断的升级换代。这些都为21世纪胸腔镜外科向高级阶段发展奠定了坚实的基础。

3. "复杂胸腔镜手术"——现代胸腔镜技术的高级阶段 进入21世纪后,绝大多数早期开展胸腔镜手术的医师技术已经相当娴熟,胸腔镜技术在普胸外科领域中地位已经确立,胸腔镜外科逐渐迈向了其高级阶段。这其中尤以肺癌和食管癌手术最为受到重视。

解剖性肺叶切除是胸腔镜手术的早期壁垒之一。1992年 Lewis 等人第一次报道了40例胸腔镜肺叶切除手术,但其手术方法却是采用的50年前胸外科的早期手段,即肺门整块闭合离断法,因而受到学界的广泛质疑。Yim 等人称其为"非正统的、高度争议性的手术,可视为楔形切除的一种极端变异方法。它甚至不能称为肺叶切除,根本就是完全不同的另一种手术"。由于其手术方式与传统开胸手术的区别,在一段时间内,肺叶切除甚至被视为胸腔镜手术的禁忌证。随后于1995年 Hazelrigg 等报道了

38 例接受胸腔镜肺叶切除的病例。人们逐渐开始探索胸腔镜下解剖性肺叶切除的可行性与安全性。在此后的 10 多年间,涌现出大批针对胸腔镜肺叶切除的研究。然而毕竟是复杂的内镜下操作,从技术探索到熟练需要一个长期的积累过程,加之受传统胸外科医师在手术安全性和肿瘤治疗的彻底性上的质疑和抵触,完全腔镜下的肺叶切除+淋巴结清扫术直到 2005 年前后才逐渐广泛开展起来。2006 年,McKenna 发表了其 1100 例胸腔镜肺叶切除病例的报道,同年,美国国家综合癌症网络(NCCN)首次将电视胸腔镜治疗肺癌写入临床指南,使其成为国际肺癌治疗的标准术式之一。

2002 年,米兰大学的 Luigi Santambrogio 医师为一位 15 岁黏液上皮样癌患者完成了世界首例胸腔镜袖式左肺下叶切除术。但在随后的很长时间内都未有类似尝试的报道。2008 年,McKenna 报道了其 2002—2007 年间完成的共 13 例胸腔镜支气管袖式肺叶切除术。由于手术的难度和风险,袖式肺叶切除的发展还处于探索阶段。目前文献报道不足 20 篇,但已发表的研究已经充分证明了其可行性。

食管癌微创手术的发展同样经历了一个曲折的过程。这一理念最早在 1983 年由 Skinner 提出,直至 1993 年 Collard 等才首次发表了相关的手术报道,他采用胸腔镜联合开腹手术的方法对 12 例食管癌进行手术,证明了该术式的安全和有效性。但作者也承认这相对于传统手术方法并没有绝对的优势。1995 年,DePaula 等人报道了第 1 例全腹腔镜经食管裂孔食管癌根治术。由于需要胸、腹腔甚至合并颈部的 2～3 个部位的联合操作,加之吻合重建手术的复杂性影响,使食管癌手术的微创化进程一直比较艰难。直至 21 世纪初,随着胸腹腔镜手术的联合应用,以及 Ovil 经口砧板技术的引入,才使得食管癌手术进入了真正的全腔镜时代。

时至今日,胸腔镜手术已经在全世界范围内走到了胸外科疾病治疗的前线,胸外科的核心手术,如肺癌手术、食管癌手术等,在世界上很多中心都已经常规在胸腔镜下完成;基于现代胸腔镜技术的机器人手术也已经比较普遍。相信未来,世界胸腔镜外科学的发展必将不断攀升新的高度。

二、我国胸腔镜外科的发展

(一)我国传统胸腔镜外科

20 世纪 40 年代后期,也就是传统胸腔镜外科黄金时代末期,该技术传入我国。当时有几位中国胸外科前辈开始应用胸腔镜人造气胸法治疗结核。20 世纪 50 年代初,中国还不能独立生产链霉素,胸腔镜治疗肺结核的技术在北京、上海、西安等城市的大医院被普遍采用。此后,随着链霉素的国产化,胸腔镜技术在中国逐渐走向衰落。20 世纪 80 年代,高质量内镜开始引进,许多条件较好的医院重新开展了这项技术,主要用作胸部疑难疾病的诊断。从事胸腔镜工作的多是内科医师。传统胸腔镜技术基本处于一个低层次、零散开展的状态。

(二)我国现代胸腔镜外科

与传统胸腔镜在我国缓慢而初级的发展形成鲜明对照的是我国的现代胸腔镜外科事业。1992 年底,一批中国胸外科医师及时抓住了学科发展的新动向,将现代电视胸腔镜技术引入中国。从此便以破竹之势迅速而蓬勃发展。20 年过去了,我国胸腔镜外科事业始终保持了与国际水平的同步发展,一些方面甚至一直处在国际前沿水平。纵观中国电视胸腔镜外科 20 年发展历程,大致可分为萌芽期、成长期、稳定期和成熟期四个阶段。

1. 萌芽期(1992—1994)　1992 年 11 月,在美国外科公司(USSC)和德国 Storz 公司的资助下,美国德克萨斯州胸外科医师 Michael Mack 来到北京医科大学第一医院、上海新华医院和北京 301 医院传授电视胸腔镜手术技术,培养了王俊、刘桐林、崔忠厚、朱恩良、单根法等我国第一批胸腔镜外科医师。在老一辈胸外科专家的关心和支持下,这三家医院随即各自独立开展了电视胸腔镜手术,从此开启了我国的电视胸腔镜外科之门。

1993 年,浙江省人民医院严志昆和朱理、上海瑞金医院杭钧彪、昆明医学院二附院王惠华、山东临沂肿瘤医院谷兰海和沈阳军区总医院曲家骐等医师相继开展了电视胸腔镜手术,在祖国大江南北点燃了这一崭新技术的星星之火。1993 年 12 月,北京胸心外科学会的年终活动中,刘桐林代表北京大学第一医院胸外科报告胸腔镜手术治疗 20 例经验,这是我国第一个关于电视胸腔镜手术的学术报告,引起了在京同仁们的广泛关注和争鸣。

1994 年可以称得上是我国电视胸腔镜外科的春天,又有一大批有识之士加入了胸腔镜外科医师的行列,他们包括广州医科大学第一附属医院何建行、福州军区总医院肖海、天津胸科医院卢文秋、石家庄白求恩国际和平医院李晓辉和北京医科大学第三医院梁正等。1994 年 6 月,《中华外科杂志》编辑部和北京大学第一医院联合在京举办了"首届全国胸腔镜外科学术交流及技术演示会",来自22个省、市、自治区共95名代表参会。当时11家已开展胸腔镜手术医院的医师介绍了他们的初步经验。会议还安排美国的Tea E. Acuff和北京医科大学的王俊进行肺楔形切除、肺大疱切除和胸交感链切除等胸腔镜手术表演。会议期间,成功举办了第一期全国胸腔镜技术操作训练班,培训了80名学员,同时探索并奠定了我国胸腔手术医师的培训模式。这次会议的成功召开标志着我国胸腔镜外科迈出了历史性的第一步。《中华外科杂志》于1994年第10期特别安排电视胸腔镜手术专题,集中展示了当时我国电视胸腔镜手术的最新进展。电视胸腔镜手术创伤小、痛苦轻、恢复快、符合美容要求等特点深深地吸引了这批新生代的胸外科医师。他们克服困难,排除干扰,艰苦努力,勇于探索,积极开展并推广电视胸腔镜手术,使这项新技术的星星之火在我国各地渐呈燎原之势。

2. 成长期(1995—1999年)　两年多胸腔镜技术的"启蒙运动",以及第一届全国胸腔镜学术交流会和技术培训班的召开,为我国电视胸腔镜手术的快速发展奠定了基础。仅1995年一年,国内有关胸腔镜的文章就达51篇,手术适应证也有较大扩展。1994年9月,王俊完成了第1例胸腔镜胸腺切除术。1994年6月,何建行首次开展同期双侧胸腔镜手术。1995年6月,《中华胸心血管外科杂志》第3期刊登了王俊等"胸部肿瘤的胸腔镜诊断和治疗"一文,首次介绍了胸腔镜下的解剖性肺叶切除术;同月的《中华小儿外科杂志》报道了北京大学第一医院完成的我国第一篇小儿胸腔镜手术的文章。1995年11月,第二届全国胸腔镜外科学术研讨会在浙江省人民医院举办,参会代表来自28个省市和香港地区共170人;本次会议上第一次介绍了胸腔镜食管癌手术、纵隔肿瘤切除、动脉导管未闭手术及肺棘球蚴囊肿手术等较高难度的胸腔镜手术。从这次会议的数据看,到1995年底,全国开展胸腔镜手术的单位已达几十家,手术近千例,其中北京大学第一医院和广州医学院一附院都超过百例。

1996年1月,王俊首次将胸腔镜肺气肿肺减容手术引入中国,并于其后研制出用于肺减容手术的国产牛心包垫片。1996年11月,第3届全国胸腔镜外科学术研讨会在广州举行,香港中文大学严秉泉教授和中国台湾长庚纪念医院刘会平教授到会作学术报告,两岸三地的胸腔镜外科医师首次走到了一起。国内开展的肺气肿肺减容手术、肺癌的胸腔镜手术以及胸腔镜胸腺切除术首次在会上报告并成为关注的热点。

1997年,由陈鸿义和王俊主编的我国第一部系统介绍电视胸腔镜手术的外科专著《现代胸腔镜外科学》出版,同年中华医学会胸心血管外科学分会胸腔镜外科学组成立。这是我国胸腔镜外科史上具有历史性意义的两件大事,对于推动电视胸腔镜手术在我国的健康快速发展起到了巨大推动作用。

纵观这5年的发展,电视胸腔镜技术从国内几家大医院走向各地中心医院,再由中心医院走向基层医院;从东南沿海地区逐渐走向中西部地区;完成的手术从简单的胸膜活检、肺活检、肺大疱切除、肺楔形切除逐渐走向较为复杂的胸腺切除、食管切除以及肺叶切除等。在这一时期的后几年,临床医师在拓展手术适应证的同时,开始关注疗效、治疗原则以及卫生经济学问题等,有关胸腔镜手术麻醉、术后护理、并发症防治以及在基层医院开展的经验等文章广泛出现,这些反映了胸腔镜技术在中国逐渐走向了稳定和成熟。

3. 稳定期(2000—2005年)　进入21世纪以后,早期开展这一技术的医师逐渐走过了他们学习曲线中的"爬坡期",陆续进入稳定发展的"平台期"。电视胸腔镜手术在中国完成了量变上的积累,深入到了胸外科的临床实践中,胸外科医师从关注其微创性逐渐转向了关注其疗效。胸腔镜已经成为了胸外科临床工作中的常用甚至必备设备,在几乎所有的胸外科疾病和绝大多数的胸外科手术中都有了胸腔镜技术的身影,其历史地位逐渐显现,被广泛认为是自体外循环问世以来胸外科领域又一重大的技术革新;努力掌握电视胸腔镜技术成了当时胸外科医师的自觉行动。

2000年5月,我国第一个"胸部微创诊疗中心"在北京大学人民医院成立,系统地开展胸腔镜、纵隔镜和电视激光硬质气管镜等一系列胸部微创技术的诊疗实践、临床研究和继续教育工作。这一时期,为满足广大中青年胸外科医师对新技术的渴求,各种全国性和地方性胸腔镜手术培训班如雨后春笋般举办,为我国胸腔镜手术的技术普及和人才建设打下了坚实的基础。

这5年是我国胸腔镜技术发展的相对稳定期,绝大多数胸腔镜外科医师经过10余年的技术磨炼和积累,镜下手术操作已相当熟练,在大多数的常规手术中,辅助小切口的操作逐步被摒弃。但在这一时期,对于一些复杂胸外科手术,如肺癌、食管癌的根治性切除以及大胸腺瘤的切除等,只有少数单位和医师能够做到完全腔镜下的手术,多数还在探索阶段,往往需要辅助小切口,间断配合直视操作。可喜的是,进入21世纪后,高清晰内镜开始用于胸腔镜手术,使得十分精细的内镜操作成为可能。技术与设备软硬件两方面的进步为胸腔镜手术新时期的到来铺平了道路。

4. 成熟期(2006年至现在)　电视胸腔镜全面应用到肺癌和食管癌等胸外科核心疾病的外科治疗是其走向成熟的标志。2006年,美国国家综合癌症网络(NCCN)首次将电视胸腔镜手术治疗肺癌写入临床指南,称其为国际上肺癌治疗的标准术式之一。也正是这一年,全胸腔镜下的肺叶切除术在北京大学人民医院开始规模化临床应用并逐步向全国推广,用于早期肺癌及支气管扩张症等疾病的外科治疗。在随后几年,全胸腔镜肺叶切除及淋巴结清扫术成为国内胸外科学术会议、专业期刊以及临床实践中最大的热点,胸腔镜临床应用掀起了又一高潮。电视胸腔镜开始取代传统开胸手术在胸外科的核心地位,成为胸外科临床最常用的手术。

这个时期,随着国际上多个大样本、远期疗效分析的临床研究及荟萃分析结果的出现,国内关于胸腔镜手术治疗肺癌在外科原则和肿瘤原则上的异议渐趋于平息,胸腔镜手术在肺癌外科治疗中的地位逐渐确立。然而,困扰该技术推广的技术瓶颈在初期尚未能很好解决。此时,王俊、王群、刘伦旭等国内学者对全胸腔镜肺叶切除手术方法和技巧做了一系列很有价值的探索,根据国人体型及肺门淋巴结较多等特点对手术器械和手术方法进行了改良和优化,为我国胸腔镜手术迈向成熟期奠定了基础。

同时,随着手术病例和手术经验的积累,我国电视胸腔镜手术在自我提高和完善的过程中也为世界胸外科的发展做出了贡献。比如,在胸腔镜交感神经链手术这一新术式探索中,李剑锋等报告了世界最大一组长QT综合征的胸腔镜手术并取得了良好治疗效果;王俊和涂远荣及其研究团队从远期疗效角度对手汗症治疗的神经切断方法做了重要的前瞻性研究。这些结果被引为2011年国际上两个手汗症治疗指南的重要循证学依据。国际期刊和会议上中国人的名字和身影越来越多。国内胸腔镜文章和各单位胸腔镜手术所占比例越来越高,一些医学中心胸腔镜手术已占到了胸外科手术的80%以上。传统的胸外科因这一技术的深层应用而实现了"升级"。

(王　俊)

参 考 文 献

1. Collard JM, Lengele B, Otte JB, et al. En bloc and standard esophagectomies by thoracoscopy. Ann ThoracSurg, 1993, 56 (3):675-679.

2. Kent MS, Schuchert M, Fernando H, et al. Minimally invasive esophagectomy:state of the art. Dis Esophagus,2006,19(3): 137-145.

3. Loscertales J, Jimenez-Merchan R, Congregado M, et al. Video-assisted surgery for lung cancer. State of the art and personal experience. Asian CardiovascThorac Ann, 2009, 17(3):313-326.

4. Marchetti GP, Pinelli V, Tassi GF, et al. 100 years of thoracoscopy:historical notes. Respiration,2011,82(2):187-192.

5. Moisiuc FV, Colt HG. Thoracoscopy:origins revisited. Respiration,2007,74(3):344-355.

6. Rocco, G. One-port (uniportal) video-assisted thoracic surgical resections--a clear advance. J Thorac Cardiovasc Surg, 2012,144(3):S27-S31.

7. Roviaro GC, Varoli F, Vergani C, et al. State of the art in thoracospic surgery:a personal experience of 2000 videothoracoscopic procedures and an overview of the literature. Surg Endosc,2002,16(6):881-892.

8. Shaw JP, Dembitzer FR, Wisnivesky JP, et al. Video-assisted thoracoscopic lobectomy:state of the art and future directions. Ann Thorac Surg,2008,85(2):S705-S709.

9. Salati, M. Minimally invasive thoracic surgery for pulmonary resections. Applied Technologies in Pulmonary Medicine. Basel,Karger,2011:89-95.

10. 王俊,陈鸿义,武军,等.胸腔镜胸腺切除术一例.中华医学杂志,1995,75(10):587.

11. 何建行,杨运有,陈满荫,等.双侧胸腔同期一次胸腔镜手术33例.中华胸心血管外科杂志,1997,13(4):196-198.

12. 王俊,陈鸿义,孔同信,等.胸部肿瘤的胸腔镜诊断和治疗.中华胸心血管外科杂志,1995,11(3):156-158.

13. 钱雪丽,雷宇,刘桐林,等.小儿自发性气胸肺大泡破裂的胸腔镜治疗.中华小儿外科杂志,1995,16(3):149-151.

14. 王俊,李剑锋,张利华,等.胸腔镜肺减容手术1例.中华胸心血管外科杂志,1997,13(4):198.

15. 王俊,杨帆,刘彦国,等.肺减容手术用国产牛心包垫片的研制.中华胸心血管外科杂志,2003,4(19):229-231.

16. 陈鸿义,王俊.现代胸腔镜外科学.北京:人民卫生出版社,1997.

17. 单根法,朱恩良,隆桂麟,等.胸腔镜肺大疱切除术的疗效分析.中华呼吸和结核病杂志,1997,20(1):46.

18. 李晓辉,郭斌,石静,等.胸腔镜与常规开胸治疗动脉导管未闭疗效比较.中华胸心血管外科杂志,1998,14(4):196-197.

19. 李运,王俊,隋锡朝,等.全胸腔镜肺叶切除手术操作流程及技巧的优化:北京大学人民医院经验.中华胸心血管外科杂志,2010,26(5):300-306.

20. 谭黎杰,王群,徐正浪,等.肺叶切除几种微创术式比较.中华胸心血管外科杂志,2005,21(2):78-79.

21. 刘伦旭,车国卫,蒲强,等.单向式全胸腔镜肺叶切除术.中华胸心血管外科杂志,2008,24(3):156-158.

22. Li JF,Liu YG,Yang F,et al. Video-assisted thoracoscopic left cardiac sympathetic denervation:a reliable minimally invasive approach for congenital long-QT syndrome. Ann Thorac Surg,2008,86(6):1955-1958.

23. Liu YG,Yang J,Yang F,et al. Surgical treatment of primary palmar hyperhidrosis:a prospective randomized study comparing T3 and T4 sympathicotomy. Eur J Cardiothorac Surg,2009,35(3):398-402.

24. Li X,Tu YR,Lin M,et al. Endoscopic thoracic sympathectomy for palmar hyperhidrosis:a randomized control trial comparing T3 and T2-4 ablation. Ann Thorac Surg, 2008,85(5):1747-1751.

25. 王俊,刘彦国.胸腔镜外科——传统胸外科之"升级版".中国微创外科杂志,2010,2:97-98.

第二节　胸腔镜外科医师的教育与培训

一、胸腔镜外科医师应具备的条件

胸腔镜外科医师必须是能独立开展常规胸外科手术的胸外科医师。这是因为,首先胸腔镜手术与常规开胸切口下完成的同种手术没有本质区别,基本的手术原则、流程以及相关的解剖结构和方法是一致或完全一样的。没有对相应的开胸手术基本方法的掌握和经验积累,直接在胸腔镜下手术,其进步势必相当艰难;其次,所有的胸腔镜手术,在术中遇到困难情况,如致密粘连或难以显露时都可能需中转为常规开胸手术,遇到胸腔镜下无法处理的大出血时,更是要毫不犹豫的立即中转为开胸手术处理。这时,如果没有开胸手术良好的基本功,则很难应付这些情况,手术实有很大安全隐患。

二、理论学习

胸腔镜手术与传统开胸手术有较大区别,首先,它依赖于一系列内镜设备和内镜器械,还包括内镜切割缝合器、闭合器等特殊耗材,这些都需要从业医师在开展之前细加了解,做到熟练使用。其次,胸腔镜手术是目视"屏幕术野",从固定方向伸入的长柄器械的操作,其手眼配合完全不同于传统的开胸手术。自小切口固定方向进出器械进行显露和分离的特点也需要一个逐渐掌握的过程。这期间,要加强理论学习,除了要学习掌握基本的手术学知识之外,还要学习胸腔镜外科方面的专著,其中重点是要学习胸腔镜仪器的工作原理和使用方法、胸腔镜手术器械的功能和使用方法、胸腔镜手术的适应证和禁忌证、胸腔镜切口制作的原则及其他基本技术要点、常用手术的基本方法等。另外,还要多向有经验的胸腔镜外科医师请教,或聆听他们的讲课,从他们的经验和教训中丰富自己的理论,并培养自信心。

三、技术训练

(一)模拟器训练

当前,在内腔镜手术的培训中,已经有很多商品化的模拟训练器。初次接触腔镜手术的医师一定要首先在这种模拟器上进行基本功的训练。训练内容应当包括如下方面。

1. 手眼配合　传统的胸外科医师习惯了直视下的手术方法,在初次接触胸腔镜手术时,很难马上适应这种看着屏幕做手术的模式,其中手眼配合是最先需要适应和熟悉的内容。可以通过左右手两把抓钳抓持并相互递送物品的方法加以练习。

2. 分离　解剖分离是所有手术中最基本的动作。可以购置一些葡萄和新鲜鸡肉,在胸腔镜下练习剥葡萄皮,或剥离鸡皮,要在模拟器上适应并熟悉分离操作的基本技能,尤其要学会把握分离的力道和层次。

3. 结扎　结扎也是外科基本功。胸腔镜套管不需要密封,所以一般采用体外打结,再以推结器将结推入结扎点并收紧的打结方法。这需要在模拟器中加以训练和熟悉,尤其要掌握原位打结的方法。

4. 缝合　缝合操作是胸腔镜手术中较难的基本功,对于手术者腔镜下操作的协调性、灵活度和立体感都有较高要求。只有在上述最基本的动作相当熟练之后才能逐渐学习和掌握。缝合时,针从切口的进出、持针角度的调整以及缝合深浅把握都是需要反复练习的基本要点。

(二) 动物实验

1. 实验动物　胸腔镜手术的实验动物通常选用中型动物,如体重 20 ~ 40kg 的杂种狗,或 30 ~ 60kg 的猪。

2. 麻醉及器械准备　全身麻醉,务必采用双腔气管插管,能够实现单肺通气,否则很难进行舒适有效的手术练习。在器械方面,除了基本的胸腔镜设备和常用器械外,还要配备电刀和吸引器,有条件的话也可再配备超声刀、Ligasure、内镜直线切割缝合器及其钉仓、连发钛夹等。

3. 切口制作　依据动物不同而有差异,但总的原则是,胸腔镜的观察孔尽可能远离手术的目标部位,两个操作孔分布于观察孔两侧,稍接近目标部位,但也不要直上直下,否则操作会很别扭。三个小孔要尽量分开,以免手术器械相互干扰“打架”。

4. 手术操作　进入胸腔后首先要全面探查,辨认胸腔内的重要结构,可利用两把卵圆钳相互配合夹持,依次翻看各叶肺组织,辨认肺门及叶间结构。在此过程中进一步熟练手眼配合以及胸腔镜下动作的协调性和熟练度。手术过程中要注意动作的柔和性,避免生拉硬拽;要有同人体手术一样的严肃态度和微创观念,要注意不急不躁,以练习各种基本功为主要目的,而不是以完成多少种手术为目的。练习的内容要遵循由易到难、由简单到复杂的原则,充分利用实验动物资源。可先行胸膜活检、肺楔形切除、心包开窗等简单操作,再行食管游离、肺叶切除等复杂操作。

四、临床实践

(一) 观摩手术

胸腔镜手术将所有的操作过程直观地展示在屏幕上,助手和参观者看到的图像与术者完全一样,因此非常方便教学。初学者一定要创造机会尽可能多观摩手术。既要看现成的手术录像,也要亲临手术室,直接观摩现场手术。在现场要注意看不同手术

其切口位置的选择和手术者的站位情况。切口选择的恰当与否直接影响着手术的难易度,甚至决定着手术的成败,初学者一定要多加请教,在切口选择上多动脑筋。手术中还要多与术者沟通学习,不但要注意学习每种手术操作流程和技术规范,还要注意学习术者每个操作动作的“巧劲”和“力道”,这在腔镜手术中尤其重要。

(二) 手术实践

胸腔镜手术在最终开展起来之前,务必注意要先接受上述的培训过程。只有这样才能真正在自己主刀手术时不别扭,有信心,并逐渐走上良性的成长之路。习惯了传统开胸手术的医师在刚刚开始胸腔镜手术时总会有一个适应过程。这期间可能会出现别扭、沮丧、急躁和不耐烦等不良情绪,要尽可能克服。最初的几例手术中,最好能请一位有丰富经验的胸腔镜外科医师现场指导,这一点对于很快上手、少走弯路十分重要。

(许　林)

参 考 文 献

1. Landreneau RJ, Mack MJ, Hazelrigg SR, et al. Video-assisted thoracic surgery:basic technical concepts and intercostal approach strategies. Ann Thorac Surg,1992,54:800-807.

2. Detterbeck F, Toker A. Conference discussion:Does a relationship exist between the number of thoracoscopic thymectomies performed and the learning curve for thoracoscopic resection of thymoma in patients with myasthenia gravis? Interact Cardiovasc Thorac Surg,2011,12(2):155.

3. Zhao H, Bu L, Wang J, et al. Video-assisted thoracoscopic surgery lobectomy for lung cancer:the learning curve. World J Surg,2010,34:2368-2372.

4. Mckenna RJ Jr. Complications and learning curves for video-assisted thoracic surgery lobectomy. Thorac Surg Clin,2008,18:275-280.

5. Buchmann P, Dincler S. Learning curve-calculation and value in laparoscopic surgery. Ther Umsch,2005,62:69-75.

6. Osugi H, Takemura M, Higashino M, et al. Learning curve of video-assisted thoracoscopic esophagectomy and extensive lymphadenectomy for squamous cell cancer of the thoracic esophagus and results. Surg Endosc,2003,17:515-519.

7. 陈鸿义,王俊. 现代胸腔镜外科学. 北京:人民卫生出版社,1997.

8. 王俊. 胸腔镜及纵隔镜手术图谱. 北京:人民卫生出版社,2003.

第三节　胸腔镜手术适应证和禁忌证

在经历了20多年的迅猛发展和广泛普及之后，现代电视胸腔镜手术的适应证已经十分广泛。到目前，胸腔镜技术已经应用到了几乎所有胸外科疾病的诊治中；绝大多数的胸外科手术都可以在胸腔镜下完成。尤其是近年来全胸腔镜肺叶切除＋淋巴结清扫术在肺癌治疗中的普及，让胸腔镜手术占据了很多单位胸外科手术中的绝大多数。具体地讲，胸腔镜手术的适应证与禁忌证可以细述如下。

一、适　应　证

（一）诊断性胸腔镜手术适应证

1. 胸膜疾病

（1）胸腔积液：

1）胸腔积液原因不明，经多次胸穿抽液检查仍不能确诊者。

2）恶性胸腔积液已临床证实，但需要确切的病理学诊断以指导治疗者。

3）肺癌合并胸腔积液，不能确定有无胸膜转移者。

（2）胸膜活检：

1）局限性或弥漫性胸膜病变，经胸膜穿刺活检不能获得诊断者。

2）胸膜病变位于纵隔、横膈或肺表面，不宜胸穿活检者。

（3）可疑胸膜结核或胸膜间皮瘤者。

2. 肺疾病

（1）弥漫性肺疾病：

1）间质性或弥漫性肺疾病，经纤维支气管镜检查或经皮肺穿刺活检不能获得诊断者。

2）可疑转移性肿瘤，需明确诊断者。

（2）孤立性肺结节：常规方法不能明确诊断者。

3. 纵隔肿瘤

（1）可疑恶性淋巴瘤：治疗前可获得详细的细胞学诊断和分型，以决定放疗或化疗。

（2）无法手术的纵隔肿瘤活检：可获得明确的病理诊断。

4. 心包疾病

（1）心包活检：胸腔镜手术提供在心包任何区域活检的可能性。

（2）心包积液：胸腔镜是获得积液标本的可靠方法。

5. 胸外伤

（1）血胸：中等量血胸，或胸腔引流量>150ml/h，连续2小时以上，可疑进行性血胸者。

（2）可疑气管、支气管断裂：其他方法无法明确诊断者。

（3）下胸、上腹部外伤：怀疑膈肌破裂，不能明确诊断者。

6. 肿瘤分期　用于肺癌和食管癌的 T 和 N 分期，同时还可协助判断同侧肺内有无转移（M 分期）。

（二）治疗性胸腔镜手术适应证

1. 胸膜疾病

（1）恶性胸腔积液：明确诊断后行滑石粉或其他化学药物胸膜固定，消灭胸腔积液。

（2）脓胸：

1）急性脓胸经胸腔穿刺或闭式引流术后，引流不畅、感染难以控制者。

2）外伤继发急性脓胸、胸内存在异物，需手术取出者。

3）慢性脓胸早期，肺表面纤维膜形成，经胸腔闭式引流后，肺不能复张、胸腔内残腔难以消除者。

（3）胸膜肿瘤：

1）胸膜良性肿瘤。

2）局限型胸膜间皮瘤，未侵及胸壁者。

3）比较局限的胸膜转移癌，原发肿瘤已经完全控制，无其他远处转移者。

（4）自发性气胸：

1）两次以上（含 2 次）反复发作的单侧自发性气胸。

2）经胸腔闭式引流后持续漏气或肺复张不良者（72 小时以上）。

3）双侧自发性气胸，不论是否同时发生。

4）张力性自发性气胸。

5）自发性血气胸。

6）特殊职业者，如潜水员、空勤人员、野外工作者等。

2. 肺疾病

（1）肺大疱：

1）反复破裂造成自发性气胸者。

2）体积大,压迫肺组织,影响患者呼吸功能者。

3）合并反复感染或咯血症状者。

（2）肺良性肿瘤或病变。

（3）周围型、可切除的肺转移瘤。

（4）原发性肺癌:无明显纵隔淋巴结肿大的早期周围型肺癌。部分技术成熟的单位可尝试中心型肺癌的肺叶切除、袖式肺叶切除或全肺切除。

（5）肺气肿:经术前筛选检查适合肺减容手术者。

3.纵隔疾病

（1）纵隔良性肿瘤:

1）纵隔神经源性肿瘤(部分位于椎管内的哑铃形肿瘤除外)。

2）胸腺瘤或胸腺癌,外侵不明显者。

3）纵隔其他肿瘤:如畸胎瘤、肠源性囊肿、支气管囊肿、心包囊肿等。

（2）重症肌无力合并胸腺增生或胸腺瘤者。

（3）乳糜胸:自发性和继发性。

4.食管疾病

（1）食管平滑肌瘤。

（2）贲门失弛缓症:无手术史,最好无食管扩张史者。

（3）其他:如食管憩室、食管囊肿等。

（4）食管癌:中上段食管癌,可行胸腔镜联合腹腔镜或开腹,胸内或颈部吻合。

5.胸部外伤

（1）血胸或血气胸。

（2）胸腔异物。

（3）肺裂伤。

6.胸交感神经手术

（1）手汗症。

（2）雷诺综合征。

（3）先天性长 QT 综合征。

（4）癌性顽固性上腹痛:胰头癌等。

7.心脏疾病

（1）心包疾病:

1）心包积液:顽固性良恶性积液。

2）心脏压塞:

（2）动脉导管未闭。

（3）辅助小切口冠状动脉搭桥术。

8.胸椎疾病

（1）胸椎间盘脓肿引流。

（2）胸椎间盘或椎体活检。

（3）胸椎间盘突出切除。

（4）胸椎侧凸或后凸畸形前方松解矫正。

（5）胸椎间盘间隙植骨融合。

二、禁 忌 证

1.既往有患侧胸部手术史,或者胸膜感染史,胸膜肥厚粘连严重、胸腔镜不能进入者。

2.一般情况差,心、肺功能严重损害、恶病质,不能耐受手术者。

3.肺功能差,不能耐受单肺通气者。

4.因各种原因不适合全麻手术者。

（李　运）

参 考 文 献

1. Kaiser LR. Video-assisted thoracic surgery current state of the art. Annals of surgery,1994,220(6):720-734.

2. Kaiser LR, Shrager JB. Video-assisted thoracic surgery:the current state of the art. AJR,1995,165:1111-1117.

3. Shaw JP,Dembitzer FR,Swanson SJ,et al. Video-assisted thoracoscopic lobectomy:State of the art and future directions. Ann Thorac Surg,2008,85:S705-S709.

4. Swanson SJ,Herndon JE II,D'Amico TA,et al. Video-assisted thoracic surgery lobectomy:Report of CALGB 29802-A prospective,multi-institution feasibility study. J Clin Oncol,2007,25:4993-4997.

5. Patterson GA,Pearson FG,Cooper JD,et al. Pearson's thoracic and esophageal surgery. New York:3rd edition. Churchill Livingstone,2008.

6. Shields TW,LoCicero J. General thoracic surgery. 7th edition. Philadelphia:Lippincott Williams & Wilkins. ,2009.

7. 陈鸿义,王俊. 现代胸腔镜外科学. 北京:人民卫生出版社,1997.

8. 李辉. 胸外科学. 北京:北京大学医学出版社,2010.

第四节　胸腔镜手术设备及器械

电视胸腔镜手术是20世纪90年代世界胸外科领域里程碑式的技术革命,是改变胸外科医师诊疗理念的代表性技术。当然,越来越多全新和高难度电视胸腔镜手术的开展与其设备及器械的不断发展和进步是密切相关的。

一、手术设备

1. 胸腔镜　胸腔镜由硬杆透镜系统和光源连接系统构成,其光学特性与显微镜类似,具有良好的局部放大功能(通常为2~5倍)。临床常用的30°胸腔镜可以清晰地显示局部解剖和病变特点,灵活运用30°镜头,胸腔内几乎无盲区。常用的胸腔镜为10mm(直径)规格,也有用于小儿和一些特殊手术的5mm(直径)规格(图1-1-4-1)。

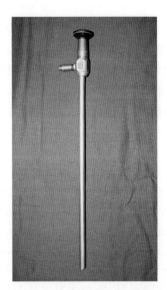

图1-1-4-1　30°10mm(直径)胸腔镜

2. 光源　光源系统由冷光源主机和纤维光缆组成。冷光源是在电场作用下产生电子碰撞激发荧光材料发光,主要为可见光,红外光成分较少,因此避免了热量积累相关的一系列问题。纤维光缆由数百根玻璃纤维组成,在光源传送过程中几乎无任何损失,但玻璃纤维易断裂,使用中应避免过度扭曲与打折(图1-1-4-2)。

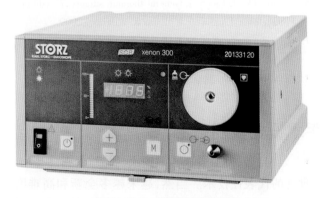

图1-1-4-2　胸腔镜光源主机

3. 图像采集系统　图像采集系统包括图像处理器和偶联器(图1-1-4-3、图1-1-4-4)。目前临床常用的图像处理器多为三晶片高清图像处理器,偶联器又称摄像手柄,二者可采集分辨率为1080ppi的标准高清图像(16∶9)。全新一代图像采集系统还具有照片和录像功能,并将移动存储介质作为载体,更加方便快捷。

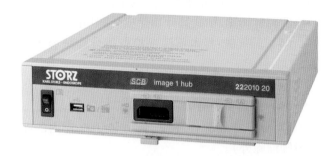

图1-1-4-3　胸腔镜图像处理器

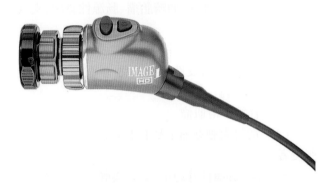

图1-1-4-4　胸腔镜偶联器(摄像手柄)

4. 图像显示系统　目前临床常用16∶9高清显示器作为图像显示系统(图1-1-4-5)。

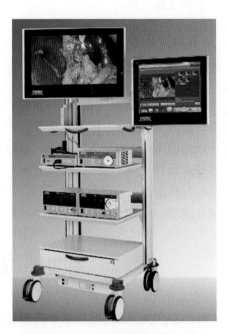

图1-1-4-5　胸腔镜图像显示系统

5. 胸腔镜的连接(图 1-1-4-6)。

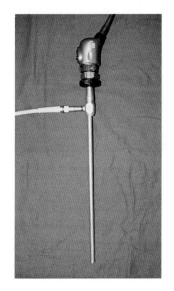

图 1-1-4-6 胸腔镜的连接

二、手 术 器 械

(一)普通电视胸腔镜手术器械

1. 套管

(1)最常用为直径 10.5mm、11.5mm,长度 5cm 的套管。

胸腔镜常使用直径 10.5cm 的套管,根据所使用内镜缝合切开器品牌和钉仓型号不同选用不同直径的套管(图 1-1-4-7)。

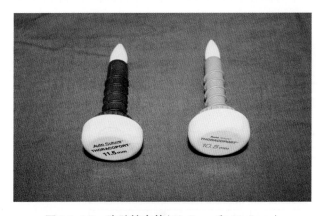

图 1-1-4-7 胸腔镜套管(10.5mm 和 11.5mm)

(2)还有适合小儿和一些特殊手术的直径 5.5mm 的套管(图 1-1-4-8),以及适用于胸壁较厚患者长度为 7cm 的加长型套管(图 1-1-4-9)。

2. 电钩 电钩是电视胸腔镜常用手术器械之一,其头端平滑适度既有利于手术操作又能够保证手术安全(图 1-1-4-10)。

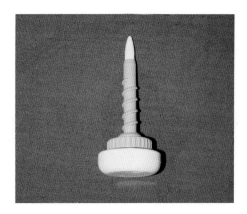

图 1-1-4-8 胸腔镜套管(5.5mm)

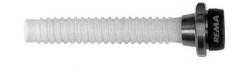
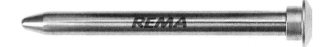

图 1-1-4-9 胸腔镜加长型套管

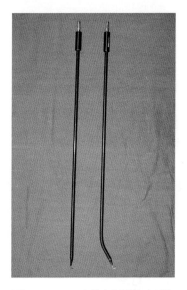

图 1-1-4-10 电钩(直型和弯型)

3. 内镜分离钳和剪刀 内镜分离钳主要用于术中一些较小组织的抓持、分离及电凝止血,内镜剪刀主要用于较深部位的剪切操作(图 1-1-4-11)。

4. 内镜持针器 主要用于内镜下缝合(图 1-1-4-12)。

5. 推结器 主要用于内镜下结扎操作(图 1-1-4-13)。

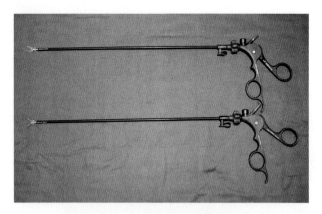

图 1-1-4-11　胸腔镜内镜分离钳和剪刀

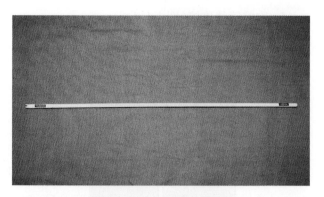

图 1-1-4-13　胸腔镜推结器

图 1-1-4-15）。

（二）　全胸腔镜肺叶切除手术器械

全胸腔镜肺叶切除手术代表着胸外科领域的最高技术水平，目前在欧美、日本等发达国家的先进医学中心已广泛开展，而在我国尚属起步阶段，只有几家大型医疗中心能够独立完成，发展瓶颈主要集中于电视胸腔镜技术的普及推广以及传统手术器械的改进方面。

我中心根据国人体型偏小和炎性淋巴结普遍较多的特点在国内首先设计出一套更适合国人的全胸腔镜肺叶切除手术器械（图 1-1-4-16），此套器械具有工作覆盖范围广、操控简单灵活、精准程度高、受手术部位深浅及角度影响小的特点，在有利于操作术野暴露的同时可提高手术安全性，还能够在一定程度上帮助经验欠丰富的医师熟练手术操作，缩短手术时间，减少胸腔镜一次性材料的使用，降低了手术成本和患者住院费用。根据我们网络数据库所调查的十一家三级甲等医院胸外科使用该套器械情况显示，总体满意率超过 80%。

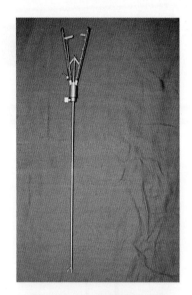

图 1-1-4-12　胸腔镜持针器

6. 标本袋　商用标本袋设计合理、使用方便，但价格昂贵，临床常使用无菌医用手套作为标本袋，也有自行设计的简易快速标本取出袋（图 1-1-4-14，

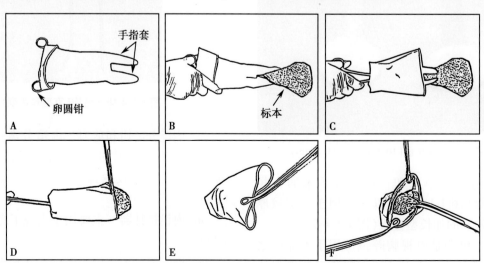

图 1-1-4-14　胸腔镜简易快速标本取出袋示意图

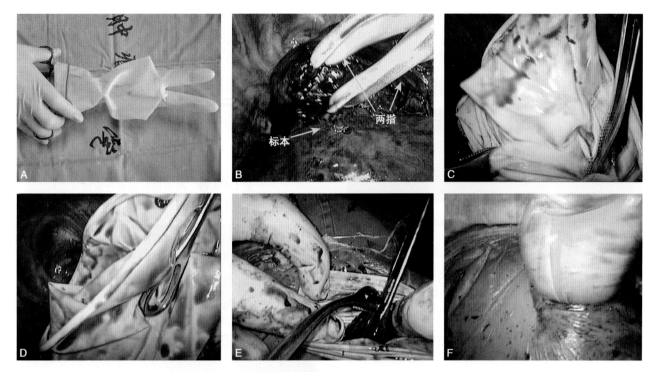

图 1-1-4-15　胸腔镜简易快速标本取出袋实物图

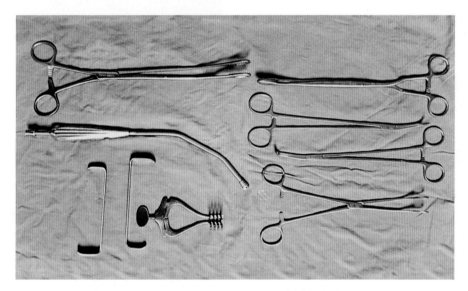

图 1-1-4-16　全胸腔镜肺叶切除手术器械

1. 胸腔镜吸引器　吸引器是胸腔镜手术中非常重要的手术器械之一。该吸引器主要用于吸引、清理胸腔内手术过程中所产生的血液、渗出液及烟尘,并具有牵拉、推挡及保护手术野内正常组织结构的重要作用。该吸引器前端良好的弧度设计使之可以与其他手术器械于同一胸壁操作切口内同时使用,相互影响少,切口利用率高,为手术操作提供方便。此外,该吸引器前端部分具有巧妙的增加摩擦力设计,在手术过程中吸引的同时也能起到辅助分离与牵拉的作用,丰富了该手术器械的功能(图 1-1-

4-17)。

2. 胸腔镜侧角血管阻断钳　该器械多从胸腔镜肺叶切除手术前胸壁小切口进入胸腔,既往手术中所使用的类似器械在对于位置较高、解剖学角度相对特殊的肺血管(如左肺上叶静脉或右肺上叶静脉)游离过程中常会由于切口位置限制无法对血管进行充分安全的游离,尤其是肺门血管周围存在淋巴结粘连时,血管的自然角度会受到淋巴结挤压、牵拉而发生改变,此器械在设计上增加了前端 10° 侧向偏角,在对血管进行游离时可以利用向左或向右的

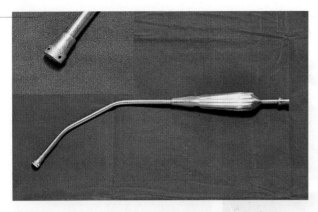

图 1-1-4-17　胸腔镜吸引器整体观及头端局部放大

这 10°侧向偏角适应某些角度特殊或存在解剖变异的肺血管,使手术操作更加安全、便利,降低手术风险;此外,胸腔镜侧角血管阻断钳的关节设计位于器械整体的中部,在手术中,此部位常会位于前胸壁小切口附近,关节在整个器械开合过程中不会受到肋骨的影响,因此使器械前端开合不会受限,增加了手术操作的灵活性(图 1-1-4-18)。

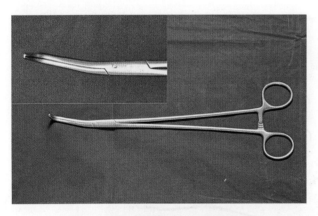

图 1-1-4-18　胸腔镜侧角血管阻断钳

3. 胸腔镜叶间裂分离钳　胸腔镜叶间裂分离钳主要用于"隧道式"叶间裂分离,右肺上叶肺动脉尖前段分支的游离以及双肺下叶肺动脉背段和基底段分支的游离。此分离钳牙槽为无创伤设计,前端圆滑,弯曲角度适当(图 1-1-4-19)。

4. 胸腔镜淋巴结清扫钳　此淋巴结清扫钳的优势主要在于关节部位靠近整体中部,进出胸壁操作切口进行开合时受肋骨影响小,前端椭圆形"勺"样设计可以使其在夹持淋巴结时保持淋巴结的完整性,对手术切口污染小。该淋巴结清扫钳弧度最适合用于隆突下淋巴结的清扫(图 1-1-4-20)。

5. 长持针器(Z 形,S 形)　胸腔镜下进行缝合对于持针器的要求较高,此两款持针器前端适合夹持3/0 左右的缝针,工作长度与精细程度均可满足常规

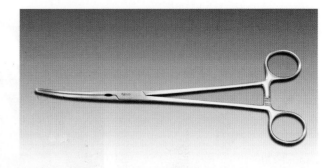

图 1-1-4-19　胸腔镜叶间裂分离钳

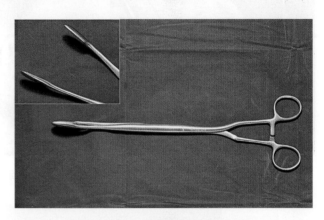

图 1-1-4-20　胸腔镜淋巴结清扫钳

胸腔镜手术的缝合要求,其 Z 形和 S 形设计可以在一定程度上避免缝合时持针器与胸腔内其他组织的相互干扰,方便手术操作(图 1-1-4-21,图 1-1-4-22)。

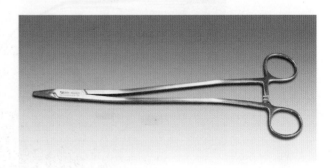

图 1-1-4-21　Z 形持针器

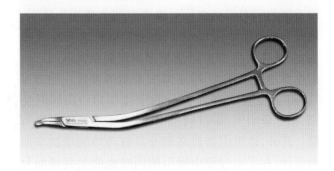

图 1-1-4-22　S 形持针器

（三）机械缝合器械

以切割缝合器为代表的机械缝合技术的应用是外科手术的一大飞跃,它大大缩短了手术时间,简化了手术操作,为高难度手术、新手术及微创手术提供了必要的条件,使一些在通常条件下不能实施的手术得以进行,尤其对现代电视胸腔镜手术起到了质的帮助。

1. 内镜缝合切开器 在人类外科手术的发展史上,内镜缝合切开器的发明和使用使外科医师和患者均获益匪浅,它大大推动了现代外科手术的发展。从技术上讲,内镜缝合切开器具有操作简便、迅速,切割缝合准确、牢固可靠,保持组织良好血运等优势,使术野狭小、部位较深的手工操作变得容易,使各类腔镜手术(胸腔镜和腹腔镜等)成为可能。

目前电视胸腔镜手术中常用的内镜缝合切开器主要有 60mm、45mm、30mm 等不同长度,钉身高度主要有 2.0mm、2.5mm、3.0mm、3.8mm 和 4.8mm 等不同规格,适用于血管、肺、支气管、食管和胃等不同厚度的组织,需根据术中具体情况选择使用(图 1-1-4-23,图 1-1-4-24)。

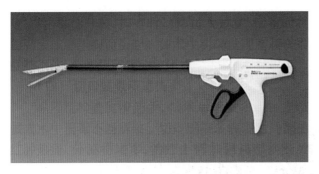

图 1-1-4-23 内镜缝合切开器

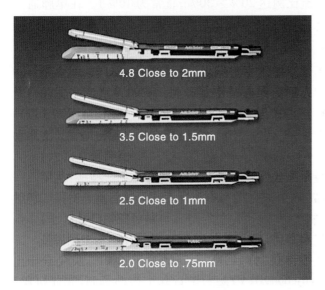

4.8 Close to 2mm

3.5 Close to 1.5mm

2.5 Close to 1mm

2.0 Close to .75mm

图 1-1-4-24 内镜缝合切开器钉仓

2. 连发钛夹 连发钛夹主要用于胸腔镜下夹闭一些直径较小的血管分支或神经(图 1-1-4-25)。

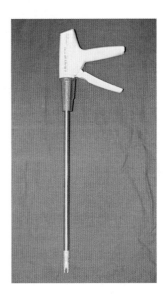

图 1-1-4-25 连发钛夹

3. Hem-o-lok 中文名为带锁塑料夹,常用于直径较细的肺动脉分支或支气管动脉的夹闭。使用时应注意近心端 2 枚、远心端 1 枚的原则,血管残端距离最近一枚 Hem-o-lok 的距离大于 3mm 是最为安全的(图 1-1-4-26)。

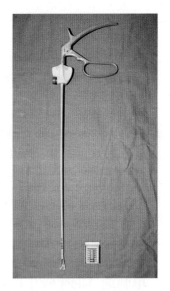

图 1-1-4-26 Hem-o-lok 施夹器和钉夹

（刘 军）

参 考 文 献

1. Song YM, Lian CH. Short history of video-assisted thoracoscopic surgery. Zhonghua Yi Shi Za Zhi, 2012, 42(5):276-282.

2. Kaneko K. Thoracoscopic surgery. Kyobu Geka,2009,62(8):
   S718-S722.
3. He J. History and current status of mini-invasive thoracic sur-
   gery. J Thorac Dis,2011,3(2):115-121.
4. Marchetti GP,Pinelli V,Tassi GF. 100 years of thoracoscopy:

historical notes. Respiration,2011,82(2):187-192.
5. Sakuragi T,Ohteki H. The utility of BiClamp for intraoperative
   air leakage control in video-assisted thoracic surgery for pul-
   monary lobectomy. Gen Thorac Cardiovasc Surg, 2012, 60
   (11):781-783.

第五节　胸腔镜手术的术前准备

与常规开胸肺切除手术基本相同,特别需要注意的是以下两个方面。

一、胸部 CT 检查

可以明确肺部病变情况,包括肿瘤部位、大小、边界、密度、与周围组织的关系、肺内有无多发病灶、周围脏器如胸壁、膈肌、纵隔大血管、膈神经、喉返神经等有无受侵:,以及纵隔有无肿大淋巴结,有无纵隔淋巴结结核、淋巴结钙化等增加手术难度的因素。

胸部 CT 对于胸腔镜肺叶切除手术安全性评估至关重要:

1. 胸部 CT 平扫　可了解纵隔尤其是肺门淋巴结有无钙化,如 CT 发现钙化淋巴结,预示手术难度增大、术中出血等发生率可能增加,中转开胸几率升高。

2. 胸部增强 CT　可以了解肿瘤与周围血管的关系及有无异常发育血管等,也是评估手术安全性的重要检查之一。

二、高龄患者的术前准备

高龄患者合并肺门淋巴结增殖性改变发生率高,而这正是胸腔镜肺叶切除手术的最主要的难点之一,因此,更应重视高龄患者术前平扫及增强 CT 检查的结果,充分评估手术风险;另外,高龄患者常合并糖尿病、冠心病、血栓栓塞性疾病等增加术后心脑肺肾并发症的高危因素,因此术前应根据身体状况、既往疾病等增加超声心动图、下肢血管多普勒超声等相关检查。同时积极控制基础疾病,并加以合理训练指导,以达到最佳心肺功能和心理状态。

(姜冠潮)

第六节　胸腔镜手术的麻醉处理及术后镇痛管理

近年来,胸腔镜手术的适应证及操作技术均有了很大发展,许多手术方式都逐渐可以通过胸腔镜来完成,而良好的单肺通气麻醉技术为胸腔镜手术的精细化操作提供了先决条件。与此同时,胸外科手术也使麻醉医师对单肺通气的生理改变有了更深刻的认识,促进了双方的技术发展。

一、单肺通气的呼吸生理学

麻醉医师在实施胸腔镜手术麻醉时应充分考虑到胸科手术相关的一系列生理变化,最主要的引起呼吸生理紊乱的就是单肺通气。

手术侧肺塌陷有利于外科医师手术操作,却使麻醉管理变得更加复杂。塌陷侧肺虽然已经没有通气,但仍有血流灌注,产生大量右向左肺内分流(分

流比例达 20%～30%,正常为 10%)。在单肺通气过程中,由于来自塌陷侧肺的未氧合血和来自通气侧肺的氧合血混合,肺泡-动脉血氧分压差增加,常常导致低氧血症。而通气侧肺的过度充气会加重通气/血流比的失衡,使氧合进一步恶化。过度充气可使气道压过度增高,通气侧肺的肺泡内血管受压,血管阻力相应增加,使一部分血流从通气侧肺转移至塌陷侧肺,从而抵消了塌陷侧肺的缺氧性肺血管收缩反应,导致了右向左分流的增加。因此,避免高气道压在单肺通气过程中十分必要。由于缺血性肺血管收缩和手术对肺组织的挤压作用使塌陷侧肺血流减少,在一定程度上降低了右向左分流的比例。

缺氧性肺血管收缩(hypoxic pulmonary vasoconstriction,HPV)是一个自我平衡的机制,凭此机制,使肺血流从缺氧的或塌陷的肺组织转移走。HPV

可以改善单肺通气时的氧合。据实验发现,吸入性麻醉药会抑制HPV,但吸入浓度并不影响氧合。所以目前使用的吸入性麻醉药(比如异氟烷、七氟烷)并不是单肺通气的禁忌,而且由于它的支气管扩张作用和使用方便,很适合麻醉维持。静脉麻醉药(比如丙泊酚)不抑制HPV,而且可以改善单肺通气时的氧合。因此,如果患者单肺通气时氧合不佳,可以考虑将麻醉维持改为全静脉麻醉。

机体通常需要30分钟左右的时间通过若干机制调整通气/血流比,使机体逐渐适应单肺通气,因此,通常在胸腔镜手术前消毒铺单时即开始单肺通气。在临床实践中经常可以观察到手术开始后15~20分钟脉搏氧饱和度上升并趋于稳定。

二、单肺通气技术

目前有两种单肺通气技术:双腔支气管导管和单腔气管导管结合支气管封堵管。双腔支气管导管应用更广泛。胸外科医师在对使用何种单肺通气技术不知情的情况下评价肺塌陷质量,对双腔管和支气管封堵管的满意度分别是90%和70%。

(一)双腔支气管导管

1. 特点 优点是便于放置,可对任一侧肺通气,可清除任一侧肺分泌物。它具有以下特点:①支气管腔较长,可插入右或左主支气管,而气管腔较短,留在主气管下端;②有支气管套囊;③有气管套囊。当把两个套囊都充气后,夹闭支气管管腔或气管管腔即可实施单肺通气,同时打开另一个的连接端口,使同侧肺塌陷。根据左、右两侧支气管解剖结构的差异,分别设计了适合左、右支气管的双腔支气管导管(图1-1-6-1)。

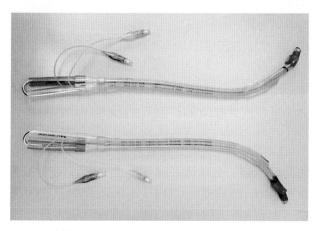

图 1-1-6-1 双腔支气管导管(上为左双腔管,下为右双腔管)

2. 选择
(1) 型号:最常用的双腔支气管导管类型是一次性Robert-Shaw型,可选择的型号有26Fr、28Fr、32Fr、35Fr、37Fr、39Fr、41Fr(35~41Fr是成人型号)。为患者选择适合的型号很重要,型号合适的双腔支气管导管应该是能无损伤的通过声门,轻松放置于支气管,纤维支气管镜或吸引管从支气管端通过无障碍。可通过胸片测量气管宽度以及通过胸部CT测量支气管直径来预测和选择型号。左双腔支气管导管的型号选择见表1-1-6-1。男性患者多选用37Fr或39Fr,女性患者多选用35Fr或37Fr。

表 1-1-6-1 左双腔支气管导管型号与胸片气管宽度、CT支气管直径的转换

测量的气管宽度(mm)	测量的支气管直径(mm)	左双腔管型号(Fr)
≥18	>12	41
≥16	12	39
≥15	11	37
≥14	10	35
≥12.5	<10	32
≥11	无数据	28
无数据	无数据	26

(2) 左右:选择左或者右双腔支气管导管的原则是选用手术对侧的支气管导管。右双腔支气管导管在支气管套囊前方有一开口,用于右上肺叶通气。但由于从隆突到右上叶支气管开口距离存在个体差异,所以右双腔支气管导管插管后常会出现右上肺叶通气不良。因此多数麻醉医师无论手术部位如何,均选用左双腔支气管导管;如果左侧手术,术中需要夹闭左主支气管,在夹闭前将左支气管导管退至主气管内即可。

3. 插管技术 当支气管套囊进入声门后,拔出插管导丝,向需要插管的支气管侧旋转90°,继续推送导管直至有轻微阻力为止。双腔支气管导管位置不佳的表现为肺顺应性差和呼气量降低,所以双腔支气管导管的定位非常重要。

(1) 听诊定位:通过听诊调整导管的正确位置,应完全掌握听诊检查支气管导管位置的程序,以左双腔支气管导管为例(表1-1-6-2)。之后使用纤维支气管镜进行位置确认。

表1-1-6-2 左双腔支气管导管听诊定位

操作顺序	听诊	位置
气管套囊充气	只闻及一侧呼吸音	过深
支气管套囊充气，夹闭气管端	右肺呼吸音仍存在	过浅
	只闻及右肺呼吸音	误入右侧（调整见纤支镜定位）
	左上/下肺呼吸音消失	过深
夹闭支气管端	右肺呼吸音消失或减弱	过浅

（2）纤维支气管镜定位：大多数双腔支气管导管均可通过外径为3.6~4.2mm的纤维支气管镜，当支气管镜经双腔支气管导管的气管腔进入，到达气管腔下端开口处见到隆突，同时可见支气管套囊的边缘（通常支气管套囊为蓝色），图1-1-6-2为左双腔支气管导管最佳位置。右双腔支气管导管的放置由于右上肺叶开口的对位而更为困难，图1-1-6-3为纤维支气管镜在右双腔支气管导管不同位置看到的图像。如果导管误入对侧支气管（多为左双腔管误入右主支气管），应先将导管退至主气管，将患者头偏向插管侧对侧，有助于将导管置入正确的支气管侧。但最可靠的方法是使用纤维支气管镜将导管调整到正确的位置：①支气管镜经支气管腔到达导管远端；②直视下将导管连同支气管镜一起退到主气管内，使导管远端位于隆突上方；③先让支气管镜进入正确的支气管内；④在支气

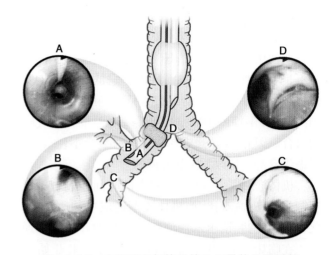

图1-1-6-3 右双腔支气管导管处于最佳位置时纤维支气管镜在不同位置看到的图像（引自Current Techniques for Perioperative Lung Isolation in Adults. Anesthesiology 2002；97：1295-1301.）

管镜引导下，将双腔支气管导管轻柔地置入支气管内。

（3）改变体位后再定位：患者体位由仰卧位改为侧卧位后，导管和隆突的位置关系可能会发生改变，多数情况导管会向外退出支气管，可以考虑在仰卧位经纤支镜确定位置后，将支气管套囊放气，将导管再深入1cm，然后翻身改为侧卧位，重新将支气管套囊充气，再确认导管位置。

（二）单腔气管导管结合支气管封堵管

支气管封堵管（图1-1-6-4）是经单腔气管导管置入的可充气装置，可选择性阻塞支气管口。

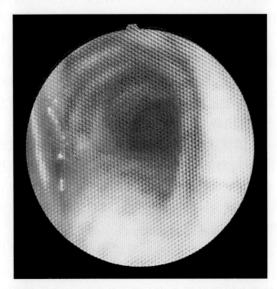

图1-1-6-2 左双腔支气管导管处于最佳位置时纤维支气管镜看到的隆突图像

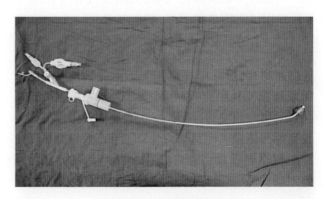

图1-1-6-4 支气管封堵管

1. 类型 支气管封堵管有多个类型，各自特点见表1-1-6-3。封堵管必须在纤维支气管镜直视下插入、定位，然后充气（图1-1-6-5）。纤维支气管镜经一个带活瓣的插口插入，通过该插口还可进行吸引和连续通气给氧。封堵管内的通道可使肺内气体排出，但气体排出缓慢。

表 1-1-6-3　不同类型支气管封堵管特点

支气管封堵管	Arndt	Cohen	Uniblocker	Univent tube
主要特征	尖端有钢丝套圈用于固定纤支镜,套囊有两种形状:球形用于右侧,椭圆形用于左侧	尖端可变向	尖端有预制曲度	支气管封堵管置于单腔气管导管中
可选择的型号	5F(用于儿童) 7F(可通过内径 7.0mm 的单腔管) 9F(至少需要内径 8.0mm 的单腔管)	9F	5F(可通过内径 4.5mm 的单腔管) 9F	内径 3.5~9mm
临床应用	纤支镜引导下进行支气管封堵	在纤支镜视野下进管	在纤支镜视野下进管	旋转导管以使其凹面朝向准备封堵的一侧,在纤支镜视野下进管
缺点	进管时无法直视	费用最高且只有1个型号		单腔管粗但内径相对小;支气管封堵管不能脱离单腔管单独使用
有无肺排气通道	有	有	有	有
费用(美元)	138-167(因型号而异)	234	125	140

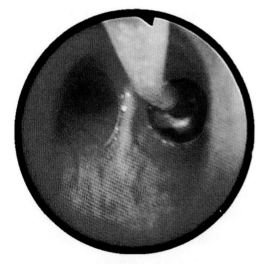

图 1-1-6-5　支气管封堵管在右主支气管内的最佳位置

2. 支气管封堵管和双腔支气管导管的比较
双腔管相对大的管腔有助于更快的肺塌陷,而且可以置入吸引管便于吸引,可以对塌陷侧肺应用持续正压通气装置。双腔管比起单腔管更粗大坚硬,置入更困难,并可能引起损伤。而支气管封堵管最明显的优势在于可用于困难气道患者,一旦置入单腔管,就可以使用支气管封堵管;另一个值得一提的优势为,一些手术中胸外科医师要求进行支气管镜检,而成人纤维支气管镜是无法通过双腔管管腔的。两种单肺通气技术比较的优缺点见表 1-1-6-4。

表 1-1-6-4　支气管封堵管和双腔支气管导管比较的优缺点

优　点	缺　点
不需要在术毕更换单腔气管导管	定位需要更长时间
可用于双腔支气管导管置入困难的患者	没有双腔支气管导管用途广泛
可用于儿科患者单肺通气(<2岁患儿可于单腔管外置入)	术中容易移位
可选择性的塌陷单个肺叶	管腔小导致肺塌陷慢,吸引受限
通气侧肺气道压力更低	肺复张需要将气囊放气,可能导致气囊移动
可用于支气管出血时压迫止血	很难实现重复快速的肺塌陷和肺复张

3. 禁忌证　在进行袖状肺叶切除术或主支气管有病变的情况下,禁忌使用支气管封堵管。任何气道装置都不可能放置于患侧主支气管,这种情况下只能在对侧主支气管放置双腔管。如果恰巧是困难气道患者,使用换管导芯有助于将单腔管更换为双腔管。现在新型的换管导芯尖端柔软,尽可能地避免了换管带来的创伤。

21

三、胸腔镜肺切除手术麻醉

（一）术前访视及麻醉评估

手术可行性及手术范围的确定虽然是胸外科医师面临的问题，但麻醉医师术前必须了解肺功能检查结果和动脉血气结果，根据术前患者肺功能受损情况可预测患者手术风险大小。

对所有拟行肺切除术的患者均应进行简单的肺功能评价：

1. 第一秒钟用力呼气容积（forced expiratory volume in one second，FEV_1）大于 1.5L 可安全进行肺叶切除术，大于 2L 可安全进行全肺切除术，不需要作进一步的肺功能检查。

2. 不符合上述标准的患者，应行肺弥散功能检查、静息状态下的血氧饱和度测定及核素定量肺灌注扫描预测术后肺功能（肺叶切除术后 FEV_1 的计算公式为：术后 FEV_1 ＝术前 FEV_1 ×（19－拟切除的肺段数）/19；如果有阻塞的肺段，计算公式为：术后 FEV_1 ＝术前 FEV_1 ×（19－阻塞的肺段数－拟切除的没有阻塞肺段数）/（19－阻塞的肺段数）；全肺切除术后 FEV_1 的计算公式为：术后 FEV_1 ＝术前 FEV_1 ×（1－拟切除的部分）。[p 肺段分布：右肺上叶（3）+右肺中叶（2）+右肺下叶（5）+左肺固有上叶（3）+左肺舌叶（2）+左肺下叶（4）= 19]。

3. 术后 FEV_1 预测值和肺一氧化碳弥散量预测值均大于 40%，血氧饱和度大于 90% 者，属于低危人群，可考虑手术。

4. 术后 FEV_1 预测值和肺一氧化碳弥散量预测值均小于 40% 者，属于高危人群，不宜手术。

5. 三个试验值的其他任何组合属于临界人群，可考虑作最大氧耗量运动试验。

6. 最大氧耗量大于 15ml/（kg·min）者，可考虑肺叶或全肺切除；小于 15ml/（kg·min）者可考虑局限性切除或放疗/化疗。

此外，术前应仔细阅读胸片、胸部 CT 及磁共振等检查结果。了解肿瘤大小、位置、与重要脏器关系（如心脏、上腔静脉、神经等是否受侵）。气管或支气管的狭窄或偏移会影响到支气管导管的放置和定位。气道受压的患者麻醉诱导后可能会出现通气障碍。肺实变、肺不张和胸腔大量积液均可导致低氧血症。还应注意肺大疱、肺脓肿和麻醉之间的相互影响。

（二）术前准备

1. 术前用药　抗胆碱类药物（东莨菪碱或长托宁）虽然可有效地减少呼吸道分泌物，从而提高喉镜和纤维支气管镜检查时的视野质量，但考虑到会使分泌物浓缩、增加无效腔以及增加老年患者术后谵妄风险，65 岁以上老年患者、合并中枢神经系统疾病患者应酌情使用。

2. 麻醉用品准备　对于胸科手术来说，术前的准备工作越充分，就越能避免发生严重的临床后果，其中最常见的有肺功能储备差、气道解剖异常、困难气道和单肺通气低氧血症。术前综合考虑必不可少。另外，对于基本呼吸道的管理，需要事先准备好一些用品，包括各种型号的双腔支气管导管和单腔气管导管、纤维支气管镜、吸引器和吸引管、持续气道正压通气装置等。

3. 静脉通路　至少需要开放一条通畅的静脉通路（最好是 16 号套管针）。

4. 监测　除常规监测外，对于需要进行肺叶切除或全肺切除术以及有心、肺基础疾病的患者至少需要直接动脉测压以随时了解血压变化及方便术中动脉血气检查。另外，还需监测体温，胸腔镜手术患者体温下降迅速，需要使用加温毯、通过加温输液器输注温暖液体以及其他保温措施来维持体温不低于 35.5℃。监测项目见表 1-1-6-5。

表 1-1-6-5　胸腔镜手术监测项目

项　　目	用　　途
心电图	常规监测心律和心率
脉搏血氧饱和度	常规监测氧合状态
呼气末二氧化碳分析	常规监测通气状况
气道压力（气道峰压和平均压）	单肺通气
有创动脉测压	实时监测血压及单肺通气期间采集动脉血气
中心静脉压力	必要时
鼻咽温度	胸部手术热量散失明显，积极保温
尿量	常规监测，尤其对长手术、肾功能不全患者有益

（三）麻醉诱导和麻醉维持

对多数患者来说，使用静脉诱导。具体使用什么诱导药物，由患者术前状态决定。在麻醉深度足够之后,进行气管插管。通过镇静药、肌松药和阿片类药物共同作用来避免支气管痉挛及抑制气管插管带来的心血管反应。现在使用的所有麻醉方法都可以保证胸腔镜手术的麻醉维持,多数麻醉医师使用静吸复合麻醉,即一种吸入麻醉药(七氟烷或异氟烷)和一至两种静脉麻醉药(一种为阿片类药物)复合。同时术中可持续泵入肌松药或间断推注肌松药,以防止在手术牵拉支气管或处理动静脉时患者发生呛咳或体动。

(四) 单肺通气管理

1. 低氧血症　单肺通气的最大问题是低氧血症。很难预测哪个患者会发生低氧血症。术前肺功能差的患者进行肺切除手术,因为病肺本身不能提供气体交换,反而可以接受单肺通气;而肺功能正常的患者,因为正常的肺组织塌陷,反而更易在单肺通气期间出现低氧血症。单肺通气的管理方案见表1-1-6-6。

表1-1-6-6　单肺通气的管理步骤

开始单肺通气	
增加氧浓度,至少80%	可以根据动脉血气结果调整
压力控制通气	必要时调整吸呼比
使用小潮气量(6ml/kg)	单侧肺过度膨胀(容积伤)导致急性肺损伤
可允许的高碳酸血症	
必要时通气侧肺加用呼气末正压	特别是对老年及限制性通气障碍患者有益
如果发生低氧血症,动脉血氧饱和度<90%	
增加氧浓度至100%	
检查患者到麻醉机的全部通气系统	保证通气管路连续及通畅
使用纤维支气管镜确定及调整双腔管位置	高气道峰压(>30~35cmH$_2$O)提示位置不佳
吸引分泌物	分泌物过多
手动控制通气	评估肺顺应性
麻醉维持调整为全凭静脉麻醉	吸入麻醉药可抑制缺氧性肺血管收缩
考虑给予手术侧肺持续正压或吹入氧气	可能干扰手术
如果低氧血症继续恶化	
中断手术,双肺通气	
纠正低血压	如果存在
重建单肺通气	
调整吸气压力、吸呼比、呼气末正压	找到最佳参数
如果是肺切除术,让手术医师夹闭肺动脉	消除分流

2. 胸腔镜手术肺塌陷　胸腔镜手术几乎需要全程进行单肺通气,对肺塌陷要求很高。在建立通路的套管及镜体进入胸腔之前务必要将手术侧肺塌陷,以免损伤肺组织。术中需要肺塌陷良好以提供足够的手术空间。严重肺气肿患者肺塌陷缓慢,有若干技术可用于改善这个问题。在保证手术侧肺无部分通气的情况下,即双腔管位置正确及套囊阻塞严密,改善肺塌陷不良的方法有:①轻柔吸引手术侧肺,但这个方法对严重肺气肿患者效果并不显著;②手术侧肺不会有通气,会有一定操作空间,一旦手术医师找到空间并分离粘连后,肺通常会塌陷到手

术可以继续进行的程度;③在保证氧合的情况下,可停止通气1分钟;④以低压和低流量(2L/min)向胸膜腔注入二氧化碳气体,但有一定发生气栓的风险。

3. 单肺通气的替代方案　如果吸入的是纯氧,可以短时间停止通气,在通气过程中储备的氧气要比消耗的多,可以使机体短期内不用通气,但因为存在呼吸性酸中毒的问题,使得这个时间不能过长,最长不过10~20分钟,二氧化碳分压在第一分钟上升6mmHg,随后每分钟上升3mmHg。目前,通过胸腔镜双侧交感神经链切断术治疗手汗症就常选用这种替代方案,患者只需单腔气管插管或使用喉罩即可

完成手术。

（五）特殊问题

1. 困难气道　如果术前评估气道，考虑困难插管，可以用事先准备好的困难插管工具，包括可视喉镜、引导探条以及纤维支气管镜等。有三种方法：①利用可视喉镜（有专门用于双腔支气管导管插管的一次性光学窥喉镜，见图 1-1-6-6，置入双腔支气管导管，如果置入困难，可换用小一型号的导管）；②利用可视喉镜或纤支镜置入单腔气管导管后，使用换管导芯将单腔管更换为双腔管；③利用可视喉镜或纤支镜置入单腔气管导管后，在纤支镜引导下置入支气管封堵管。

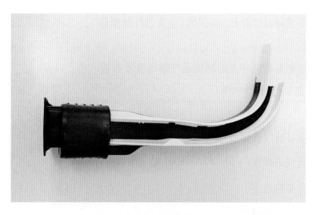

图 1-1-6-6　一次性光学窥喉镜（专用于双腔管）

2. 全肺切除术输液量　对于一侧全肺切除的患者要严格控制输液量。输液量包括补充基础量和失血量，失血量通常输注胶体液或输血。大多数情况下量出为入。

3. 术中心律失常　肺叶或全肺切除术中发生心律失常的几率为 12.5% ～33%，常发生于术后第 2～3 天，最常见的是房颤和室性期前收缩。如果血压维持良好，心室率不快的房颤可不处理；如需处理，可使用 β 受体阻滞剂，伴充血性心力衰竭时加用毛花苷丙；室性期前收缩使用利多卡因 1mg/kg 静注。术中出现心律失常应使用阿片类药物加深麻醉。

4. 残端压力　在肺叶切除术中，支气管或残存肺组织会由闭合器闭合，残端通常要在 25cmH$_2$O 压力下检查是否漏气。

5. 手动控制通气　放置胸引管后，要手动控制通气，压力不应太高，并通过显示器观察确认所有的肺都已经充分膨开，随后可以继续机械控制通气直至手术结束。

6. 术后管理　患者术后一般在麻醉恢复室或重症监护室观察病情。大多数患者术后即可拔管。有些患者呼吸不佳不能拔除气管导管，需要带管观察以等待最佳拔管时机。如果使用的是双腔管，术毕要更换成单腔管。如果喉镜暴露声门困难，可使用换管导芯。常规术后管理包括调整体位为半坐位（头抬高 30°）、吸氧（氧浓度 40%～50%）、心电监测、血流动力学监测、术后影像学检查和积极的镇痛治疗。

四、胸腔镜手术的术后疼痛管理

胸腔镜术后疼痛是多因素的，包括急性疼痛、神经病理性疼痛和牵涉痛，这些都可能导致慢性疼痛。术后疼痛管理包括治疗急性手术疼痛和肩部牵涉痛，以及尽可能将慢性疼痛的发生降至最低。

（一）胸腔镜术后疼痛的病理生理学

1. 急性疼痛　急性疼痛来源于胸部骨性结构和肌肉的手术创伤，包括手术切口和放置胸引管。与开胸手术相比，胸腔镜手术切口和肌肉损伤小，不切除肋骨，急性疼痛程度轻。但控制急性疼痛仍然非常重要，这是因为：①不充分的镇痛会影响术后呼吸功能恢复，患者因为伤口疼痛而不敢深呼吸、咳痰，导致肺不张、低氧血症甚至肺炎；②疼痛会通过肋间神经和膈神经传递，发生炎症级联反应，降低疼痛阈值，使受影响的外周神经敏化，持续的疼痛刺激会导致中枢神经系统兴奋性增强，最终导致中枢敏化，其结果就是慢性疼痛的高发生率。

2. 肩部牵涉痛　肩部牵涉痛会带来术后严重的肩部功能受损。以前认为手术侧肩部疼痛是继发于主支气管的切除或侧卧位导致的机械性损伤。目前认为可能是由于对胸膜或心包的激惹所致。

3. 慢性疼痛　有很多原因导致慢性疼痛，包括急性镇痛不全、肋间神经损伤和胸膜（部分）切除。胸腔镜术后慢性疼痛的发生率是 20%～47%。

（二）急性疼痛的管理

1. 硬膜外镇痛　胸部硬膜外阻滞是开胸术后急性疼痛管理的"金标准"，但很多证据表明胸腔镜手术患者术后并不需要硬膜外镇痛。只有中转开胸可能性很大或阿片类药物耐受的患者才考虑硬膜外镇痛。

2. 椎旁镇痛　对于胸科手术来说，椎旁镇痛是胸部硬膜外镇痛的最佳替代方法。胸腔镜手术患者这段时间的疼痛是最显著的，单次椎旁阻滞可为术后即刻提供有效镇痛。如果再合并使用其他形式的镇痛方法,单次椎旁阻滞就足够为胸腔镜手术提供非常有效的术后镇痛。还可在椎旁放置导管实施连续椎旁阻滞,可以提供更长时间的镇痛。但连续椎旁阻滞是否更优于其他镇痛方法,还需要进一步的研究。

3. 肋间神经阻滞和胸膜内神经阻滞　肋间镇痛可以是单次给药或置管连续给药。单次注射的问题就在于作用时间相对短。放置导管或重复单次注射就可以解决这个问题。置管可以在胸腔镜辅助下进行,安全简便。另外,由于局麻药扩散受限而不能提供整个范围的镇痛,所以需要在多个节段实施肋间神经阻滞。胸膜内镇痛是肋间神经阻滞的替代方法。胸膜内镇痛是通过局麻药扩散透过胸膜阻滞肋间神经起作用的。局麻药扩散可能会影响到周围的神经结构,包括交感神经节、臂丛和膈神经。支持这项技术的人认为胸膜内置管在胸腔镜辅助下很容易操作,可以提供大范围的镇痛,但是胸膜内置管一个大的问题就是 1/3 的局麻药都通过胸引管引流出去了。所有相关研究都发现对胸腔镜手术患者实施肋间或胸膜内镇痛有益于患者的术后疼痛管理,即使肋间神经单次阻滞也可提供术后16 小时的镇痛,减少术后第一天阿片类药物的消耗。无论肋间还是胸膜内镇痛对于胸腔镜术后患者都是可取的。

4. 多模式镇痛　是指使用非阿片类药物协同加强术后镇痛效果。包括若干种药物:抗癫痫类药物(加巴喷丁和普加巴林)、NMDA 受体拮抗剂(氯胺酮)和非甾体抗炎药(NSAIDs)。NSAIDs 可以用于所有胸腔镜手术患者,胸膜固定术除外;另外,术后出血风险高、肾功能不全、既往有胃肠道出血病史的患者应慎用。不能使用 NSAIDs 的患者可以使用对乙酰氨基酚。

5. 序贯治疗　在停止使用患者自控静脉镇痛泵后,如患者仍感疼痛,推荐口服氨酚羟考酮或盐酸曲马多缓释片。

(三)胸腔镜术后急性疼痛多模式镇痛方案推荐

局麻药单次肋间神经阻滞,单次椎旁阻滞或连续胸膜内置管,合并患者自控镇痛静脉输注阿片类药物;如果没有禁忌证,静脉输注加用 NSAIDs 或对乙酰氨基酚。这种镇痛方案可以为胸腔镜手术提供极佳的术后镇痛。

(四)肩部牵涉痛的治疗

已经成功的方法包括使用酮洛酸或对乙酰氨基酚、膈神经局部麻醉和肌间沟臂丛神经阻滞。尽管胸腔镜术后患者手术侧肩部不适没有开胸术后那么严重,但仍推荐在术毕进行膈周脂肪垫局麻药浸润。这种局部浸润很容易操作,而且不会像肌间沟臂丛神经阻滞那样导致肩部活动无力。结合该技术再使用酮洛酸或对乙酰氨基酚可将肩部不适感降至最低且不影响术后肩部功能。如果患者在膈神经阻滞后仍感到严重的肩部不适,可以考虑肌间沟臂丛神经阻滞。

(五)慢性疼痛的预防

预防胸腔镜术后慢性疼痛很困难。使用较小型号的手术套管和保护套以及在肋间神经周围放置监测仪器可能有益。找到降低慢性疼痛发生率和严重性的方法还需要大量研究,尤其值得探索的一个特殊方法是在围术期使用加巴喷丁和普加巴林镇痛治疗。

(祝娟　冯艺)

参 考 文 献

1. G. Edward Morgan, Jr. Clinical Anesthesiology. 4th ed. New York:McGraw-Hill Companies,2006.

2. John WW Gothard. Principles and practice of thoracic anaesthesia. Anaesthesia and Intensive Care Medicine 9:12,Elsevier,2008.

3. Katheryn J Fogg. Principles and practice of thoracic anaesthesia. Anaesthesia and Intensive Care Medicine 12:12,Elsevier,2011.

4. K George Lee. Anaesthetic equipment for thoracic surgery. Anaesthesia and Intensive Care Medicine 12:12, Elsevier, 2011.

5. Javier H. Campos, MD. Current Techniques for Perioperative Lung Isolation in Adults. Anesthesiology, 2002, 97:1295-1301.

6. Steven M. Neustein, MD. The Use of Bronchial Blockers for Providing One-Lung Ventilation. Journal of Cardiothoracic and Vascular Anesthesia, Vol 23, No 6,2009:860-868.

7. Lianne L. Stephenson MD, Christian Seefelder, MD. Routine Extraluminal Use of the 5F Arndt Endobronchial Blocker for One-Lung Ventilation in Children up to 24 Months of Age. Journal of Cardiothoracic and Vascular Anesthesia, Vol 25, No 4,2011:683-686.

8. Jeremy Kaplowitz, MD, Peter J. Papadakos, MD. Acute Pain Management for Video-Assisted Thoracoscopic Surgery:An Update. Journal of Cardiothoracic and Vascular Anesthesia, Vol 26, No 2,2012:312-321.

第七节　胸腔镜手术基本体位

随着现代光学技术、微摄影设备和内腔镜手术器械的发展和应用,胸腔镜完成了从传统到现代的转变,已成为可用于多种胸腔疾病诊断和治疗、且不受手术时间限制的一种专门手术学科——现代胸腔镜外科。在这种全新的手术学科中,既有与常规手术相同的技术要求,也有其独特的基本技术。这些基本技术是胸腔镜外科的"基石"。熟练掌握它,是每位胸腔镜外科医师必须具备的基本条件。

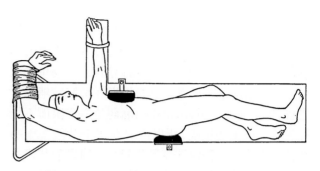

图 1-1-7-1　胸腔镜手术常用体位(侧卧位)

1. 侧卧位　侧卧位是胸腔镜手术最常用的体位,适用于单侧胸内病变的胸腔镜手术。具体安排和固定同常规侧开胸手术体位(图 1-1-7-1)。为了最大限度地增大肋间隙,便于胸腔镜操作,通常将手术床摆成折刀位30°左右(图 1-1-7-2)。根据手术需要、标准侧卧位也可进行相应的调整。比如,将手术床和人体适当前倾将会有利于胸腔后部或后纵隔病变的显露和处理;同样,适当的后倾,有利于胸腔前部或前纵隔病变的显露和处理(图 1-1-7-3)。

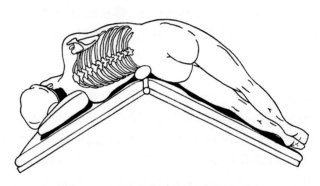

图 1-1-7-2　手术床呈"折刀位"(30°角)

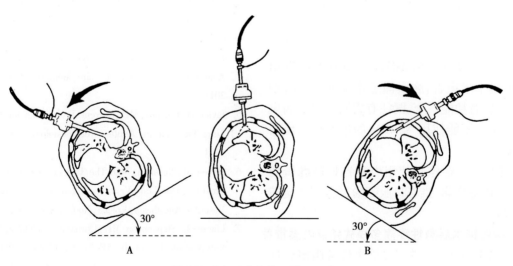

图 1-1-7-3　手术台前、后倾30°角

2. 仰卧位　仰卧位主要用于双侧胸内病变一期手术的病例,如手汗症双侧胸交感神经链切断术。身体摆放和固定基本同胸骨正中切口体位。但胸背部垫一较厚且窄的软垫及双上肢水平外展并略举向头端更有利于胸腔镜手术操作。术中将手术床向一侧适度侧倾,会便于对侧胸内病变的显露和处理(图 1-1-7-4)。

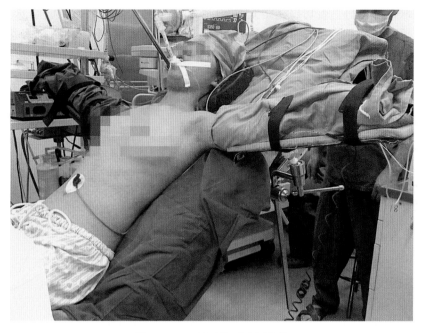

图 1-1-7-4　胸腔镜手术仰卧位

（李剑锋　朱成楚）

参 考 文 献

1. Tassi GF,Tschopp JM. The centenary of medical thoracoscopy. Eur Respir J,2010,36(6):1229-1231.

2. Agasthian T. Revisiting the prone position in video-assisted thoracoscopic surgery. Asian Cardiovasc Thorac Ann,2010,18(4):364-367.

第八节　胸腔镜手术常用切口设计

一、切 口 安 排

胸腔镜手术切口位置的选择十分重要。正确的切口是保障手术顺利进行的关键;不合适的切口会增大手术难度,增加手术并发症的发生率,甚至无法继续进行胸腔镜手术。切口的位置取决于病变的部位、性质和手术方式。

侧卧位时,一般将放置胸腔镜的切口选在腋中线至腋后线的第 7 或第 8 肋间。待明确病变部位后,按图 1-1-8-1 所示的垒球场各垒位的布局原则安排其他两个切口位置。本垒即为放置胸腔镜的切口位置,1 垒和 3 垒为两个操作切口的部位,2 垒为病变处。这样就使得胸腔镜和器械在操作时指向同一方向(2 垒)。若切口位置选择不合适,操作时器械指向胸腔镜,就会产生"照镜子"操作现象,影响手术的进行。一般情况下,三个切口的相互距离应尽可能远些,使胸内有一较大的操作空间,便于肺组织

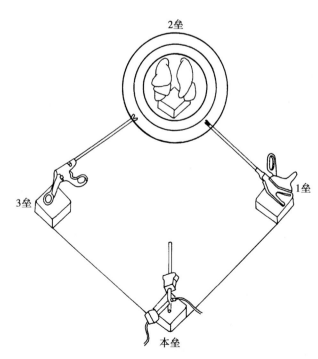

图 1-1-8-1　胸壁套管位置的"垒球场"式布局原则

27

的牵拉和手术操作(图1-1-8-2)。若切口相距太近，就会发生器械拥挤，互相"打架"，不利于病变的暴露和处理(图1-1-8-3)。

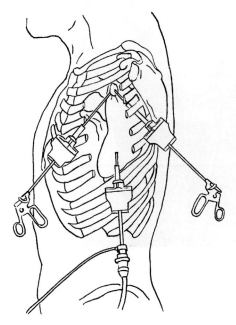

图1-1-8-2　切口的正确布局

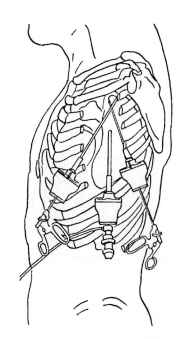

图1-1-8-3　切口相距太近，器械拥挤，不利于病变的暴露与操作

仰卧位时，一般将置胸腔镜的切口选在腋前线第4或第5肋间，其余切口按上述原则安排。例如，切除肺尖部肺大疱时，第2和第3个切口分别选在锁骨中线第2肋间和腋中线第3或4肋间(图1-1-8-4)。由于锁骨中线第2肋间切口要穿

过部分胸大肌组织，目前临床采用较少，仰卧位双侧胸腔镜同期手术目前多用于手汗症双侧胸交感神经链切断术，腋前线第4肋间一切口即可完成。

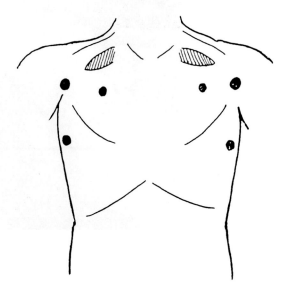

图1-1-8-4　仰卧位双侧胸腔镜同期手术的切口布局

二、切口制作

患者双腔管气管插管全身麻醉后，取健侧卧位，按标准后外侧切口要求常规消毒铺巾。切口处皮肤暴露范围要适当大些，显露出预置切口。切口的位置取决于手术要求。一般情况下，我们将第一个套管切口选在腋中线至腋后线的第7或第8肋间。因为这既可以保证将套管放在膈肌上，又能便于自该套管中用胸腔镜从各个方向探查整个胸腔内脏器。具体操作是：用手术刀切开皮肤及皮下组织10~15mm，用血管钳分离肋间肌并刺破壁层胸膜进入胸膜腔(图1-1-8-5)，方法似胸腔闭式引流术。在刺破胸膜前，我们要求麻醉师进行健侧单肺通气，患肺支气管开放通大气(不夹闭)，这样会加快气胸形成，减少血管钳刺破肺组织的发生率。然后用手指自切口探查胸膜腔有无粘连，若有粘连可同时用手指探查分离切口周围粘连、扩大切口处游离胸腔的范围，以便放入套管(图1-1-8-6)。通常选用10.5mm的开放式套管(图1-1-8-7)，自该套管置入10mm的胸腔镜观察整个胸腔内器官和病变情况(图1-1-8-8)。再根据手术需要，同法做第2个、第3个甚至第4个套管切口。这些套管的放置应在胸腔镜监视下进行(图1-1-8-9)，因为这样

才能防止置管所致的胸内脏器损伤和保证其余套管放在较合适的位置。我们通常是在胸腔镜监视下，于胸壁外用手指按压肋间肌来确定放置套管的最佳位置，这种方法适用于瘦体形患者。对体胖或用手按压肋间肌效果差者，可选用较长的注射针头自肋间穿刺，协助选择理想的套管切口位置（图1-1-8-10）。

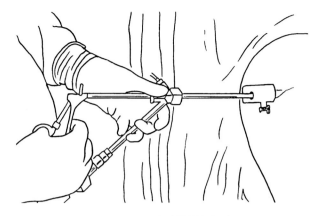

图 1-1-8-8　胸腔镜置入探查

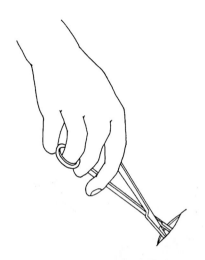

图 1-1-8-5　分离肋间肌

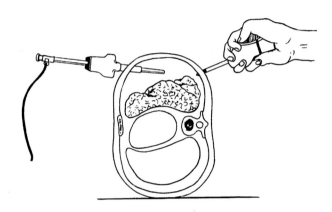

图 1-1-8-9　放置操作套管

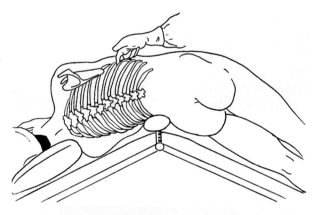

图 1-1-8-6　用示指探查胸腔内粘连情况

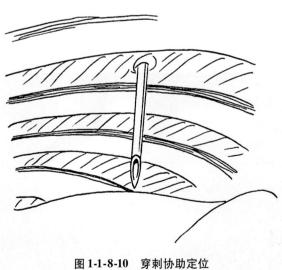

图 1-1-8-10　穿刺协助定位

（赵辉　杨峰）

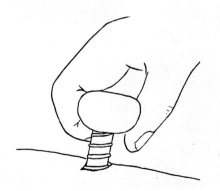

图 1-1-8-7　放置开放式胸壁套管

参 考 文 献

1. Tsuboshima K,Matoba Y,Sato M,et al. Evaluation of 2 Ports Video-assisted Thoracoscopic Surgery(VATS)Using Endo-Close for Primary Spontaneous Pneumothorax. Kyobu Geka,2013,66(3):210-213.

2. Mier JM,Chavarin A,Izquierdo-Vidal C,et al. A prospective study comparing three-port video-assisted thoracoscopy with the single-incision laparoscopic surgery(SILS)port and instruments for the video thoracoscopic approach:a pilot study. Surg Endosc,2013.

3. Hayashi M,Ueda K,Tanaka T,et al. Three-port complete video-assisted thoracic surgery for mediastinal diseases. Kyobu Geka,2012,65(11):950-954.

4. Foroulis CN,Anastasiadis K,Charokopos N,et al. A modified two-port thoracoscopic technique versus axillary minithoracotomy for the treatment of recurrent spontaneous pneumothorax:a prospective randomized study. Surg Endosc,2012,26(3):607-614.

5. Ng CS,Wong RH,Hsin MK,et al. Recent advances in video-assisted thoracoscopic approach to posterior mediastinal tumours. Surgeon,2010,8(5):280-286.

第九节 胸腔镜手术的基本操作技术

一、套管切口的制作

1. 沿着肋间皮纹方向做 1.0~1.5cm 切口,首先用小刀切开表皮和真皮浅层,然后用电刀切开真皮深层,此法可减少皮肤切口的出血(图 1-1-9-1,图 1-1-9-2)。

2. 用止血钳分离皮下组织和胸壁肌肉,嘱麻醉师单肺通气后,沿肋骨上缘戳破胸膜,听到进气声即可确定已进入胸膜腔。如未听到进气声,则多提示胸膜腔有粘连,须先以手指进行探查(图 1-1-9-3)。

3. 以血管钳撑开胸壁肌肉和壁层胸膜,将带芯套管顺时针旋转放入胸腔,取出套管芯,完成整个操作(图 1-1-9-4)。

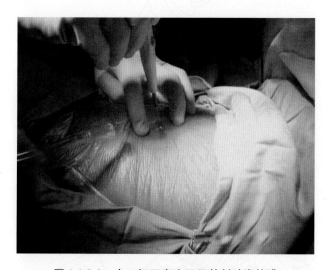

图 1-1-9-2 电刀切开真皮深层并刺破浅筋膜

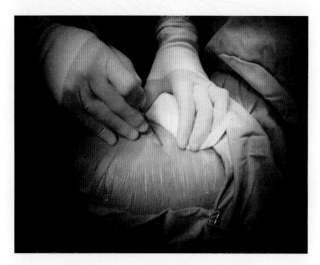

图 1-1-9-1 小刀切开表皮和真皮浅层

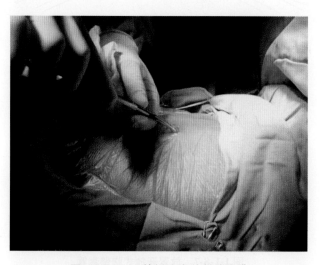

图 1-1-9-3 血管钳分离并刺破胸膜

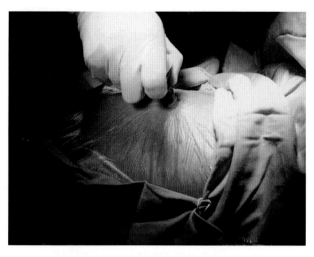

图 1-1-9-4　带芯套管顺时针旋转放入胸腔

二、套管切口出血的处理

套管切口出血是常见的并发症之一，轻者影响术野的清晰，重者造成大出血甚至中转开胸。出血最常见原因为胸壁肌肉出血，一般用套管压迫即可止血，必要时还可用纱布缠绕套管增加压力（图 1-1-9-5）。偶尔损伤肋间血管，则出血量大，必须立即自切口伸入一手指压迫，并于镜下用电刀或钛夹止血。

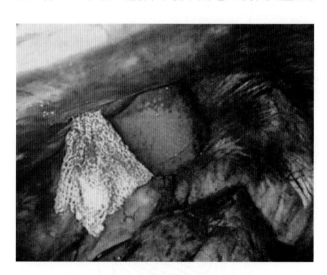

图 1-1-9-5　纱布缠绕套管增加止血效果

三、胸腔镜的加温与清洗

为防止胸腔内热气在冷镜头表面产生的冷凝，用前加温可以使胸腔镜获得和保持良好的视野。最好选用 70～80℃ 的无菌热生理盐水加温胸腔镜头。术中血液和组织可能使胸腔镜头模糊如云雾状，术中需经常取出胸腔镜加温和清洗镜面，扶镜手发现

镜面模糊时应根据手术进展情况或征得手术者同意后再及时取出胸腔镜并完成加温和清洗操作。扶镜手切勿在术者进行精细和复杂操作时，随意取出胸腔镜，以免发生严重的并发症。

在镜面上擦拭防雾剂也是防止胸腔镜镜面发生冷凝的有效方法。但防雾剂不能防止血液和组织液所致的镜面模糊。带有镜面自动冲洗装置的胸腔镜，擦拭防雾剂后，可基本省去术中加温和清洗镜面的操作，明显缩短手术时间。

胸腔镜套管内壁常有血块或组织液，当胸腔镜重新置入胸腔时镜头常会沾上血迹，影响操作。用血管钳夹持一小纱布可以成功地清除这些管腔内血迹，也可用冲洗器冲洗之。保持套管内壁清洁可大大减少术中清洗镜头的次数。

四、脏器和病变的显露

良好的显露是手术成功的关键。胸腔镜手术中器官和病变的显露必须以与开胸手术一样的方式来处理。除了二维视野所致的深度感较差外，有关的解剖应该达到良好暴露。

（一）调整胸腔镜的位置

胸腔镜如同胸腔镜医师的眼睛。调整好胸腔镜位置是暴露好器官和病变的第一步。

1. 将胸腔镜放在位置较理想的套管中并保持良好的视野。

2. 要保持图像端正，应保持胸腔镜摄像头手柄部垂直向上，即可得到正位图像。非正位的图像会误导胸腔镜医师，尤其是初学者。

3. 调整好胸腔镜的指向，使胸腔内所有器械的操作和运动均在胸腔镜的监视下，这样才能得到满意的暴露，同时也能减少脏器的损伤。

4. 要调整好胸腔镜的距离，胸腔镜远距离观察可以了解较大范围脏器和病变的情况，常用于器械配合、初步显露和一般操作等；近距离观察便于辨认局部的细微结构，在精细操作或观察时很常用。

（二）患肺萎陷

健侧单肺通气、患肺萎陷是现代胸腔镜手术的基本条件。患肺完全不张十分有利于胸内病变的暴露和解剖结构的辨认，双腔支气管插管是最常用的插管方法，术中不是单纯夹闭患侧支气管导管，而是将其开放通大气，这样有助于肺内积气及时排出。当患肺萎陷仍不满意或需要肺不张更彻底时，可以用负压短暂或持续吸引患肺支气管导管，效果较满

意。少数患者气管插管不满意,患肺萎陷较差,可换用密闭式胸壁套管,向胸腔内注入 CO_2 气体,迫使患肺进一步萎陷,但胸内压力要限制在 $0.785 \sim 0.98kPa(8 \sim 10cmH_2O)$,压力过高会导致一系列病理生理改变,单肺通气方法还有支气管封堵法及单腔管插入主支气管法等。

(三) 调整体位

借助于胸腔内器官的依附关系和重力作用,通过调整体位,可以达到暴露特定手术部位的目的。

(四) 器械牵引

脏器和病变的具体暴露以及解剖结构的进一步显露还需用器械牵引,虽然胸腔镜手术的牵引技术不同于开胸手术,但是牵引与反牵引暴露组织层次的原则仍然通用。通过正确地摆放套管,进行有效的器械牵引暴露是胸腔镜手术顺利进行的重要步骤。

牵引器械种类较多,术中应根据不同组织类型选用合适器械。肺组织很脆,不能用有创抓钳牵拉。普通面光、头圆的抓钳可以用于肺脏牵引,但用力要适度。一次性以及重复使用的内腔镜肺钳很适合肺组织牵引暴露。普通卵圆钳也十分有助于肺脏的牵引暴露。牵拉纵隔肿瘤及囊肿的包膜时,用带齿的有创抓钳也可达到有效的牵引。总之,通过 2 个套管用 2 把器械细心地牵引肺组织是该操作的基本要领。也可以使用"花生米"钝性"推、压、挡"等帮助显露。

五、胸腔探查

第一个套管切口(观察孔)制作完成后,先不急于做其他切口,而是先放入胸腔镜粗略探查胸腔,并在胸腔镜监视下完成其余切口的制作。

探查时我们一般使用两把卵圆钳,夹持肺组织时不易损伤。首先探查壁层胸膜及胸膜腔,了解壁层胸膜的色泽、厚度、有无新生物及有无积液等,不明原因胸腔积液患者应重点检查膈肋角处有无肿瘤的种植转移结节;再探查各肺叶,重点是肺尖部、叶裂锐缘,注意有无肺大疱或其他新生物;然后探查肺门有无肿大淋巴结;最后探查纵隔内器官如胸腺、心包、大血管、气管及食管有无异常。

(一) 胸腔镜观察

同一胸内器官在不同胸腔镜视野中,其荧光屏上的位置和形态差别很大。进行胸腔镜检查时,除了具备大体解剖知识外,还要掌握胸腔镜观察的共

同特点。当胸腔镜位置放正后,胸腔镜镜头顶端光线照射区即显示在荧光屏的上部,镜头下端光线照射区投影在下部(图 1-1-9-6)。

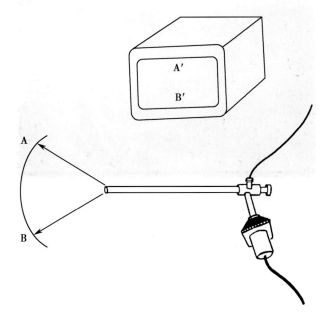

图 1-1-9-6　胸腔镜视野与监视器图像的关系

初学者最易掌握、也较常用的胸腔镜观察,是经腋中线第 7 肋间套管置入胸腔镜进行胸腔观察(图 1-1-9-7)。以左侧胸腔为例,此时胸顶部结构显示在监视器上部,胸底部结构在下部,前胸壁结构在左边,后胸壁结构在右边,这种视野对常规胸腔镜手术以及胸顶部脏器与病变的暴露极为有利。

还有一种胸腔镜观察视野是经靠背部的套管中

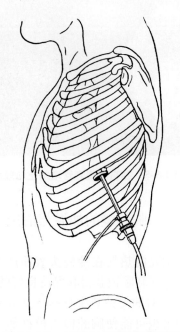

图 1-1-9-7　自下方套管胸腔镜探查

放置胸腔镜观察整个胸腔（图1-1-9-8），这时在监视器上显示的胸内脏器位置关系基本同常规后外侧开胸所见。以左侧胸腔为例，此时前胸壁结构显示在监视器上部，后胸部器官在监视器下部，胸底部器官在荧光屏左侧，胸顶部器官在右侧。

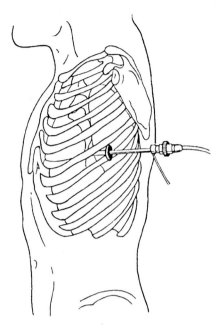

图1-1-9-8 自后方套管胸腔镜探查

第三种常用的胸腔镜观察视野与第一种相反，荧光屏图像与第一种颠倒，主要用于肺和胸底部病变的手术操作（图1-1-9-9）。只要掌握了胸腔解剖结构和胸腔镜观察的基本原则，可以根据病变情况及手术操作情况随时选择最理想的观察视野。

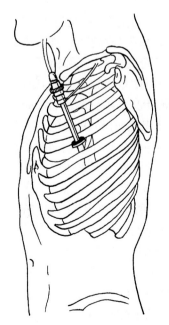

图1-1-9-9 自上方套管胸腔镜探查

（二）肺内肿物的检查

1. 胸腔镜直接观察 肺内肿物起源于肺表面或侵及脏层胸膜时，胸腔镜可以直视肿物，初步得到肿物位置、大小及形态的信息。当肿物位于肺实质内但肿物较大时，肺完全萎陷后，可以直接看到肿物突起的位置。

2. 器械探查 肿物直径小于1cm或肿块较小又位于肺实质内时，胸腔镜无法直接观察，这就需要借助手术器械明确肿物部位及大小。普通抓钳可用于探查，但易损伤肺组织。我们常用普通卵圆钳，不易损伤肺组织且探查效果好。常用探查方法有推挤和夹提两种（图1-1-9-10，图1-1-9-11）。推挤是用卵圆钳等器械头部从肺门处向肺边缘循序推挤，若遇肿块会有较明显的肿物阻挡感。直径大于1cm的肺实质内肿块，用此法多可明确病变部位。夹提法是用卵圆钳等轻柔钳夹和抓提可疑肺组织，若夹提肿物时，会有较明显的肿物阻力。它主要用于推挤法发现可疑肿物需进一步明确时；或当推挤法未发现

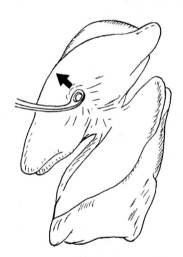

图1-1-9-10 卵圆钳推挤肿物探查法

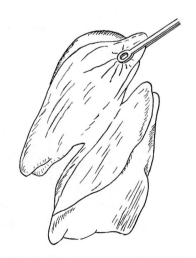

图1-1-9-11 卵圆钳夹持肿物探查法

肿块时,可用夹提法在术前资料显示的可疑区域抓提肺组织以便发现较小的肿块。

3. 手指探查 当肿块很小、质地较软或呈多结节状时,用器械探查常较难明确肿块的确切部位。我们可以将距可疑肺组织较近的胸壁套管拔除,经该切口放入一个手指探查该处肺组织(图1-1-9-12),若手指触不到或者触诊不满意,可从另一操作套管切口中,用卵圆钳提起可疑肺组织,并将其推向手指处,协助指诊。这样可以发现大部分直径小于1cm或局限性炎性浸润结节,是十分有效的肿物探查方法。如上述方法仍无法明确直径较小、质地较软的病变,可将前胸壁主操作孔适当延长(3~4cm),用两个手指配合卵圆钳滑动触摸探查肺组织,但应注意动作轻柔,切忌撕、捏等用力动作,特别是对于小结节或磨砂玻璃影。

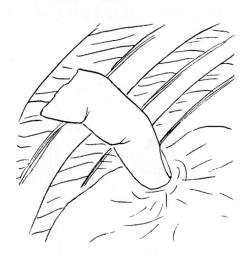

图1-1-9-12 手指肿物探查法

4. 穿刺定位 对直径小于1cm或者位置较深的肺内结节,有人主张术前在CT引导下,用探针或金属标记物经皮结节穿刺定位(图1-1-9-13)。定位

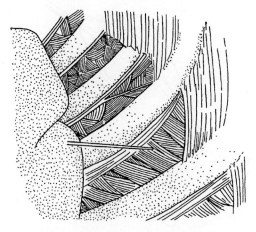

图1-1-9-13 经皮穿刺肿物定位法

满意后,进行胸腔镜手术。术中根据探针或金属标记物的定位情况,用内镜直线型缝合切开器楔形切除定位处肺组织及肿块。也有经穿刺注射亚甲蓝或硬化剂定位的方法,但经临床使用验证可行性较差,现已多不采用。

5. 内镜超声定位 位于较深肺实质内的肿物,当肺完全不张时,也可用带有内镜探头的B超进行术中超声定位。但操作者需要有一定的经验积累后才能进行较准确的定位。否则容易造成误诊和漏诊。

6. 小切口探查 当以上方法均不能进行准确定位时,可适当延长套管切口的长度(5~6cm),经此切口放入2个以上手指。在胸腔镜的引导下,进行肿物探查,这种探查效果等同于常规开胸探查。

六、组 织 分 离

1. 钝性分离 组织分离是外科手术的基本技术之一。胸腔镜手术与常规开胸手术一样,也采用沿组织层次进行剥离的各种方法。钝性分离是胸腔镜手术中常用的分离方法,其具体分离技术又可分为:①手指分离法,主要是手指分离粘连的胸膜,对纤维素性膜状粘连的分离很有效,其特点是分离时手感好、安全性高;②分离钳分离法:胸腔镜组织分离钳是常用的分离器械,它可用于胸腔内血管、神经、支气管及纵隔肿瘤的分离,可进行精细剥离;③剥离器分离法:胸腔镜的分离钩、分离铲等剥离器械,可以很方便地在胸腔镜下操作;④"花生米"剥离子分离法:开胸使用的"花生米"剥离法同样可以用于胸腔镜手术中分离肿块、血管及支气管等,是比较安全有效的分离方法;⑤圆钝吸引器头分离法:胸腔镜术中,即使微量出血也会显著影响观察和组织分离,用圆钝吸引器头分离恶性胸腔积液中的粘连带、胸膜粘连及分离易出血的组织(如纵隔肿瘤等),在剥离的同时,吸净了创面的积液或积血,保持分离面清楚,大大加快剥离速度和准确性,是一种十分有用的剥离工具,目前增加摩擦力设计的新型胸腔镜吸引器是手术中使用最多也最有效的钝性分离器械。

2. 锐性分离 锐性分离是胸腔镜术中又一常用的分离方法,其技术要点同开胸手术中的锐性分离方法。但用解剖刀剥离在胸腔镜术中存在显而易见的危险,临床上较少应用。胸腔镜剪刀是锐性剥离的主要器械,目前胸腔镜剪刀的大小和形式有了显著的改进,机械性能优越。锐性剥离主要用于精细组织和病变的分离,分离危险性较大,一定要弄清解剖结构后再恰当地选用锐性分离法。操作时将胸腔镜尽可能地靠近以放大正在剥离的组织结构。尖头的直或弯的微型分离剪适于精细分离。双向剪刀分离更接近外科医师熟悉且应用已久的外科剪刀,使用时较便利。带电凝的剪刀分离时及时电凝遇到的小血管而不需要更换器械,可加快分离效率,但反复电凝会导致刀刃变钝。

3. 电刀分离　电刀分离是一般胸腔镜术中最常用的分离方法。其特点是分离速度快,止血效果好,深受胸腔镜医师钟爱。常用的绝缘钩形电刀是十分有用的分离器械,钩的末端用来分离并在电凝或电切前挑起组织,这种分离方法较安全,常用于粘连带、血管鞘及胸壁肿瘤的分离。带电凝的剪刀也是常用的电刀分离器械,先凝后剪,既减少出血又提高分离速度。电铲分离也常用,对分离纵隔肿瘤及致密粘连带较实用。电刀又分单极和双极,应用单极电刀时要格外注意绝缘性,以免出现意外。另外必须注意电凝时,会将待分离的组织烧焦,而使组织层次不清。

4. 激光分离　激光分离无出血且快捷,是较理想的分离器械(图 1-1-9-14)。胸腔镜术中常用 Nd: YAG 激光,它是目前中小激光器中性能最好的一种。其阈值低、效率高,晶体导热性能好,易于连续运转及高重复频率脉冲方式运转,这种激光组织吸收少、穿透深度大,易于进行切割和深部血管凝血。

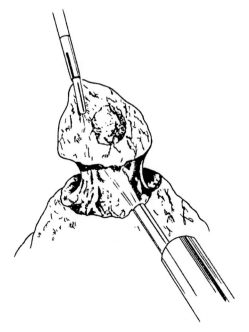

图 1-1-9-14　激光切割分离肺组织

可分为接触式和非接触式。胸腔镜手术常用非接触式,用于分离粘连、纵隔肿块及切割分离肺及食管肿瘤。但激光分离也存在缺陷,其体积大、价格贵且需有较严格的防护措施等影响其临床应用。

5. 超声刀分离　超声刀的出现,为胸腔镜下的分离方法提供了更多的选择,其原理是将电能转化成机械能,手柄内的超声系统再将换能器产生的动能放大并增加刀的动能,工作时刀片以 55Hz 超声频率做前后 50~100μm 的机械振荡,导致与之接触的组织细胞内水气化,蛋白质氢键链重新融合,组织被凝固后切开,而当组织切开时,刀头与组织接触通过机械振动导致组织内胶原蛋白凝固,进而封闭血管达到止血目的。根据超声止血刀的工作原理及其性能特点,超声止血刀可广泛应用于目前开展的各类胸腔镜手术,为手术过程提供精确切割功能和止血功能,使切割和止血有效地统一为同一过程,实现创伤的最小化。

七、止　血

(一) 电凝止血

电凝是最常用的凝固止血方法,适用于渗血、小血管出血。止血快、效果可靠。电凝止血时,烧灼组织产生的烟雾会影响胸腔镜视野,若自套管中放置一个负压吸引器头,及时吸去胸内烟雾及灼伤处的积血,将会提高电凝止血的速度和效果。止血器械种类较多,常用的有电凝钩、抓钳、分离钳、电凝铲、剪刀等。术中根据不同的情况进行选择。

(二) 金属夹止血

金属夹是中、小血管止血时的常用器械。术中通过施夹器完成钛夹止血过程。这种不可吸收金属夹有各种大小型号,术中根据血管粗细、组织多少决定选用哪种型号。大小选择不合适会影响止血质量,甚至脱落。施夹过程要细致,必要时立即补施第二个甚至更多金属夹。目前常用的施夹器有两种,一种是金属质地的单夹施夹器,每施放一个金属夹后需拔出体外临时再安装金属夹,另一种是一次性使用的装有 20 个金属夹可以连续施夹的多发施夹器。前者经济,后者使用更方便,止血更及时。金属夹会影响以后 CT 显像,应予注意。目前已有可替代金属夹的新产品,为非金属材质,且带有锁扣,X 线检查不显影,分为可吸收和不可吸收两类。

(三) 氩气刀凝固止血

氩气刀止血也是一种常用的凝固止血方法,适用于渗血及小血管止血。肺损伤渗血及胸膜剥离创面渗血用这种方法止血效果极佳。目前已有腔镜手术使用的氩气刀,使用方便。氩气刀的凝固作用远高于电凝,并且对深部组织损伤小,但不适用于较大的血管出血。

（四）激光凝固止血

激光止血也是凝固止血的一种,凝固力强,止血效果好。主要用于渗血和小血管出血的止血。胸腔镜手术中常用于止血的激光器是 Nd：YAG 激光器。非接触式激光止血较方便,临床常用。

（五）压迫止血

同开胸手术的压迫止血方法。机制和应用范围一样,胸腔镜术中压迫止血主要用于渗血,尤其是大血管旁组织或大血管外膜的渗血,这些部位渗血胸腔镜下电凝止血危险性较大,金属夹止血也有困难和危险,用一小块干纱布局部压迫止血效果很好。若将纱布蘸上凝血物质（凝血酶等）效果更佳。

（六）生物制剂止血

胸腔镜手术中所用生物制剂止血的方法和适应证基本同于开胸手术,主要应用于渗血的处理。目前较常用的有纤维蛋白胶,它包括凝血酶和冷沉淀物两部分,将这两种物质按适当比例喷洒在渗血创面上,即可有效止血。

（七）结扎止血

1. 商品化 Roeder 结止血（图 1-1-9-15）　利用商品化生产的内结扎环（performed endoloops）,在结扎时套在待结扎的血管或组织上,在胸腔镜监视下用推进杆收紧线结,直至牢牢套紧。该线结的材料是羊肠线,有很强的抗回滑作用,加之在体内水化并很快膨胀,进一步增强结扎的牢固性。这种 Rorder 结扎环可以安全地用于结扎 3mm 直径的血管。对大血管,有人主张打 3 个结以上增加安全性。使用时注意保持推进杆与肠线平行,避免推进杆头部切割肠线使打结失败。

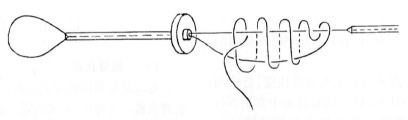

图 1-1-9-15　Roeder 外打结法

2. Roeder 外打结法止血　在术中处理较大的血管时,最安全的结扎方法是在切断血管之前结扎。商品 Roeder 外打结法,是将一根肠线的一头用持针器经一套管放入胸内,用另一把持针器协助将肠线绕过待结扎血管,然后自同一套管将线头拉出体外。在体外按 Roeder 法打结,再用推进杆收紧线结,即完成一个结。结扎效果与商品化 Roeder 结相同。

3. 推结器法止血　推结器是前端带有推线槽的塑料或金属杆（图 1-1-9-16）。根据顶端结构分为 V 形和 C 形两种。使用时,从一操作套管中用胸腔镜抓钳将被结扎血管或出血组织夹持并提起,从另一个操作套管中用抓钳持一 60cm 长的 4 号或 7 号丝线的一头绕过结扎点,并将线的两头拉出胸腔外,于体外手工打外科结,用环指和小指夹紧线的一端,拇指和中指夹紧线的另一端,用示指将后者分开（图 1-1-9-17）,将前者套入推结器的推线槽内,自胸壁套管将线推过结扎点。务必使外科结两端成一直线,用示指于体外施力打结（图 1-1-9-18）。同法再打一个或两个方结,即完成一次结扎。推结器结扎适用

于肺组织损伤出血、粘连带出血、肿瘤蒂部较长血管结扎及肺大血管结扎止血。它可取代部分内镜直线型缝合切开器。结扎效果好,可结扎 3mm 以上的较大血管。通常结扎 2～3 道。

C 形和 V 形推结器各有优缺点。V 形打结器的优点是退回线易与推线槽分离,打结速度快且不影

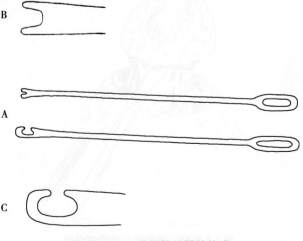

图 1-1-9-16　简易推结器的构成

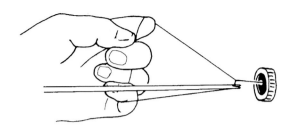

图 1-1-9-17　简易打结法的持线和推结方法

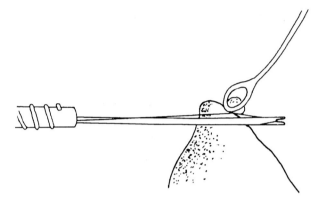

图 1-1-9-18　简易打结法的结扎方法

响成结；缺点是初学者推线时易于滑脱，其 V 形尖端易损伤接触组织。C 形推结器的优点是打结时线不易自槽内滑出，其弧形顶端不易损伤周围组织，缺点是退回时，线不易从槽内退出，易牵拉线结造成松脱。初学者应优先选用 C 形推结器，它便于掌握，且安全可靠。对熟练者来说，C 形推结器速度慢，故更

适合用 V 形推结器。无论使用哪种推结器，都要遵守操作规范，打结时用力均匀，勿使用暴力，线的两端握持要牢靠，推结器头端不要接触胸腔脏器或胸壁，防止推结器滑脱，减少损伤。

推结器与内镜持针器打结法相比有两大优势：一是结扎力量合适，成结可靠，结扎线两端由术者的手直接牵拉，手感较好，可根据不同组织或不同大小的结扎物用不同的力量完成结扎，而用内镜持针器打结抓线常不够牢靠，手感也较差，结扎力量较难掌握；二是结扎速度快，体外单手打结，推入胸腔内结扎处。

推结器打结法在应用于临床前，模拟操作十分必要。可以帮助术者更好地体会推结器的打结要领，更快地提高打结速度和质量。模拟训练可分为体外训练和动物实验。经过认真训练和数例实际操作，即可掌握推结器的打结要点，熟练地应用于临床。

4. 内打结法　常用的内打结法有两种，一种是用 2 把内镜持针器，将一根线绕过血管或出血组织在胸腔内结扎，打结所绕的数目与类型取决于所用缝合材料的类型（图 1-1-9-19），一般至少绕 3 圈。内打结需要进行体外训练，达到能又快又稳地结扎时方可用于临床。另一种是用胸腔镜分离钳和针持协作将一 60cm 左右的肠线绕过待结扎点并自同一

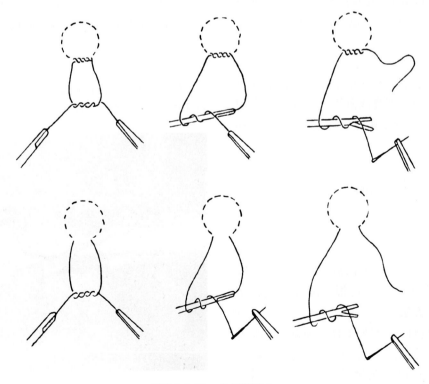

图 1-1-9-19　内打结法之一

套管拉出胸腔外,于体外打结,同手牵拉结扎线的一端,用针持将该结推至结扎点并抓住较短的另一端施力结扎(图1-1-9-20)。该打结法简便实用,但易滑脱。结扎线最好选用肠线,也可用丝线,不选用较滑的合成线。

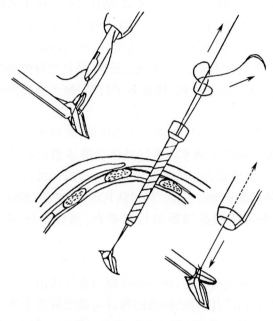

图1-1-9-20　内打结法之二

(八) 缝合止血

1. 内腔镜缝合器止血　能用于止血的缝合器分为两种,一种是开胸用普通缝合器,另一种是内镜直线型缝合切开器,均可用于血管出血和肺组织边缘渗血。

2. 持针器缝合止血　用于出血的部位无法进行结扎和钳夹时,用针持夹持带有丝线或无创缝线的弯针从出血部位的深部绕该血管进行缝合。常用5mm的持针器夹持针体,缝合后将缝线拉至体外打结。

八、肺漏气的处理

肺漏气分为病理性漏气和手术损伤漏气两类。术中检测漏气的最好方法仍为水泡试验(加水鼓肺)。轻度漏气可不予特殊处理,放置胸管即可。较明显的漏气则需封闭肺破口,可根据漏气程度和病因选择适当肺修补方法。

1. 电凝　电凝烧灼肺破口治疗肺漏气,适用于肺边缘较小的肺损伤漏气和肺大疱漏气。烧灼肺大疱可形成较大的凝固痂封闭肺破口,治疗漏气较好,尤其适用于Ⅰ型肺大疱漏气的处理。处理时

应注意,用抓钳轻提肺大疱,若大疱较大,应先刺破大疱,将大疱壁推向大疱蒂部,用小功率电凝烧灼,至大疱发白皱缩时为止。肺粘连带撕裂肺组织漏气电凝处理也有效。肺边缘小破口漏气用电凝多半有效,但使用电凝时一定要仔细操作,动作要轻、准,并调好电凝输出功率(一般电凝在10W左右),以免加重肺损伤,电凝不适合处理较严重的肺损伤漏气。

2. 氩气刀　氩气刀烧灼治疗肺组织损伤漏气效果较好,尤其适用于肺边缘范围较广的肺损伤漏气(漏口不大),它可以产生较牢固的凝固痂阻塞肺破口,并且不会损伤深部肺组织,不会加重肺损伤,是一种安全、可靠的治疗方法。较大的肺撕裂创面漏气也可以用氩气刀进行有效的处理。

3. 激光　激光是处理肺漏气较理想的方法,应用范围大,可治疗肺组织损伤漏气、肺大疱漏气及小支气管损伤漏气等。其强力凝固作用可使小支气管闭塞。由于仪器价格昂贵,临床应用较少。

4. 结扎　结扎治疗肺漏气是治疗范围局限的中、小程度漏气的较好方法。膨肺后容易造成结扎线脱落而使治疗失败。术中要在胸腔镜监视下完成整个过程,并确保打结可靠。适当地多结扎远端的肺组织是防止结扎线结滑脱的较好方法,但也注意过多的结扎肺组织反而更容易出现脱结。

5. 缝合　缝合结扎是治疗肺漏气最有效的方法(图1-1-9-21)。适用于各种肺漏气的治疗,并且安全可靠(图1-1-9-22)。常用于处理较大的肺损伤漏气及肺大疱漏气等。

6. 其他　生物蛋白胶、止血材料贴敷也是处理较小肺组织漏气的合理选择。

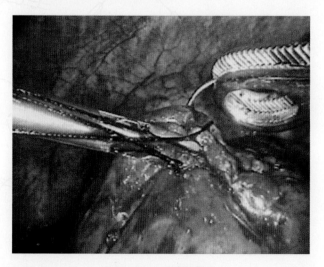

图1-1-9-21　镜下缝合

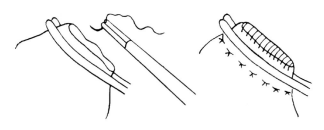

图 1-1-9-22 肺创面持针器缝合法

九、胸膜粘连的处理方法

胸膜粘连是胸腔镜术中最常遇到的障碍,也是胸腔镜手术实施中首先要处理的问题。胸膜粘连的妥善处理能提高手术成功率,缩短手术时间,减少术后并发症。临床实践经验告诉我们,掌握各种胸膜粘连的处理方法是胸外科医师必备的基本技能。

(一)条索状粘连的处理

根据病变性质和粘连情况,采用以下两种方法:

1. 锐性分离法 用电凝的内镜剪刀先凝后切,对电凝不满意的出血,可用金属夹止血。若发现粘连带中有较粗的血管者,先用金属夹钳夹两道,再从中间剪断。

2. 内镜直线型缝合切开器分离法 对粘连带较粗并怀疑有较大血管时,可直接用内镜直线型缝合切开器切断粘连带。叶间裂条索状粘连用该法更合适(图 1-1-9-23)。

胸膜条索状粘连是胸腔镜术中最常见的也是最容易处理的粘连。常见于反复发作的自发性气胸和

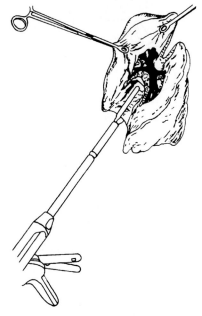

图 1-1-9-23 肺叶间裂粘连的处理

肺局限性炎症性病变。粘连常位于病变处或病变附近。有胸腔闭式引流手术史者,置管处多有粘连。锐性分离法适用于各种条索状粘连,为临床常用,但使用时一定要注意安全(图 1-1-9-24)。首先要防止出血,既要用电凝或钛夹有效控制粘连带血管,又避免伤及胸壁血管或胸内大血管;其次要避免伤及肺组织,当粘连带较短或者粘连带位于胸顶部及大血管附近时,因担心损伤血管,过于靠近肺组织,容易损伤肺脏而导致渗血和漏气。较粗的条索状粘连带内常有粗且压力较高的动脉血管,锐性分离时要慎重。对于粗长粘连带或粘连带处肺部病变(如肺大疱)需要一并切除者,用内镜直线型缝合切开器分离法较锐性分离法更安全、迅速。

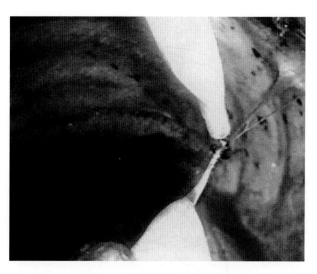

图 1-1-9-24 处理条索状粘连

(二)局限性纤维素性膜状粘连的处理

当肺表面部分胸膜呈纤维素性膜状粘连时,可在胸腔镜的引导下,根据粘连情况及病变部位,从一个套管中送进内镜抓钳或卵圆钳,牵拉肺脏,在粘连处形成一定张力,再经另一套管用剪刀或卵圆钳或持纱布的抓钳,自粘连边缘锐性和(或)钝性分离(图 1-1-9-25),分离完成后冲洗创面,仔细止血,再处理病变。

(三)弥漫性纤维素膜状粘连的处理

根据病变部位,于皮肤标出三个切口的位置,其中有两个切口的距离小于 10cm,先于肋间做一个约 2cm 的切口,钝性分离至壁层胸膜并剪开,术者置入示指在胸膜内钝性分离出一个半径约 6cm 的游离腔隙;同法再于较近切口游离出另一个腔隙,并用两手指将两个游离腔隙连通(图 1-1-9-26)。从一个切口中放置胸腔镜,从另一个切口中

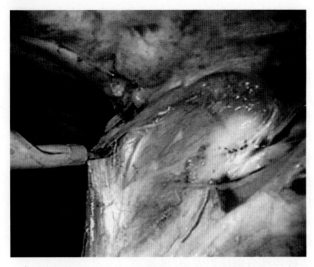

图 1-1-9-25　处理局限性纤维素性膜状粘连

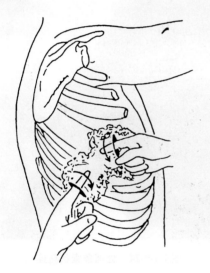

图 1-1-9-26　用手指分离出"哑铃形"
游离间隙

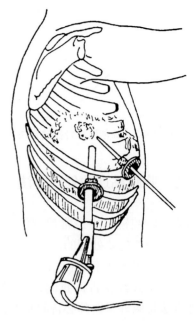

图 1-1-9-27　分离远处粘连胸膜

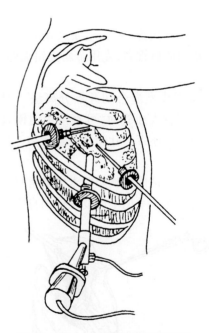

图 1-1-9-28　分离满意后处理病变

放入操作器械,按局限性纤维素性膜状粘连的处理方法扩大游离胸腔至第三个切口及病变处(图 1-1-9-27)。游离范围以能切除病灶为度。若病变位于肺实质内,可用内镜直线型缝合切开器楔形切除肿物(图 1-1-9-28)。若肿物位于壁层胸膜,则钝性锐性切除之。然后冲洗胸腔,止血,自较低的套管切口放置胸腔引流管。

弥漫性纤维素膜状粘连多为胸膜炎症的后遗症表现,粘连带疏松不含较大血管,钝性分离较方便。由于该类粘连常使胸膜腔闭锁,无法造成人工气胸,故曾被认为是胸腔镜手术的禁忌证。分离纤维素膜状粘连时,要首先找到胸膜的正确解剖平面间隙,以钝性分离为主,分离时注意勿损伤肺组织。

十、标本的取出

胸腔镜手术切口较小,将切除较大的标本取出体外是术中需要掌握的一项技术。直径小于 3cm 的良性非污染标本,可以直接从靠前的切口取出,取出有困难时,适当扩大切口。直径大于 3cm 的良性标本,应当先放置在特制的标本袋或无菌手套内用剪刀或标本粉碎器切碎后,连同标本袋一同取出(图 1-1-9-29)。恶性肿瘤标本,无论肿瘤大小,均应放置在标本袋或无菌手套中取出。肺叶或全肺切除时，应特别注意此点。

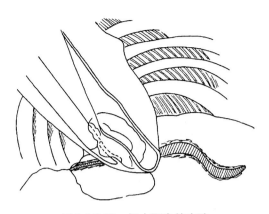

图1-1-9-29　标本取出的方法

十一、双肺通气下胸腔镜手术操作

现代胸腔镜是在全身麻醉、健侧单肺通气的状态下进行的。不能建立健侧单肺通气一直被认为是现代胸腔镜手术的禁忌证。但通过改进手术操作方法，可以使一部分被认为有胸腔镜手术禁忌证的患者获得了胸腔镜手术诊断和治疗的机会。具体方法是：根据病变情况及手术类型，先于第六肋间腋中线放置一个10.5mm的胸腔镜套管，再于该套管前或后6cm处再放置一个同样大小的套管。自前者置入胸腔镜，再从后一个套管中放置肺牵拉器或者卵圆钳。在卵圆钳或者肺牵拉器的协助下，将胸腔镜放至病变附近。根据手术情况，再放置两个操作套管。用牵拉器或卵圆钳牵拉或推挤病变周围肺组织，在病变处造成一个较大的空间。若系肺内病变，可经两个操作套管行肺病变切除手术；若病变位于胸膜或胸壁，也是经过两个操作套管按常规切除方法处理病变。在显露和切除病变时，适当减少潮气量和增加通气次数会更有利于操作。当然也可以试用短时间的高频通气法。另外，将开放性胸壁套管换成密闭式套管，向胸腔内充入压力小于0.98kPa(10cmH$_2$O)的CO$_2$气体，也会更有利于暴露和处理病变。

由于双肺通气严重影响病变的探查和暴露，这种情况下的胸腔镜操作，需要有娴熟的胸腔镜手术技术并选择合适的套管位置。目前仅适用于胸膜病变、较小的纵隔肿瘤、肺大疱及肺边缘肿瘤的处理。对于肺实质内的小病灶、肺门区的肿物及需要较复杂的手术操作，如肺叶切除等操作的病变，均不适合在双肺通气下进行胸腔镜处理。

十二、开胸术后病变复发的胸腔镜处理

开胸术后胸膜腔均有不同程度的粘连，粘连程度与手术类型及胸膜损伤情况有关，通常在切口附近有比较致密的粘连，而远处多为纤维素膜状粘连或无粘连。有开胸手术史的患者能否进行胸腔镜手术，主要取决于胸膜粘连程度和病变情况。术前胸部X线检查、尤其是胸部CT检查，十分有助于了解病变大小、部位与原切口的关系以及胸膜粘连情况等。自发性气胸开胸手术的复发多可经胸腔镜再手术治疗；而其他胸内病变术后复发若无明显禁忌证，可先试用胸腔镜手术，若无法建立游离胸腔，再中转开胸处理。

由于开胸手术原切口处常形成较为致密的粘连，该粘连通常将胸腔隔开，所以胸腔镜手术的套管应尽可能远离原切口，并放在原切口的病变侧。术中根据具体情况决定是否分离原切口处粘连带。

十三、双侧胸内病变的同期手术处理

双侧病变同期手术的方法有两种：一是侧卧位，先处理一侧病变，术中变换体位，重新消毒铺巾后，再处理对侧病变，它适合于处理较复杂的胸内病变。另一种是取仰卧位，一种体位处理双侧病变，适合于较易处理的双侧病变，如双侧自发性气胸、双侧胸腔积液、双肺转移瘤及手汗症等；它可以明显缩短手术时间，但若操作十分困难，应根据情况决定是否改为侧卧位胸腔镜手术或开胸手术。

我们体会，仰卧位双病变同期手术时最好采用双上肢水平外展的姿势，这样可以增宽肋间隙，便于放置套管和操作。将胸背部垫一个厚且窄的海绵垫及将手术头架尽可能远离手术野等措施会更方便手术操作。胸腔镜通常放置在腋前线第4或5肋间，其他套管根据病变和手术情况而定，在一侧胸部操作时，将手术床向对侧倾斜30°会有助于显露和处理病变。

（李剑锋　王俊）

参 考 文 献

1. Kamiyoshihara M, Nagashima T, Igai H, et al. Unanticipated troubles in video-assisted thoracic surgery: a proposal for the

classification of troubleshooting. Asian J Endosc Surg,2012,5 (2):69-77.

2. Kawachi R,Takei H,Koshi-Ishi Y,et al. Novel method for bulla detection with video-assisted thoracoscopic surgery in patients with spontaneous pneumothorax. Eur J Cardiothorac Surg,2008,34(1):212-213.

3. Zaman M,Bilal H,Woo CY,et al. In patients undergoing video-assisted thoracoscopic surgery excision,what is the best way to locate a subcentimetre solitary pulmonary nodule in order to achieve successful excision? Interact Cardiovasc Thorac Surg,2012,15(2):266-272.

4. Miyoshi K,Toyooka S,Gobara H,et al. Clinical outcomes of short hook wire and suture marking system in thoracoscopic resection for pulmonary nodules. Eur J Cardiothorac Surg,

2009,36(2):378-382.

5. Yamashita S,Tokuishi K,Moroga T,et al. Totally thoracoscopic surgery and troubleshooting for bleeding in non-small cell lung cancer. Ann Thorac Surg,2013,95(3):994-999.

6. He J. History and current status of mini-invasive thoracic surgery. J Thorac Dis,2011,3(2):115-121.

7. Kawai H,Harada K,Ohta H,et al. Prevention of alveolar air leakage after video-assisted thoracic surgery:comparison of the efficacy of methods involving the use of fibrin glue. Thorac Cardiovasc Surg,2012,60(5):351-355.

8. Endo K,Fukai I,Yuki D,et al. Incidence of string-like adhesion between thoracic wall and bullae observed during video-assisted thoracic surgery(VATS) for spontaneous pneumothorax. Kyobu Geka,2012,65(10):855-857.

第十节 胸腔镜核心手术技术——王氏手法

一、操作手法——王氏手法

双手同向同切口双交叉操作。

术者双手分别持带有两个弯角的特制吸引器配合直杆电钩,经主操作口进入胸腔,同向操作利用吸引器自身的弯曲度,使直杆电凝钩始终位于吸引器的弯角内侧进行操作,两把长杆器械在皮肤切口和操作点两次交叉,完成准确协调操作,有效地规避了同一切口中放入两把器械发生的交锁现象(器械打架),使得两个甚至多个器械可以在一个切口内很好地配合同时操作,互不干扰;术者双手在胸前靠拢,双手同时同向操作,避免了两人配合难以协调一致和相互干扰的现象发生。该创新手法是北京大学人

民医院胸外科王俊教授及其医疗团队总结20年胸腔镜操作经验,经过长达3年时间的反复摸索改进,以及大量全胸腔镜肺叶切除的手术实践,并配合适合国人解剖结构和手术操作特点的改良手术器械,逐步优化改进总结而出。为方便推广,依据创始者姓名将其命名为"王氏手法"(图1-1-10-1,图1-1-10-2)。

该手法的特点是全部操作都在术者自己掌控之中,双手同时操作,准确性高,稳定性好,配合协调性好,安全性大大提高,便于高难度操作,操作步骤流畅,速度快,术者与助手的身体和器械互不干扰,动作协调美观舒适,减少术者体力消耗,劳动强度降低。该操作方式的优点具体是:

1. 可以最大限度地节约操作空间 传统胸腔

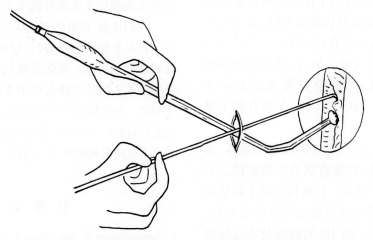

图1-1-10-1 "王氏手法"——双手同向同切口双交叉操作示意图

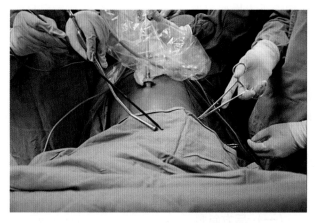

图 1-1-10-2 "王氏手法"——双手同向同切口双交叉操作实际操作外景图

镜操作是分别在前后操作切口内置入器械,再聚焦手术区域进行配合操作,这就要求有一个扇形分布的操作空间,也就是说需要占据较大的空间。对肺内病变较小、单肺通气肺组织萎陷好时操作无明显障碍。但是如果碰到肿瘤体积较大或胸腔内空间狭小时,从胸腔前后分别伸入的两把器械不能有效的聚焦配合,需要像翻山一样跨过肺组织才能进行操作。采用双手同向双交叉操作方法,两把长杆器械经过同一个切口进行同向操作,在很小的管状操作区域内就可以完成复杂的分离操作,而不需要对肺组织做过多的翻动,特别是在操作空间狭小或肿瘤巨大时,这种操作方法的空间节约优势就十分突出(图 1-1-10-3 ~ 图 1-1-10-6)。

2. 协调性好 主要操作器械均由术者掌控,操作完全按照术者的思路进行,协调性好,推进速度快。

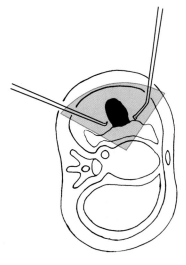

图 1-1-10-4 传统操作手法遇到巨大肿瘤时无法实现器械配合

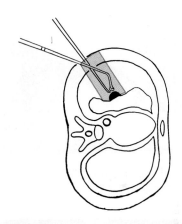

图 1-1-10-5 双手同向同切口双交叉手法仅需较小的管状操作空间

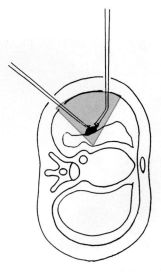

图 1-1-10-3 传统操作手法需要有较大的扇形操作空间

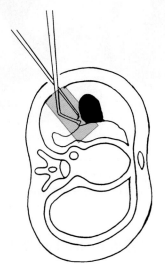

图 1-1-10-6 双手同向同切口双交叉手法可轻松完成巨大肿瘤的切除

43

3. 安全性好　这种术者一人双手协调配合的操作方式,规避了以往术者与助手思路不统一造成的对血管等重要组织过度牵拉撕扯导致出血的风险。牵拉、暴露、分离的限度都在术者一个人的掌控之中。

4. 稳定性好　术者双手位于身体前方,一改以往双手架空的操作方式,双臂紧贴身体两侧进行手术,更加稳定。

5. 舒适性好　摆脱了双手经前后方两个切口的架空分离操作方式,双手仅放松放置于身体两侧进行手术,动作幅度小,不需要长时间架空操作,大大减轻了术者在手术中的劳动强度和疲劳感,更适合长时间操作(图 1-1-10-7,图 1-1-10-8)。

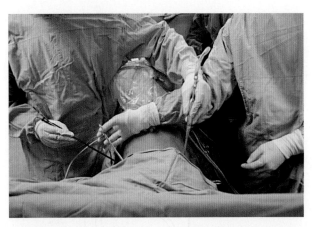

图 1-1-10-7　传统操作手法:术者双手架空(左侧),术者与助手的操作手互相交叉

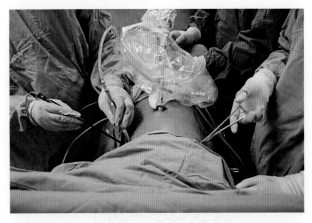

图 1-1-10-8　"王氏手法"——双手同向同切口双交叉操作:术者(左侧)双手放在胸前操作,操作时十分舒适,劳动强度明显降低;术者与助手的操作手互不干扰

二、"隧道式"的叶间裂分离

分化不全叶间裂的处理是胸腔镜肺叶切除手术的难点之一。从叶间裂内处理血管符合常规开胸肺叶切除手术操作习惯,容易掌握,安全性高于盲目的从肺内"掏出"血管的处理方式,因此我们强调打开叶间裂处理血管的方式。遇到叶间裂分化不全时,用血管钳利用正常解剖标志在肺动脉鞘外建立人工隧道,使用内镜直线型缝合切开器穿过建立的人工隧道切开分化不全的叶间裂。技术要点包括:①前后肺门分离;②叶间裂层面解剖出肺动脉;③打开动脉鞘,向前或后分离,直接分离或用长弯血管钳分离建立肺动脉浅方的叶间裂"隧道"。

各个叶间裂隧道的建立方法如下:

(一)后方斜裂

经下叶背段动脉上缘到肺门后部下叶支气管上缘的间隙用长弯钳分离隧道,从操作口伸入内镜直线型缝合切开器切开后方斜裂。

1. 处理右侧后方斜裂(图 1-1-10-9 ~ 图 1-1-10-13)。

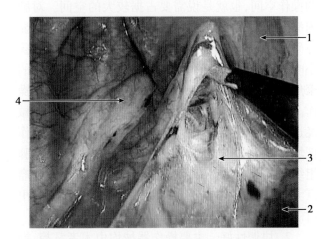

图 1-1-10-9　将右肺牵向前方,打开肺门后方纵隔胸膜,游离右肺下叶支气管外侧缘

1. 右肺上叶,2. 右肺下叶,3. 右中间段支气管,4. 奇静脉

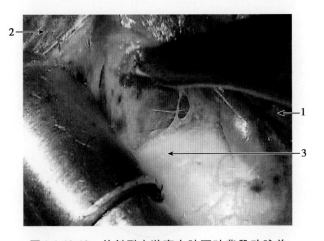

图 1-1-10-10　从斜裂中游离右肺下叶背段动脉前外侧缘

1. 右肺上叶,2. 右肺下叶,3. 右肺下叶背段动脉

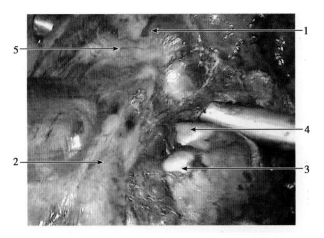

图 1-1-10-11　从右肺下叶动脉浅方（前外侧缘）至右肺下叶支气管前缘建立人工隧道

1. 右肺上叶, 2. 右肺下叶, 3. 右肺下叶基底段动脉, 4. 右肺下叶背段动脉, 5. 未分化的斜裂

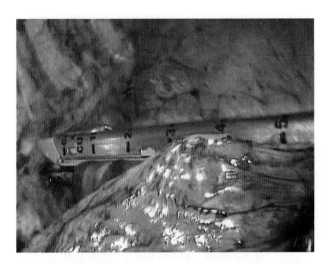

图 1-1-10-12　用内镜直线型缝合切开器切开分化不全的后方斜裂

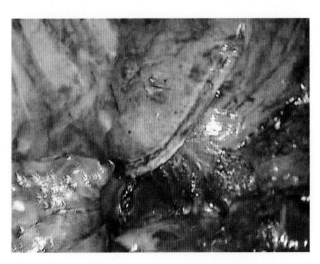

图 1-1-10-13　切开后的后方斜裂

2. 处理左侧后方斜裂（图 1-1-10-14 ~ 图 1-1-10-21）。

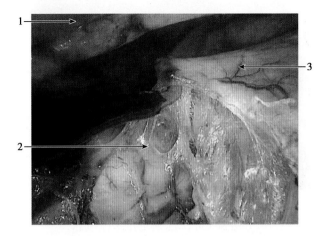

图 1-1-10-14　将肺组织牵向前方，打开肺门后方纵隔胸膜

1. 左肺上叶, 2. 左肺动脉主干, 3. 降主动脉

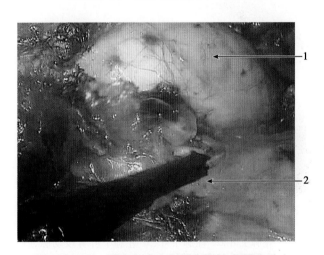

图 1-1-10-15　游离左肺动脉主干后方，显露左肺上叶后段动脉与左肺下叶背段动脉之间的间隙

1. 左肺上叶后段动脉, 2. 左肺下叶背段动脉

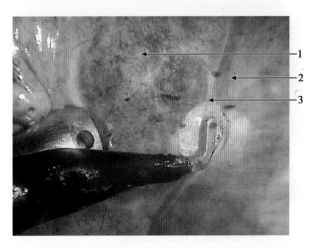

图 1-1-10-16　再将左肺下叶牵向下方，电凝打开斜裂

1. 左肺上叶, 2. 左肺下叶, 3. 分化不全的斜裂

45

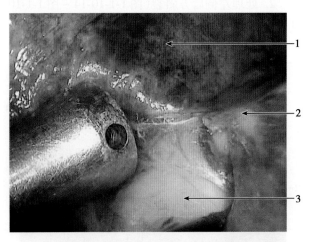

图 1-1-10-17　从斜裂中找到肺动脉
1. 左肺上叶, 2. 左肺下叶, 3. 肺动脉

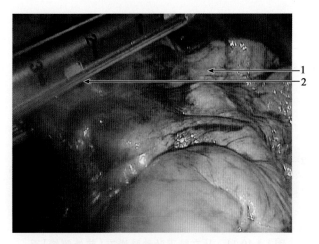

图 1-1-10-20　从前方操作口伸入装有蓝色钉仓的内镜直线型缝合切开器
1. 左肺下叶, 2. 分化不全的斜裂

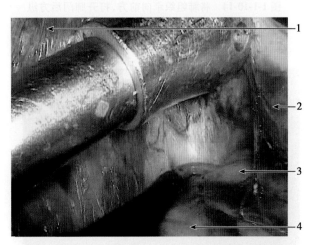

图 1-1-10-18　从血管鞘内游离左肺下叶背段动脉前外侧缘
1. 左肺上叶, 2. 左肺下叶, 3. 左肺下叶背段动脉, 4. 左肺下叶基底段动脉

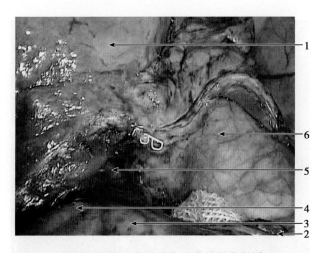

图 1-1-10-21　切开分化不全的后方斜裂
1. 左肺上叶, 2. 左肺下叶, 3. 左肺下叶背段动脉, 4. 左肺下叶基底段动脉, 5. 左肺上叶后段动脉, 6. 降主动脉

（二）左侧前方斜裂

从肺门前方上肺静脉下缘到上叶舌段与下叶基底段动脉分支间用直角钳分离隧道，从操作口伸入内镜直线型缝合切开器切开前方斜裂（图 1-1-10-22 ～ 图 1-1-10-33）。

（三）右侧水平裂

经右肺上叶与中叶静脉之间到肺动脉干前缘的间隙用直角钳分离隧道，用内镜直线型缝合切开器切开水平裂（图 1-1-10-34 ～ 图 1-1-10-42）。

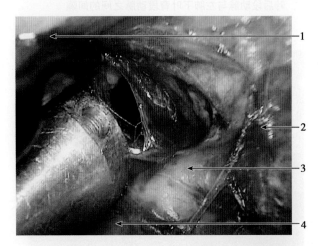

图 1-1-10-19　从左肺下叶背段动脉前外侧缘至刚才打开的肺门后方建立人工隧道
1. 左肺上叶, 2. 左肺下叶, 3. 左肺下叶背段动脉, 4. 左肺下叶基底段动脉

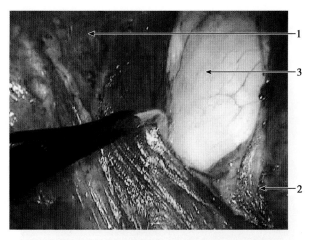

图 1-1-10-22　从叶间裂里打开肺动脉外鞘,显露左侧舌段动脉和左侧基底段动脉

　　1. 左肺上叶,2. 左肺下叶,3. 左肺动脉

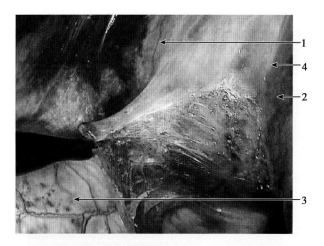

图 1-1-10-25　将肺叶牵向后方,电凝打开肺门前方纵隔胸膜

　　1. 左肺上叶,2. 左肺下叶,3. 心包,4. 分化不全的斜裂

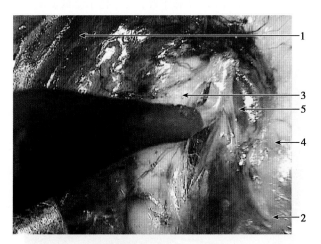

图 1-1-10-23　显露左肺下叶基底段动脉和左肺上叶舌段动脉,游离左肺上叶舌段动脉和左肺下叶基底段动脉之间的间隙

　　1. 左肺上叶,2. 左肺下叶,3. 左肺上叶舌段动脉,4. 左肺下叶背段动脉,5. 左肺上下叶间淋巴结

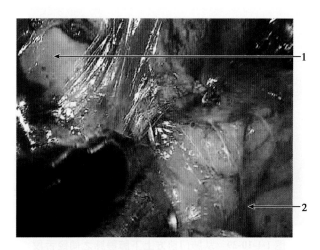

图 1-1-10-26　电凝游离肺门前方左侧上肺静脉与下肺静脉之间的间隙

　　1. 左肺上叶静脉,2. 左肺下叶静脉

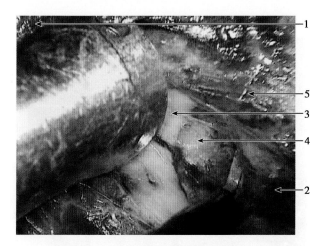

图 1-1-10-24　透过左肺上叶舌段动脉下缘,可以看到深方的左肺下叶支气管侧壁

　　1. 左肺上叶,2. 左肺下叶,3. 左肺上叶舌段动脉,4. 左肺下叶支气管,5. 左肺上下叶间淋巴结

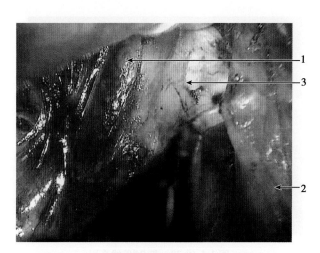

图 1-1-10-27　显露深方的左肺下叶支气管侧壁

　　1. 左肺上叶静脉,2. 左肺下叶静脉,3. 左肺下叶支气管侧壁

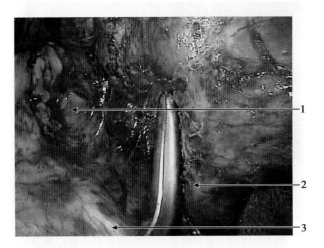

图 1-1-10-28　从前方操作口伸入直角钳至左侧上肺静脉与下肺静脉之间的间隙
1. 左肺上叶静脉,2. 左肺下叶静脉,3. 膈神经

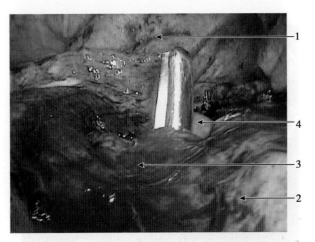

图 1-1-10-29　从肺门前方上下肺静脉之间经舌段与基底段分支间分离出人工隧道
1. 左肺上叶,2. 左肺下叶,3. 分化不全的斜裂,
4. 左肺下叶基底段动脉

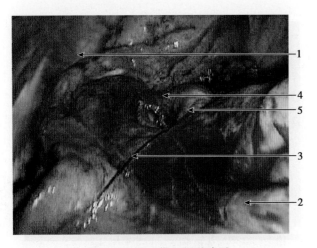

图 1-1-10-30　带 7# 丝线牵引
1. 左肺上叶,2. 左肺下叶,3. 分化不全的斜裂,
4. 左肺上叶舌段动脉,5. 左肺下叶基底段动脉

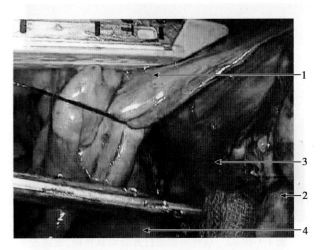

图 1-1-10-31　从前方操作口伸入装有蓝色钉仓的内镜直线型缝合切开器
1. 左肺上叶,2. 左肺下叶,3. 分化不全的斜裂,
4. 左肺上叶静脉

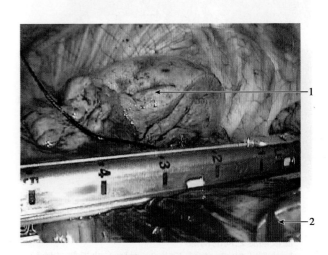

图 1-1-10-32　内镜直线型缝合切开器夹闭前方斜裂
1. 左肺上叶,2. 左肺下叶

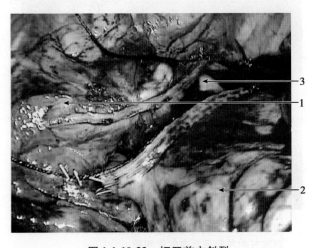

图 1-1-10-33　切开前方斜裂
1. 左肺上叶,2. 左肺下叶,3. 左肺下叶基底段动脉

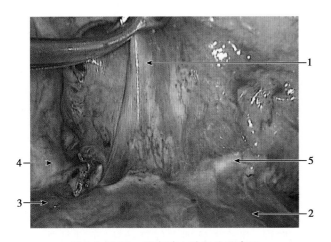

图 1-1-10-34　将右肺上叶向头端牵开
1. 右肺上叶, 2. 右肺中叶, 3. 右肺下叶, 4. 奇静脉,
5. 分化不全的水平裂

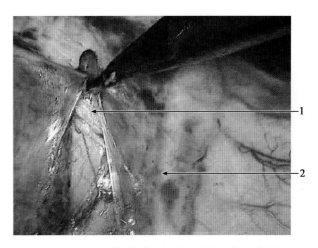

图 1-1-10-37　再把将肺组织牵向后方, 在肺静脉与膈神经之间以电凝钩打开肺门周围胸膜
1. 右上肺静脉, 2. 膈神经

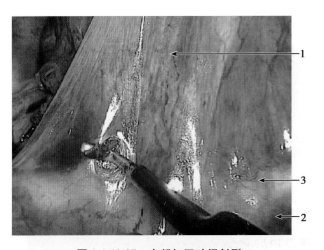

图 1-1-10-35　电凝打开叶间斜裂
1. 右肺上叶, 2. 右肺中叶, 3. 分化不全的水平裂

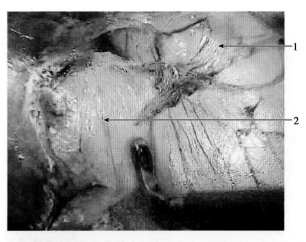

图 1-1-10-38　游离上肺静脉和中叶静脉之间的间隙至肺动脉层面
1. 右肺上叶静脉, 2. 肺动脉

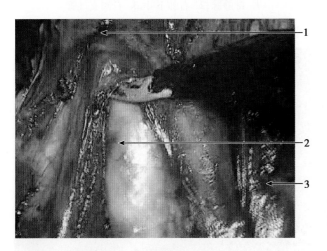

图 1-1-10-36　经叶间裂游离出下叶基底干肺动脉层面, 打开血管鞘并向肺门游离
1. 右肺上叶, 2. 右肺下叶基底段动脉, 3. 分化不全的水平裂

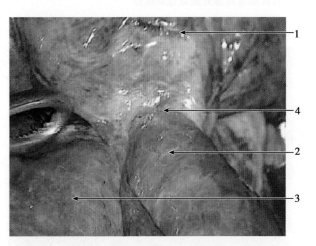

图 1-1-10-39　从辅助操作口将右肺上叶向头端牵起, 显露水平裂及前后方
1. 右肺上叶, 2. 右肺中叶, 3. 右肺下叶, 4. 分化不全的水平裂

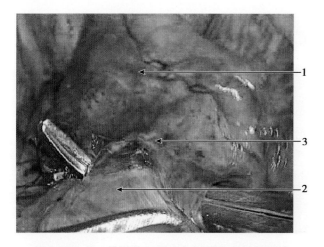

图 1-1-10-40 从操作口用直角紧钳贴中间段肺动脉表面的间隙建立人工隧道

1. 右肺上叶, 2. 右肺中叶, 3. 分化不全的水平裂

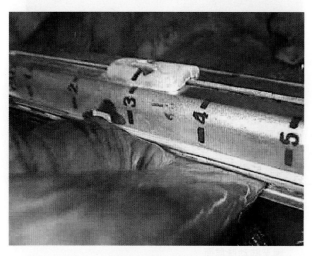

图 1-1-10-41 从操作口伸入装有蓝色钉仓的内镜直线型缝合切开器穿过该隧道

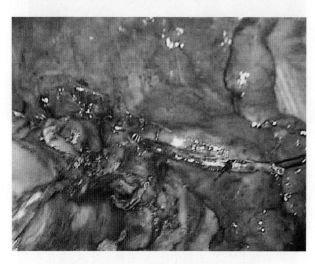

图 1-1-10-42 切开分化不全的水平裂

三、优先处理支气管动脉

国人由于空气污染、慢性支气管炎、肺结核等原因,常出现肺门和纵隔淋巴结肿大,这几组淋巴结肿大的同时都伴有明显增粗的支气管动脉,若不先处理,解剖肺门尤其是分离淋巴结时,术野渗血较严重,明显影响手术进程,甚至可能因此中转开胸。首先阻断肺门支气管动脉的血液供应,再进行肺叶切除的其他操作,可以显著减少术中淋巴结创面的渗血,使术野始终保持干净。无论进行哪个肺叶切除时,都首先处理支气管动脉,再进行其他操作。具体方法是在打开肺门后方的纵隔胸膜后,在主支气管的上下缘找到支气管动脉分支,用电凝、钛夹或超声刀等方法将其切断(图 1-1-10-43 ~ 图 1-1-10-46)。

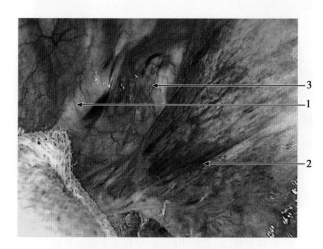

图 1-1-10-43 将右肺下叶牵向前方

1. 奇静脉, 2. 右肺下叶, 3. 右侧支气管

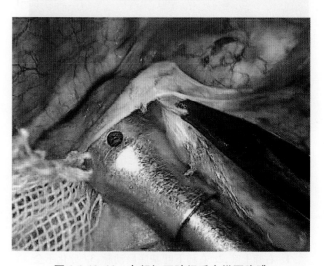

图 1-1-10-44 电凝打开肺门后方纵隔胸膜

处理全部肺动脉和肺静脉时，吸引器与电凝钩配合操作，电凝钩打开血管外鞘后将其钩起，先不急于切开，用吸引器钝性向各个方向最大限度推开鞘内疏松的结缔组织，再电凝切开血管外鞘，可以明显提高分离速度，直至将需暴露的血管外鞘全部清晰游离干净，肺动脉和肺静脉处理均达到"骨骼化"。

处理血管时可用电凝、结扎和（或）缝扎、Hem-O-Lock、超声刀、力确刀（LigaSure）及内镜直线型缝合切开器等方法将其切断（图 1-1-10-47 ~ 图 1-1-10-52）：

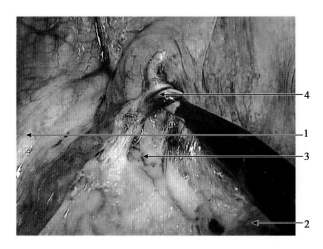

图 1-1-10-45 游离并电凝切断支气管上缘的支气管动脉
1. 奇静脉，2. 右肺下叶，3. 右侧中间段支气管，4. 支气管动脉

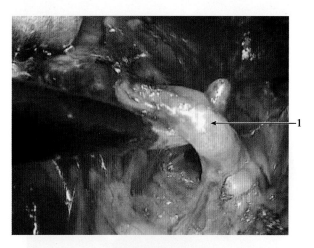

图 1-1-10-47 电凝钩切断支气管动脉。电凝法仅适用于直径小于 3mm 的细长分支
1. 支气管动脉

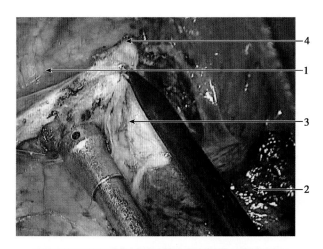

图 1-1-10-46 游离并电凝切断支气管下缘的支气管动脉
1. 奇静脉，2. 右肺下叶，3. 右侧中间段支气管，4. 支气管下缘的支气管动脉

四、血管的鞘内分离的方式（血管游离"骨骼化"）

国人由于环境污染、结核感染率高等原因，血管旁、肺门周围及纵隔区域常有肿大淋巴结，但这种炎症肿大的淋巴结，以及部分癌症转移的淋巴结多仅与血管鞘粘连，不侵及血管鞘内，打开血管鞘后，往往只是疏松的组织，锐性结合钝性分离，即可快速安全干净地将血管游离。另外，鞘内游离血管，可以便捷地分离血管与其深方组织之间的粘连，便于放置切割缝合器的砧板。

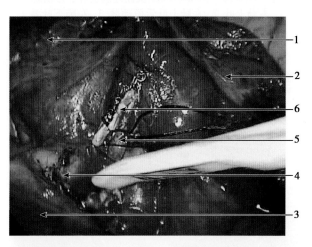

图 1-1-10-48 结扎右肺中叶动脉。结扎法常用于 5mm 左右的动脉，尤其是短的不适合放置内镜直线型缝合切开器者
1. 右肺上叶，2. 右肺中叶，3. 右肺下叶，4 右肺下叶基底段动脉，5. 右肺中叶动脉，6. 右肺中叶支气管残段

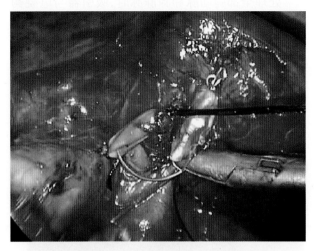

图 1-1-10-49 缝扎右肺中叶动脉

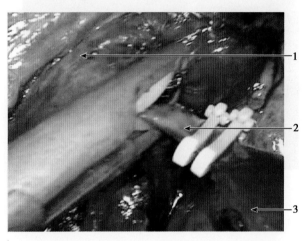

图 1-1-10-50 Hem-o-Lock 夹闭左肺上叶舌段动脉
1. 左肺上叶,2. 左肺上叶舌段动脉,3. 左肺下叶基底段动脉

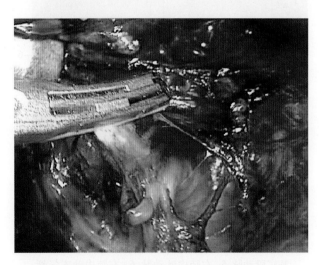

图 1-1-10-51 超声刀切断左肺上叶舌段动脉。超声刀常用于处理直径 5mm 左右的血管

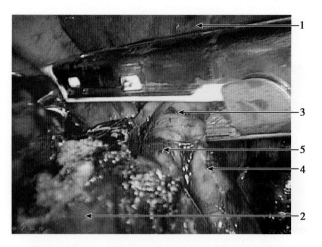

图 1-1-10-52 内镜直线型缝合切开器切断右肺上叶后升支动脉
1. 右肺上叶,2. 右肺下叶,3. 右肺上叶后升支动脉,4. 右肺下叶基底段动脉,5. 右肺下叶背段

五、打开全部肺门周围胸膜协助操作

无论在哪一个肺叶切除时,都首先切断下肺韧带,然后将肺组织推向前方,自下向上纵行打开肺门后部纵隔胸膜,直至肺门上方,再将肺组织牵向后方,自下向上纵行打开肺门前方的纵隔胸膜,直至肺门上方与前述切口汇合,将全部肺门周围纵隔胸膜充分打开,清晰显露肺门解剖结构(图 1-1-10-53 ~ 图 1-1-10-59)。

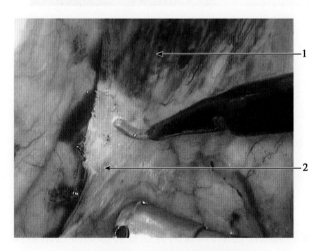

图 1-1-10-53 从下肺韧带开始切开
1. 右肺下叶,2. 右侧下肺韧带

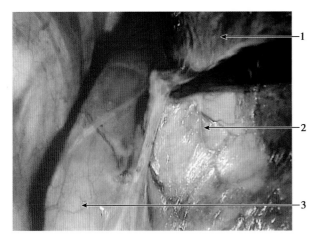

图 1-1-10-54 切开下肺韧带直至下肺静脉下缘
1. 右肺下叶,2. 右肺下叶静脉,3. 食管

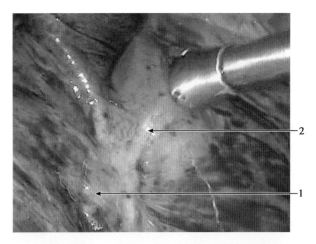

图 1-1-10-57 将肺组织牵向后方,显露肺门前方
1. 右上肺静脉,2. 膈神经

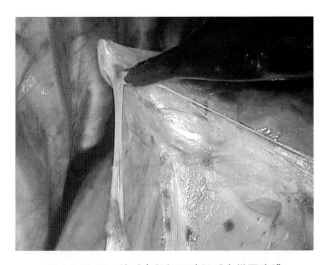

图 1-1-10-55 然后电凝打开肺门后方纵隔胸膜

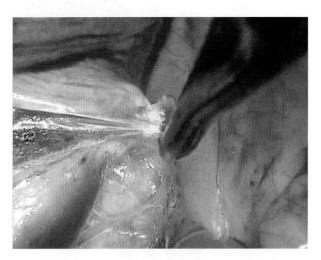

图 1-1-10-58 在肺静脉与膈神经之间打开肺门周围胸膜

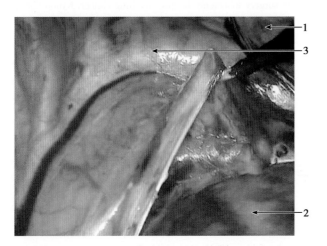

图 1-1-10-56 打开肺门后方纵隔胸膜,向上到达奇静脉弓下缘
1. 右肺上叶,2. 右肺下叶,3. 奇静脉

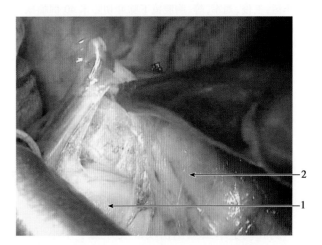

图 1-1-10-59 向上打开至肺门上方、奇静脉弓下,与后方打开的纵隔胸膜汇合
1. 右肺上叶尖前段动脉,2. 奇静脉弓

六、近距离视野显露

全胸腔镜肺叶切除手术的精细程度远远超过肺楔形切除、胸腺切除等普通胸腔镜手术。多数时间是在血管表面直接操作，因此，清晰的视野对这种高风险的精细操作至关重要。在游离血管、清扫淋巴结等精细操作时，将胸腔镜头推进到距离操作中心5cm以内的位置，可以清晰放大显露局部重要结构（图1-1-10-60）。

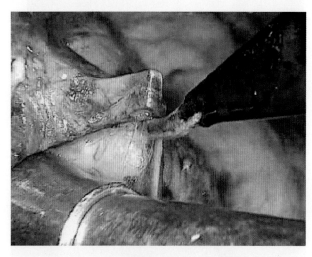

图1-1-10-60　放大视野可清晰显露血管鞘内结构

（李运　王俊）

参 考 文 献

1. 王俊,李运,刘军,等.全胸腔镜下肺叶切除治疗早期非小细胞肺癌.中华胸心血管外科杂志,2008,24(3):147-150.
2. 李运,王俊,刘军,等.胸腔镜下肺叶切除术40例临床分析.中华外科杂志,2008,46(6):405-407.
3. Todd LD,Ted AJ,Scott JS,et al. Troubleshooting Video-Assisted Thoracic Surgery Lobectomy. Ann Thorac Surg,2005,79(5):1744-1753.
4. McKenna RJ,Ward H,Clark BF. Video-Assisted Thoracic Surgery Lobectomy:Experience With 1,100 Cases. Ann Thorac Surg,2006,81(2):421-426.
5. 刘彦国,王俊,李运,等.内镜用直线切割缝合器在全胸腔镜肺叶切除术中的应用.中国胸心血管外科临床杂志,2008,15(5):321-324.
6. Nomori H,Ohtsuka T,Horio H,et al. Thoracoscopic lobectomy for lung cancer with a largely fused fissure. Chest,2003,123(2):619-622.
7. 李剑锋,李运,王俊,等.全胸腔镜下肺叶切除技术要点分析.中国微创外科杂志,2009,1:30-32.
8. Watanabe A,Koyanagi T,Nakashima S,et al. How to clamp the main pulmonary artery during video-assisted thoracoscopic surgery lobectomy. Eur J Cardiothorac Surg,2007,31(1):129-131.
9. Nakamura H. Controversies in thoracoscopic lobectomy for lung cancer. Ann Thorac Cardiovasc Surg,2007,13(4):225-227.
10. Nakanishi R,Yamashita T,Oka S. Initial experience of video-assisted thoracic surgery lobectomy with partial removal of the pulmonary artery. Interact Cardiovasc Thorac Surg,2008,7(6):996-1000.
11. Sugi K,Sudoh M,Hirazawa K,et al. Intrathoracic bleeding during video-assisted thoracoscopic lobectomy and segmentectomy. Kyobu Geka,2003,56(11):928-931.
12. Ohtsuka T,Nomori H,Horio H,et al. Is major pulmonary resection by video-assisted thoracic surgery an adequate procedure in clinical stage I lung cancer? Chest,2004,125(5):1742-1746.
13. Solaini L,Prusciano F,Bagioni P,et al. Video-assisted thoracic surgery major pulmonary resections. Present experience. Eur J Cardiothorac Surg,2001,20(3):437-442.
14. Maehara T,Takei H,Nishii T,et al. Intraoperative conversion and postoperative complication of video-assisted thoracoscopic surgery lobectomy for primary lung cancer. Kyobu Geka,2003,56(11):939-942.
15. Doddoli C,Barlési F,Fraticelli A,et al. Video-assisted thoracoscopic management of recurrent primary spontaneous pneumothorax after prior talc pleurodesis:a feasible,safe and efficient reatment option. Eur J Cardiot horac Surg,2004,26(5):889-892.

第十一节　胸腔镜手术的术后处理

胸腔镜手术虽然创伤较常规开胸手术小，但由于长时间单肺通气及手术复杂程度的增大，对患者呼吸、循环及全身许多器官功能的影响仍然较大。并且胸腔镜外科作为一门全新的手术学科，其术后处理和并发症也有特殊性，有些问题还有待进一步观察和总结。因此对胸腔镜手术后患者的管理切不可掉以轻心，任何疏忽都有可能产生严重的并发症，甚至危及生命。成功的手术并不等于疾病治疗的结束,术后处理与手术具有同等的重要性。

一、术后常规处理

(一)术后早期处理

术后患者应由麻醉师和外科医师一同护送至监护室或恢复病房,并与病房医护人员进行交接,术中特殊情况及术后特别的注意事项应重点交代。

患者回病房后取平卧位,未完全清醒者将头偏向一侧,并立即检查各项生命指征/各种引流管连接及通畅情况。行心电监护和(或)血流动力学监测。根据需要给予相应的供氧措施。然后每隔 15 分钟测呼吸、脉搏、血压、神志各 1 次。病情平稳和神志清楚后改 30°斜坡卧位并适当延长生命体征检查的间隔时间。同时注意观察胸腔引流量、色泽及引流气体情况。手术当日应保证输液通畅,调节好输液速度;若患者伴有高血压、哮喘、糖尿病等慢性疾患,应给予相应的处理或预防性治疗。

现代胸腔镜手术均需全身麻醉,而手术时间通常很短(常在 2 小时以内),术后支气管吸痰、拔除气管插管和搬运患者等强刺激虽可使患者暂时清醒,但患者体内麻醉药物有一定的半衰期,当患者返回病房安静后,其体内的麻醉药物仍有可能再次造成呼吸抑制,尤其是那些年老体弱患者,因此,对胸腔镜手术后患者更应强调密切观察呼吸和神志的重要性。

(二)胸腔引流的管理

胸腔镜手术出血少,术后引流通常较少(恶性胸腔积液除外)。拔除引流管的指征同开胸手术。一般可手术后 2 ~ 5 天内拔管。交感神经链切除术和纵隔肿瘤切除术等出血较少的胸腔镜手术,可不放置胸腔引流管。

(三)术后止痛

胸腔镜手术的主要优点就是痛苦小。患者多可于手术后 24 小时内停用麻醉类止痛药物。

二、手术并发症的处理

胸腔镜手术创伤小,术后并发症低于同类疾病的开胸手术。但作为一种新技术,尤其是在最初的临床应用阶段,发生手术并发症的机会可能多些。胸腔镜手术并发症分为直接(如套管损伤)和间接(如心肌梗死)两大类,也可分为术中和术后两大类。有人根据内腔镜手术并发症的严重程度,将其分为 4 级(表 1-1-11-1)。这些分类、分级方法对并发症性质的判断和危险性的估计有一定的帮助。

表 1-1-11-1 内腔镜手术并发症分级

分级	概 念
I	没有生命危险,不需药物治疗,住院时间不超过该类手术平均住院的 2 倍,只需密切观察病情
IIa	有潜在生命危险,需药物治疗或全胃肠外营养或输血
IIb	有潜在危险,需治疗性内镜操作或再手术
III	有后遗症或持久性失去劳动能力,或存在致命性疾病的客观指标
IV	死亡

胸腔镜手术并发症的种类基本同开胸手术,尤其在术后并发症方面,但也有其特殊性。下面着重介绍几种有特殊性的胸腔镜术中并发症及其处理方法。

(一)麻醉并发症

由于现代胸腔镜手术需要双腔支气管插管;单肺通气,其麻醉并发症较普通手术相对偏高,且多数并发症系术中单肺通气所致。在气管插管时若双腔气管插管较细,则易插入支气管深部,气囊充气时易损伤支气管,造成支气管膜部撕裂等并发症。因此麻醉中应根据患者的身高、性别等选用合适型号的双腔管;根据气囊压力充入适量气体。插管后用支气管镜检查插管位置能确保插管质量和避免上述并发症。另外长时间单肺通气可能产生复张性肺水肿,选用开放性胸壁套管和间断双肺通气可避免肺水肿并发症的发生。一旦发生复张性肺水肿,可参照内科急性肺水肿的处理方法治疗。单肺通气还可能导致一系列心肺血流动力学变化和低氧血症等并发症,详见第一章第六节。

(二)胸内充气的并发症

胸腔镜手术与腹腔镜手术的最大技术差异就是一般不用向胸腔充入 CO_2 气体。但在有些情况下,向胸内充入适量 CO_2 气体会有助于患肺的萎陷和手术操作。由于正常人体血流动力学的稳定有赖于胸内负压,向胸内正压充入大量 CO_2 气体会导致一系列生理变化及严重的并发症。比如,在正压下胸内 CO_2 气体可通过受损的肺静脉进入血液造成高碳酸血症或 CO_2 气栓引起致命的心、脑后遗症;胸内正压还会导致血压、心律的变化和纵隔移位等。所以在胸腔镜手术中一般不要充 CO_2 气体。若必须充 CO

气体时,要低流量缓慢充气,充气压力低于1.33kPa(10mmHg),流量小于1.5L/min,并且密切观察患者血流动力学变化、血氧饱和度等。一旦发生充气所致的并发症,应立即排出积气,减少胸内压力,然后对症处理。

(三) 手术操作并发症

1. 放置套管的并发症　在胸腔镜手术中,套管所致并发症比较常见。常见并发症有套管刺伤肺实质或胸内其他脏器,套管损伤肋间神经、动脉、静脉等。

套管损伤肺实质常发生在肺与胸壁紧密粘连时或放管时用力过猛,套管被推入胸腔深部。这种肺损伤可能有较严重的肺实质出血或漏气,必须先予以处理方能继续进行手术。若套管位置过低,可能放在膈肌下,这样会刺伤肝、脾等腹腔器官引起较严重并发症。这种情况尤其易发生在小儿患者。套管位置不合适或用力过大还可能损伤主动脉、心脏等胸内重要器官,引起致命并发症。因此术前要根据病变部位、手术种类和胸部X线影像以及侧卧位时膈肌可能的抬高程度等因素,设计胸壁套管位置。放置套管前先用手指检查切口处胸腔情况可减少或避免发生上述并发症。

肋间神经、血管损伤是由于不正确的放置套管操作所致。神经损伤会引起术后严重疼痛和感觉迟钝。放置胸壁套管的直径不要大于15mm,以避免增加神经损伤机会。肋间动脉和乳内动脉的损伤,若手术结束后尚未发现或未有效处理则会发生威胁生命的大出血。这些并发症一般可以在镜下处理。用电凝抓钳或金属夹常可进行有效的止血。有时套管切口出血不易定位,处理较费时,可从切口中放入Foley导尿管,气囊充气后从切口加压外拉并固定,用气囊压迫暂时止血,待手术结束前再仔细止血。一般不需中转开胸止血。一旦出现严重的无法用胸腔镜处理的出血,则应毫不犹豫地开胸手术止血。

2. 器械损伤　手术器械使用不当或损坏也是较常见的并发症。术中器械破碎不但影响手术,而且可能在胸内残留器械碎片。已有剪刀等一次性或永久性胸腔镜手术器械术中破碎的报道。一旦发生类似情况,手术结束前摄胸片检查有无胸内残留器械碎片是值得推崇的做法。内腔镜缝合切开器使用不当或超限度使用,易造成钉合不全、创面出血或切割欠佳等并发症,一定要按说明要求使用。出现创

面缝合欠佳等并发症时,应及时补用一个好的内腔镜缝合切开器或者内镜下缝合,将创面修补好。

肺组织较脆,不宜使用较锐的器械或用力牵拉。一旦肺组织因器械使用不当造成出血、漏气应及时处理。检查有无漏气最好的方法就是水泡试验。

在胸腔镜手术中,最好不要选用直径较大的套管或器械,如15mm套管或直径大于15mm的器械等。这些直径较大的器械会压迫肋间神经引起术后疼痛和感觉迟钝等并发症。

3. 胸腔感染　无菌性或可疑污染的胸腔镜手术一般不会发生术后胸腔感染;术后感染的常见原因有胸内感染灶切除术时防护不够、手术器械消毒不严格以及术中无菌操作不合格等。其中更多见的原因是内镜器械有污染。因此在胸腔镜手术中,一定要像常规开胸手术一样,认真对待器械消毒和无菌操作。一定要注意一台器械连续手术的间隙器械消毒处理;一旦发生胸腔感染,要像处理普通脓胸一样进行有效的脓胸引流,选用敏感抗生素,加强支持疗法。必要时可于急性脓胸期再次胸腔镜手术清除胸内积脓和沉积的纤维膜;放置胸腔冲洗管。

4. 术中出血和漏气　一般的出血或漏气可以通过电凝、氩气刀凝固、金属夹钳夹和缝扎等方法进行有效控制;若肺实质有很大的创伤可以用内腔镜缝合切开器控制出血和(或)漏气。若有威胁生命的严重出血或经胸腔镜处理很困难的出血,则应及时中转开胸止血,也可根据情况选用小切口辅助止血。

(刘彦国　谭黎杰)

参 考 文 献

1. Imperatori A, Rotolo N, Gatti M, et al. Peri-operative complications of video-assisted thoracoscopic surgery (VATS). Int J Surg, 2008, 6 (Suppl 1): S78-S81.

2. Kitabjian L, Bordi S, Elisha S, et al. Anesthesia case management for video-assisted thoracoscopic surgery. AANA J, 2013, 81 (1): 65-72.

3. Nakashima S, Watanabe A, Mishina T, et al. Feasibility and safety of postoperative management without chest tube placement after thoracoscopic wedge resection of the lung. Surg Today, 2011, 41 (6): 774-779.

4. Kamiyoshihara M, Nagashima T, Igai H, et al. Unanticipated troubles in video-assisted thoracic surgery: a proposal for the classification of troubleshooting. Asian J Endosc Surg, 2012, 5 (2): 69-77.

第二章　胸腔镜外科的临床应用

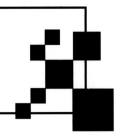

第一节　胸膜疾病的胸腔镜诊断和治疗

一、胸膜活检术

胸膜疾病在胸部外科较常见,但是缺少可靠的诊断方法,临床常在 X 线、CT 或 B 型超声波图像引导下进行胸膜穿刺活组织检查,但诊断率并不理想。胸腔积液患者经胸腔穿刺获取标本的细菌学和细胞学检查,诊断率为 60% ~ 80%。胸膜转移瘤的胸膜穿刺活检诊断率为 37.5% ~ 67%。胸腔穿刺细胞学阴性的患者行胸膜穿刺活检仅能提高 7.1% 的诊断率。这主要是因为穿刺技术获取活组织很小,不易获得确切的病理学诊断,尤其是怀疑胸膜间皮瘤的患者,开胸手术前常不能确诊。此外,部分胸膜转移瘤位于肺、纵隔或者横膈表面,胸膜穿刺活检比较困难。胸腔镜下的胸膜活检操作简单,可以直接观察病变的形态和范围,同时获得大量的胸腔积液标本和大块的组织标本送检,诊断率显著提高。综合国内外文献报道,胸腔镜胸膜活检确诊率为 90% ~ 100%,表明胸腔镜手术是胸膜疾病诊断的较好方法。

（一）手术适应证

1. 局限性或弥漫性胸膜病变,经胸膜穿刺活检不能获得诊断者。

2. 胸膜病变位于纵隔、横膈或者肺表面,不宜行胸穿活检者。

3. 不明原因的胸腔积液,经多次胸穿抽液送检不能确认者。

4. 恶性胸腔积液已经临床证实,但是需要取得更确切的病理学诊断以指导治疗者。

（二）手术禁忌证

1. 既往有患侧胸部手术史,或者胸膜感染史,胸膜肥厚粘连严重,胸腔镜不能进入者。

2. 心、肺功能严重损害、恶病质,不能耐受麻醉和手术者。

（三）术前准备和术后处理

1. 术前需做全面检查,了解患者心、肺、肝、肾等重要器官功能情况,以准确估价患者对手术的耐受性。

2. 训练有效咳嗽,以利术后排痰。

3. 如合并呼吸道感染,应用抗生素积极控制感染。痰量较多者,应行雾化吸入或体位引流排痰。

4. 术后早期半卧位。鼓励患者做深呼吸、咳嗽排痰,促进患侧肺尽快复张,这在同时行胸膜固定术的患者尤为重要。

（四）手术方法

1. 麻醉

（1）局部麻醉:单纯行胸膜活检术的患者,可以采用肋间神经阻滞麻醉并辅以局部浸润麻醉的方法。此方法简单易行,但是由于患者在术中处于自主呼吸状态,人工气胸对呼吸、循环干扰较大。故心、肺功能不良或者胸腔内情况较为复杂的患者应慎用。肋间神经阻滞麻醉的范围为第 3 ~ 10 肋间的全部肋间神经。

（2）全身麻醉:近几年来,随着胸腔镜手术的进展,胸内手术操作日益复杂。临床多采用双腔气管插管或者单侧支气管插管全身麻醉。术中健侧单肺通气,患侧肺完全萎陷,可以获得良好的手术显露,有利于胸内手术操作,也便于必要时及时中转开胸。如果胸膜病变较为广泛而无胸膜粘连,可以采用单腔管气管插管,术中低流量通气,也能获得必要的显露来切取胸膜病变组织。

2. 体位　一般采用健侧卧位。如果双侧同时手术,可以采用平卧位,双上肢外展。

3. 切口　一般做胸腔镜手术常规切口,即:腋中线第 7、8 肋间,腋前线 4、5 肋间(主操作孔),腋后线第 7、8 肋间各做一 1.5cm 切口(图 1-2-1-1)。前者为观察孔,其余为操作孔。亦可以根据病变部位选择相应切口。原则上使这三个切口的连线呈倒立三角形,病变位于观察孔对角线以外,操作比较方便。

4. 手术操作

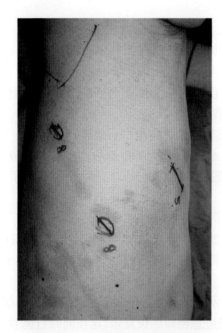

图 1-2-1-1　胸腔镜手术常规切口

(1) 首先根据胸部 CT 或者胸部 X 线片所示胸膜病变的位置选择第 1 切口(观察孔),尽量使该切口直对病灶并且保持一定距离(图 1-2-1-2)。

(2) 在预定部位的肋间做一与肋骨平行、长约 1.5cm 切口,切开皮肤和皮下组织。然后用弯止血钳钝性分离胸壁及肋间肌肉,直至胸膜,用止血钳小心地划开胸膜进入胸腔。在此之前,应请麻醉师进行健侧单肺通气,并且将患侧支气管同大气相通,使患侧肺在胸膜划破时迅速萎陷而不致损伤肺组织。之后用手指伸入切口探查胸腔,如无粘连,置入 10mm 胸腔镜套管。

(3) 如果有胸腔积液,先经套管尽量将积液抽吸干净,然后置入胸腔镜观胸膜病变。当胸膜无粘连时,胸膜病变会显露无遗。

(4) 如使用带操作孔的电子胸腔镜,将内腔镜活检钳经操作孔置入胸腔,咬取胸膜病变组织送检(图 1-2-1-3)。

(5) 若使用常规电视胸腔镜,需要在胸腔镜引导下做第 2 切口(主操作切口)。第 2 切口和第 1 切口距离在 10cm 左右,并且使胸腔镜与两个切口之间连线的夹角大约成 45°。经主操作孔置入腔镜活检钳咬取活检组织送检(图 1-2-1-4)。

(6) 如果要切取大块胸膜组织,可经操作切口置入电钩,将病灶处胸膜环周切开后,予以剥离切除(图 1-2-1-5)。

如病灶较大,可加做第 3 个切口(辅助操作孔),使用内镜抓钳或卵圆钳牵拉病灶,帮助显露(图 1-2-1-6)。

(7) 胸膜粘连的处理:

1) 如为条索状粘连,可以经主操作切口置入电钩和吸引器,将粘连带烧灼切开(图 1-2-1-7)。

如操作困难,也可加做辅助切口,置入内腔镜肺

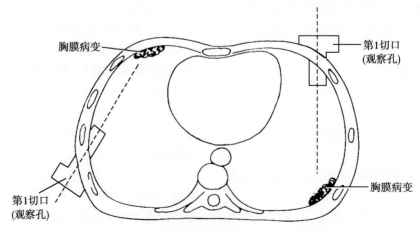

图 1-2-1-2　通过胸部 CT 选择第 1 切口(观察孔)

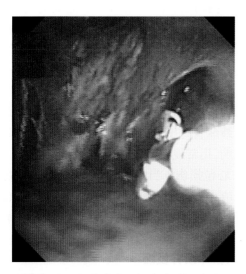

图 1-2-1-3　经电子胸腔镜操作孔插入内腔镜活检钳咬取胸膜病变标本

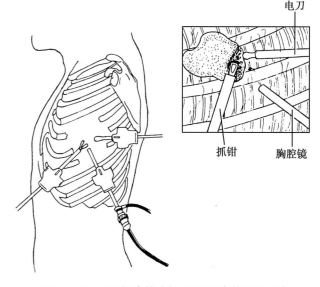

图 1-2-1-6　用抓钳牵拉病灶,然后用电钩进行剥离

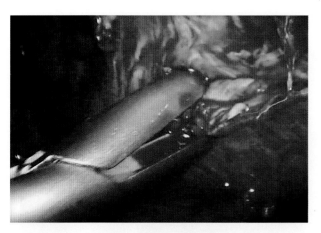

图 1-2-1-4　经胸腔镜操作孔插入活检钳咬取胸膜病变标本

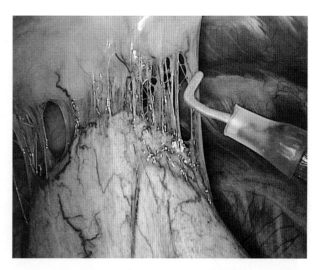

图 1-2-1-7　用电钩切开粘连带

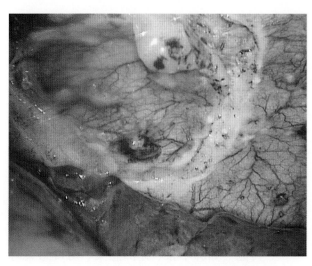

图 1-2-1-5　用电钩将病灶处胸膜环周切开后

叶钳,或者去除套管,直接置入普通卵圆钳,轻轻牵拉肺组织,使之有一定张力,然后用电钩烧灼切开(图 1-2-1-8)。经主操作孔同时置入电钩和吸引器,双手操作,有利于术野的显露。

2)如怀疑粘连带内有较粗大血管,可以先用腔镜钛夹钳将粘连带血管两端或胸壁端夹闭,然后剪开(图 1-2-1-9)。

3)如遇膜片状胼胝样纤维膜,可以用吸引器头钝性剥离(图 1-2-1-10),或用电钩锐性分离。疑有血管,可用钛夹处理,或电凝后用剪刀切开(图 1-2-1-11)。

(8)术毕仔细止血,选择胸部最低切口放置胸腔闭式引流管。

(五)手术中特殊情况处理

1. 出血　发生出血时,切不可盲目钳夹或电灼止血,以免损伤周围组织和器官,造成更大的出血。应该迅速将出血吸净,确认出血点。小的出血点可以电凝止血。较大的出血,如肋间动脉、粘连带血管出血,需用腔镜钛夹钳夹闭破损血管止血(图1-2-1-12)。

如损伤大血管,镜下无法处理时,则应立即用卵圆钳夹纱球暂时压迫止血,然后迅速扩大胸部切口,中转开胸,用常规方法止血。

2. 心包损伤 当病变位于心包表面时,切取病变组织应小心仔细。一旦切破心包,应选择心包较低部位无血管区做心包开窗引流,以免造成术后心脏压塞。

（六）术后并发症

胸腔镜胸膜活检术,操作简单,手术创伤轻微,术后并发症发生率较低,常见有如下几种情况:

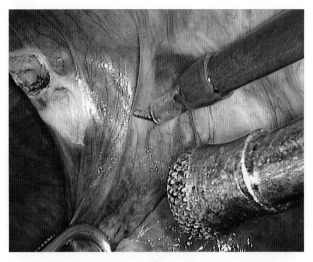

图1-2-1-8 经辅助切口牵拉肺组织,然后用电钩切开粘连带

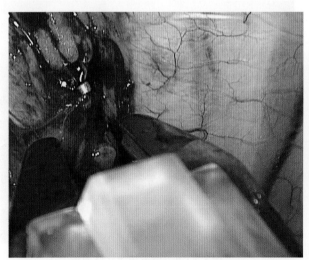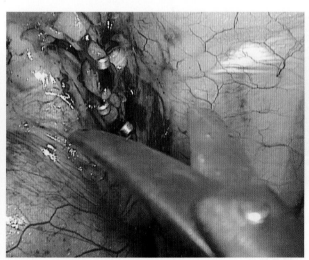

图1-2-1-9 用腔镜钛夹钳将粘连带血管两端或胸壁端夹闭,然后剪开

1. 胸腔出血 常因术中止血不彻底,或电凝结痂脱落所致,多发生在切口处的肋间血管分支。少量出血,可以使用止血药,密切观察。若出血量每小时超过200ml,连续3小时以上,则为进行性血胸,应积极补充血容量,尽早行胸腔镜探查止血。

2. 引流液较多 恶性胸腔积液术后引流量比较大,不能拔除胸腔闭式引流管,可以选择滑石粉每次5g,或适当抗癌药物如顺铂每次100mg,经胸管注入胸腔内,然后夹闭胸管(滑石粉夹闭2小时,顺铂需4小时以上),这将有助于尽早拔除胸管。

3. 其他 如肺不张、肺部感染、切口感染等开胸手术常见并发症较少见,如发生可以对症处理。

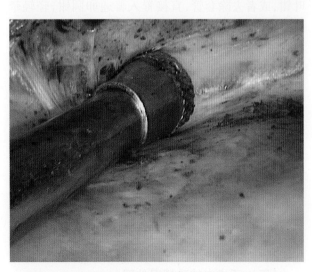

图1-2-1-10 血运不丰富的膜片状或脓胨样纤维膜,可用吸引器头钝性剥离

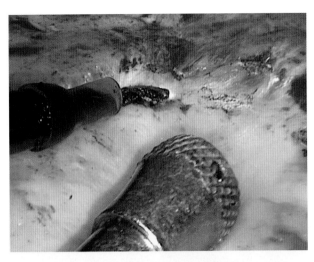

图 1-2-1-11 血动丰富或粘连致密的膜片状或胼胝样纤维膜,利用电钩锐性分离

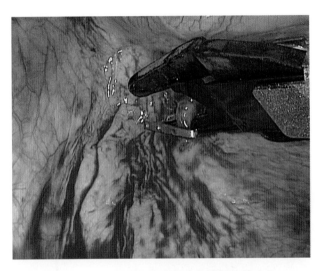

图 1-2-1-12 用腔镜钛夹钳夹闭破损血管止血

二、胸膜固定术

使用化学药刺激或者手术的方法造成胸膜脏层、壁层粘连,消除正常的胸膜腔隙,称为胸膜固定术。临床常用来治疗自发性气胸、恶性胸腔积液、乳糜胸等疾病。

多年来人们通过使用碘酊、硝酸银、苯酚、松节油、鱼肝油酸钠、四环素、滑石粉等化学药物注入胸膜腔或者开胸术中喷涂在胸膜表面,试图达到胸膜腔粘连闭锁的目的。经临床证实,这些药物中,滑石粉胸膜固定效果较好,并且毒副作用小。Bethune(1935)首先介绍经胸腔镜喷入碘化滑石粉达到胸膜粘连的目的,但是这一方法由于种种原因未引起人们的重视。Daneil 等(1990)报告用胸腔镜喷洒滑石粉治疗自发性气胸和良、恶性胸腔积液,前者治愈率

为95%,后者为90%。由于国内现有滑石粉提纯不足,可能混有石棉,故目前不主张用于良性疾病。

手术固定方法包括胸膜切除和胸膜摩擦固定等。Dealuuriers 等(1993)报告经胸腔镜手术治疗自发性气胸,在切除肺大疱后,再行胸膜切除术以预防自发性气胸复发。胸膜切除治疗自发性气胸的复发率为1%～5%。胸膜摩擦固定也是自发性气胸经胸腔镜切除肺大疱后降低复发率的有效方法,较胸膜切除可以保留胸膜腔且减少出血量。一般采用纱团或电刀擦摩擦胸膜壁层,造成胸膜的机械性创伤,致术后胸膜粘连,也可以起到预防气胸复发的作用。Weeden 总结了9项研究结果,胸膜摩擦后复发率为2.3%。

胸膜切除已不常用于恶性胸腔积液的手术治疗。Martin 等(1975)报告使用胸膜切除的方法治疗106 例恶性胸腔积液,其中90%是用其他方法治疗失败的病例,手术治愈率为100%。但是,由于手术创伤大,术后并发症发生率为23%,手术死亡率为10%,使这一方法难以在临床广泛的应用。

经电视胸腔镜进行胸膜固定术的优点在于:①避免开胸手术,将手术创伤降低到最低限度;②可以直接观察肺或胸膜病变,及估计肺复张的可能性;③可以同时进行胸膜活检、松解粘连及肺大疱切除等手术;④必要时可以直接中转开胸以获得最佳的治疗效果。本节重点介绍几种临床常用的经胸腔镜胸膜固定方法。

（一）手术适应证

1. 自发性气胸反复发作者。

2. 原发性或转移性胸膜肿瘤所致的恶性胸腔积液,经胸腔镜证实患侧肺可以完全复张或经纤维膜剥脱术后可以基本复张者。

3. 乳糜胸,经胸腔镜未找到胸导管,无法结扎胸导管者。

4. 非恶性胸腔积液,如放射治疗后胸腔积液、Yellownail 综合征等,经多次胸腔穿刺抽液处理后,胸腔积液仍不能控制,并且影响呼吸功能者。

（二）手术禁忌证

1. 恶性胸腔积液,脏层胸膜明显增厚粘连,无法经胸腔镜行胸膜剥脱术,肺不能复张者,不宜经胸腔镜行胸膜固定术。

2. 有可能再次行胸部手术者,不宜用滑石粉或胸膜切除的方法行胸膜固定术。

（三）术前准备及术后处理

1. 术前常规行全身检查,包括血尿便常规及

心、肺、肝、肾功能等,评估患者对手术的耐受性。对全身状况较差者,术前应予以支持治疗。

2. 因大量胸腔积液或胸腔积气,患者呼吸困难严重者,术前应行胸腔穿刺,抽液抽气改善呼吸功能。

3. 术前训练有效咳嗽,鼓励咳嗽排痰,积极控制呼吸道感染。

4. 术后鼓励患者咳嗽和做深呼吸,必要时使用呼吸机辅助呼吸,加用 PEEP 0.49 ~ 0.98kPa(5 ~ 10cmH$_2$O),使肺尽快复张,促进胸膜脏壁层之间的粘连。

5. 术后使用有效抗生素,预防胸腔感染。

(四) 手术方法

1. 麻醉　一般采用双腔管气管插管全身麻醉;在单纯行滑石粉胸膜固定术者可以采用单腔管气管插管全身麻醉或者肋间神经阻滞麻醉。肋间神经阻滞麻醉范围视切口部位而定,一般包括切口上下 2 个肋间。

2. 体位　健侧卧位。

3. 切口　取胸腔镜常规切口。如为包裹性胸膜积液,切口选择参考本章第三节。

4. 手术操作

(1) 首先在腋中线第 7、8 肋间做 1.0cm 切口,用手指探查局部无明显粘连后,置入 10mm 套管。如有胸腔积液则先尽量抽吸干净,然后置入胸腔镜探查。

(2) 在胸腔镜引导下,于腋前线第 4、5 肋间和腋后线第 7、8 肋间各做 1.5cm 切口。置入 10mm 套管,置入相应手术器械。

(3) 如有胸膜粘连,应尽量松解,方法见本章第一节。

(4) 在完成肺大疱切除、胸膜活检或肺纤维板剥脱术后,请麻醉师行患侧肺通气,证实患侧肺能够基本复张后,进行胸膜固定术。胸膜固定方法的选择及具体操作如下:

1) 胸膜摩擦法:此方法适用于自发性气胸、肺大疱已完全切除或者因多发性肺大疱未能完全切除及将来有可能再次行胸部手术者。

用内镜抓钳或普通卵圆钳夹持 Prolene 网片、干纱团或电刀擦,沿肋骨走行方向用力摩擦壁层胸膜至充血为止。范围一般为第 5 肋骨以上至胸膜顶的全部壁层胸膜(图 1-2-1-13)。

2) 滑石粉喷洒法:此方法适用于恶性胸腔积液、乳糜胸,以及多发性肺大疱合并自发性气胸、胸

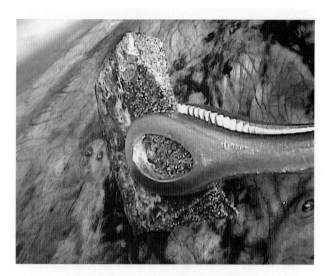

图 1-2-1-13　电刀擦摩擦胸膜固定法

腔镜手术未能将肺大疱完全切除的患者。

①器械:备长 30cm 内径 8mm 塑料管一根,前端剪数个直径 3mm 左右侧孔。干燥器一个,内装消毒的干燥滑石粉 5 ~ 10g(图 1-2-1-14)。

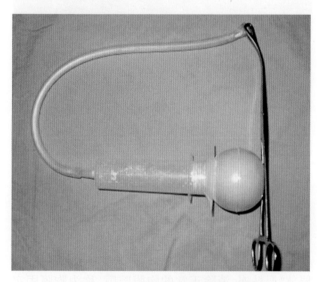

图 1-2-1-14　滑石粉胸腔镜喷洒装置

②将塑料管带侧孔的一端经套管插入胸腔,尾端接装有滑石粉的冲洗器,然后用卵圆钳将塑料管前端夹闭,挤压冲洗器皮囊,在卵圆钳引导下,将滑石粉均匀喷布于胸膜脏壁层胸膜表面(图 1-2-1-15)。

3) 胸膜切除法:此方法适用于多发性肺大疱合并自发性气胸反复发作及恶性胸腔积液、乳糜胸等。

用内镜抓钳或卵圆钳牵拉壁层胸膜,再用电刀将胸膜剪开,然后用卵圆钳夹纱团沿胸膜下钝性剥离。注意须在胸内筋膜以内进行剥离,以防

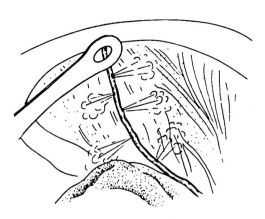

图 1-2-1-15　滑石粉胸膜固定法

止损伤肋间血管和神经。自发性气胸胸膜剥离范围为第 5 肋骨水平以上至胸膜顶的全部胸膜。恶性胸腔积液、乳糜胸则应切除全部壁层胸膜，但应保留胸壁后方脊肋角以内的胸膜，以免损伤胸交感神经干。

胸膜固定术后放置胸腔闭式引流管，胸管应从腋中线第 7、8 肋间切口进胸直达胸顶部。避免术后肺上叶膨胀不全而形成包裹性胸腔积液。

（五）术中特殊问题的处理

术中证实肺完全或基本复张后，方可进行胸膜固定术。若遇到肺表面纤维板形成，应经胸腔镜行肺纤维板剥脱术，必要时中转开胸，否则不能达到预期的手术效果。

（六）术后并发症及其处理

1. 胸腔出血　多发生在胸膜切除术后。可给予止血药对症处理，并保持引流通畅；发生进行性血胸，行胸腔镜探查止血。

2. 恶性胸腔积液　术后胸腔引流量较多者，可以经胸管注入顺铂 100mg，然后夹闭胸管 12～24 小时，必要时可以重复给药。待胸腔积液消退后拔除胸管。

3. 滑石粉喷洒法胸膜固定术后，可以有轻度胸痛及反应性发热，一般持续 3～5 天后症状缓解，可以给予对症处理。偶有急性肺炎、成年人呼吸窘迫综合征、急性水肿发生。虽然实验研究证实静脉输入滑石粉会造成肺动脉高压和肺毛细血管通透性增加等改变，但这些并发症的发生是否与滑石粉异物刺激有关目前尚不清楚。在治疗方面，急性肺炎给予抗感染治疗；成年人呼吸窘迫综合征可以用呼吸机高浓度注氧治疗；急性肺水肿则予以对症治疗，必要时使用呼吸机正压通气，一般都可以很快缓解。

4. 胸膜固定术后远期对呼吸功能的影响　从理论上讲，胸膜固定术后，尤其是使用滑石粉喷洒后的患者会造成胸膜肥厚，从而产生限制性通气障碍。Lange 等（1988）对使用滑石粉进行胸膜固定的患者进行了 22～35 年的追踪观察，发现肺总容量（TLC）为术前的 89%，仅发生轻度的损害。尽管如此，一些滑石粉喷洒法胸膜固定术后的患者仍有不同程度的手术侧胸部重压感或者紧箍感，并且活动后感胸闷、气短。因此，在术前已有严重呼吸功能不全的患者，应考虑到手术对呼吸功能的影响。

三、脓胸的胸膜剥脱和清创术

由致病细菌引起的胸膜腔内感染和积脓称为脓胸。大多数致病菌的来源是胸膜腔内器官的感染性疾病。其中最常见的是细菌性肺炎、肺脓肿、化脓性支气管扩张症等。在小儿多为金黄色葡萄球菌性肺炎并发脓胸。此外胸部外伤或者手术的污染、胸内消化道吻合口瘘、支气管胸膜瘘等均可以继发脓胸。致病菌可以直接进入胸腔，也可以通过淋巴或血液途径带入胸腔而发病。

按病变范围可分为包裹性脓胸和弥漫性脓胸。按病程的长短可分为急性脓胸和慢性脓胸。急性期的病理变化主要是胸膜充血、水肿、白细胞浸润及胸膜腔内脓性渗出物积聚。6 周后转为慢性期，主要表现为脓液稠厚，胸膜表面内肉芽组织和纤维组织机化形成，呈纤维板样改变。临床表现在急性期主要有高热、寒战、咳嗽、多痰、气急、胸痛、白细胞总数和中性分类增高等，严重者有发绀、呕吐和休克等中毒症状。慢性期感染中毒症状减轻，主要为低热、消瘦、贫血、杵状指、肝脾大等慢性消耗症状。胸部 X 线片早期主要是胸腔积液征象，后期则以胸膜肥厚粘连为主要表现。

急性脓胸和慢性脓胸早期的治疗原则是积极排脓、控制感染。方法是胸腔穿刺和胸腔闭式引流。但是由于脓液稠厚、脓苔堵塞，或者胸腔中纤维隔形成，常造成胸腔穿刺困难或胸管引流不畅。慢性脓胸早期，肺表面纤维板形成，包裹肺组织，使之不能膨胀，脓腔难以消除，而致脓胸经久不愈。后期需开胸行肺纤维板剥脱术、胸廓成形术或肺切除术。

胸腔镜手术可以在直视下进行脓胸的清创和早期的纤维板剥脱术。清除脓苔和胸腔内异物，剥离纤维板,使引流通畅,清除残腔,肺完全复张,促进脓胸的痊愈。Weissberg 等(1981)报告 19 例脓胸的治疗,13 例(68%)经胸腔镜治愈,4 例需开胸手术。Ridley 等(1991)总结胸腔镜治疗脓胸 30 例,治愈率为 60%,表明胸腔镜手术是治疗脓胸的有效方法之一。应该指出的是,并非所有脓胸都需要行胸腔镜手术治疗或者都能经胸腔手术治愈。例如急性脓胸的早期有可能经胸穿或胸腔闭式引流治愈。慢性脓胸因为纤维板明显增厚,粘连紧密不宜行胸腔镜手术,而需要开胸手术治疗。作者认为,化脓性脓胸胸腔镜手术治疗时间在发病 2~6 周为宜。

(一)手术适应证

1. 脓胸经胸腔穿刺或胸腔闭式引流术后,引流不畅、感染难以控制者。

2. 因胸部外伤继发急性脓胸,胸内存在异物,需手术取出者。

3. 慢性脓胸早期,肺表面纤维膜形成,经胸腔闭式引流后,肺不能复张,胸腔内残腔难以消除者。

(二)手术禁忌证

1. 急性脓胸患者感染中毒症状严重,不能耐受手术者。

2. 慢性脓胸,肺纤维板明显增厚,粘连严重,经胸腔镜显露和剥离难度较大者。

3. 慢性脓胸需做胸廓成形或肺切除术者。

(三)术前准备和术后处理

1. 急性化脓性脓胸的感染中毒症状较重,一般情况较差,术前应做心、肺、肝、肾、血常规、凝血机制等全面检查,进行营养支持,改善全身状况。

2. 术前术后选择有效抗生素积极控制感染。

3. 术后 24~28 小时内宜使用呼吸机辅助呼吸,并加用 PEEP[0.49~0.98kPa(5~10cmH₂O)]及引流加负压,促使肺尽快复张,消除残腔。

(四)手术方法

1. 麻醉 一般采用双腔管气管插管全身麻醉。在急性化脓性脓胸早期,胸腔内存有大量积液,肺纤维板尚未形成,手术仅需吸除脓苔及放置胸管,可考虑用单腔管气管插管全身麻醉。后者术中宜采用低潮气量通气而获得必要的显露。

2. 体位 侧卧位。

3. 切口 可以采用胸腔镜手术常规切口。如果为包裹性脓胸,将第 1 切口位于脓腔靠下方的一侧为宜,然后再根据胸腔内情况,在胸腔镜引导下,选择其余切口位置(图 1-2-1-16)。

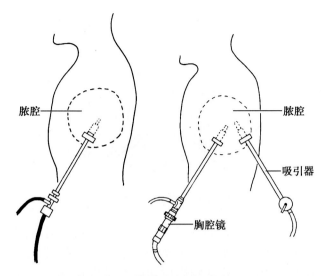

图 1-2-1-16 包裹性脓胸切口位置选择方法

4. 手术操作

(1)首先在脓腔的一侧做 1.5cm 切口,手指探查切口下方无粘连后,置入 10mm 套管,置胸腔镜探查。

(2)如果胸腔内存在大量积液,肺表面仅有脓苔附着,可以在胸腔镜引导下做第 2 个切口,置入 12mm 套管,注意第 1、2 个切口间距离尽量远些,便于手术操作。

(3)经第 2 切口置入吸引器,将脓液吸净,并且用吸引器头钝性分离粘连带(图 1-2-1-17)。然后抓钳尽量将脓苔清除干净,脓苔送细菌培养和药物敏感试验,必要时用活检钳咬取胸膜组织送病理检查。

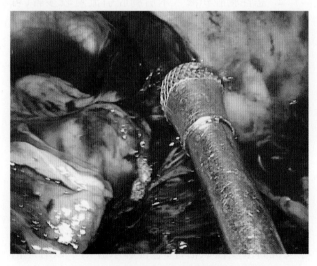

图 1-2-1-17 用吸引器头吸净脓液并分离粘连

（4）若肺表面纤维板形成，肺不能复张，则需做第3个切口，先用抓钳将纤维膜提起，然后用剪刀小心地将其剪开，再用卵圆钳夹纱团沿肺和纤维膜之间钝性剥离，将纤维膜剥除，直至肺基本复张为止，剥离时注意肺与纤维膜之间的正确间隙（图1-2-1-18），避免损伤肺组织。

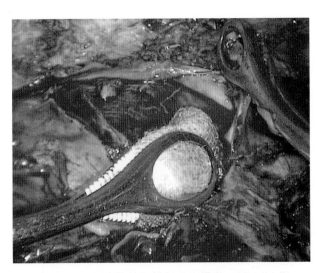

图1-2-1-18　卵圆钳提起肺表面纤维板用纱球剥离

（5）胸腔内脓液抽吸干净，脓苔及肺纤维板基本清除，肺完全复张后，用0.25%碘伏浸泡胸腔5分钟，然后吸净碘伏，再用大量生理盐水冲洗。选择较低部位切口放置胸腔闭式引流管。在胸腔较高部位另置一根0.5cm的多孔塑料管，以备术后胸腔灌洗使用。

（五）术中特殊问题的处理

1. 由于胸膜严重感染，组织充血水肿，触之极易出血，组织器官间粘连，界限不清，分离中也易造成损伤出血，故术中操作须小心谨慎，一旦出血，应尽量吸净积血，用电钩止血或金属夹止血。必要时及时中转开胸，避免发生术中大出血。

2. 肺纤维板剥离时，易损伤肺组织发生漏气。较小的损伤漏气不多，术中可以不做处理，较大的漏气可以用1号丝线间断褥式缝合修复，有条件可以用内腔镜缝合切开器修复。

（六）术后并发症及处理

1. 胸腔出血　术后剥离面渗血较多，可以给予止血药处理，并注意保持引流通畅，必要时可输用新鲜血以改善其凝血功能。如发生进行性血胸，须在积极输血补液后及早行胸腔镜探查止血。

2. 术后胸腔内残余感染　急性化脓性脓胸的胸腔镜清创及胸膜剥脱术，仅为清除胸内感染

的重要步骤之一。术后尚需继续加强引流，使用有效抗生素控制感染。亦可以同时进行胸腔灌洗，加速脓腔消除。如术后长期留有残腔，形成慢性脓胸，则需扩创和开放引流或开胸行胸廓成形术。

四、胸膜肿瘤切除术

胸膜肿瘤分为原发性和转移性两大类。原发性胸膜肿瘤以胸膜间皮瘤为主，其他如胸膜孤立性纤维瘤等较少见。转移性恶性胸膜肿瘤主要来自肺癌。

目前胸膜间皮瘤病因尚不清楚，多数学者认为石棉纤维的慢性刺激与本病的发生有密切关系。临床可分为局限型、弥漫型两种。局限型可以发生在胸膜脏层和壁层的任何部位，30%有恶性倾向；早期可无症状，部分患者有胸腔积液，肿瘤巨大可发生相应的压迫症状和体征。弥漫型多位于壁层胸膜，呈大小不一的白色结节状或融合成斑片状；此型为恶性，可有大量血性胸腔积液，常伴有剧烈胸痛，晚期发生呼吸困难及全身进行性衰竭。转移性恶性胸膜肿瘤可为单发和多发结节。但多数为弥漫性的胸膜增厚改变，伴大量血性胸腔积液，并且胸膜增厚多发生在下半部，临床表现主要为大量胸腔积液压迫肺组织而导致呼吸困难。

单发的或者比较局限的胸膜肿瘤，如局限型胸膜间皮瘤、胸膜纤维瘤、局限的转移性癌结节等，可以考虑手术切除治疗。弥漫型胸膜间皮瘤或广泛的胸膜转移癌，则应予以胸膜固定术，缓解临床症状。

（一）手术适应证

1. 胸膜良性肿瘤，如孤立性纤维瘤等。

2. 局限型胸膜间皮瘤，未侵及胸壁者。

3. 比较局限的胸膜转移癌，原发癌已经完全控制，无其他远处转移者。

（二）手术禁忌证

1. 弥漫型胸膜间皮瘤，手术无法彻底切除者。

2. 局限型胸膜间皮瘤，已经侵及胸壁，需要同时切除部分胸壁组织者，或肿瘤巨大产生器官压迫症状者。

3. 广泛的胸膜转移癌。

4. 心、肺功能严重损害、恶病质，不能耐受麻醉和手术者。

（三）术前准备和术后处理

1. 术前常规行全身检查及化验，了解全身状况及手术耐受性。

2. 如有大量胸腔积液伴呼吸困难者，术前先行胸腔穿刺抽液，改善呼吸困难。

3. 术后管理同常规胸腔镜手术。

（四）手术方法

1. 麻醉　因为胸膜肿瘤切除术需要手术野良好的显露，一般采用双腔管气管插管全身麻醉。

2. 体位　采用健侧卧位。术中可以根据肿瘤所在部位摇动手术台变动体位。如肿瘤位于后胸壁，将手术台向腹侧倾斜，使萎陷的肺组织垂向胸腔前部，可以更好地显露肿瘤。

3. 切口　可以采用胸腔镜常规切口或者根据肿瘤部位选择切口，切口选择原则同胸膜活检术（图1-2-1-19）。

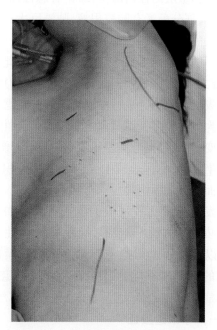

图1-2-1-19　根据肿瘤部位选择切口，三个切口连线成三角形

4. 手术操作

（1）首先在肿瘤相对部位做第1切口。手指探查无胸膜粘连后，置入10mm套管。置入胸腔镜探查。

（2）通过胸腔镜观察肿瘤大小及形态，初步判断肿瘤性质，以决定切除的方式和范围。如肉眼不能确定病变性质，可用腔镜活检钳夹取肿瘤组织行快速冷冻病理检查。

（3）然后在胸腔镜引导下，选择适当部位做第2、3切口，注意尽量使切口的连线呈倒立的三角形。

（4）如为良性肿瘤，可以先用电钩沿肿瘤边缘切开正常胸膜，可经同一切口置入杨克吸引器协助显露，也可加做一切口，置入卵圆钳或腔镜抓钳将肿瘤边缘牵拉提起，在胸膜下剥离，将肿瘤完整切除（图1-2-1-20）。

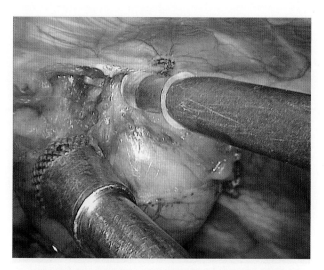

图1-2-1-20　先用电钩沿肿瘤边缘切开正常胸膜，吸引器协助显露

（5）如为恶性肿瘤或者怀疑为恶性肿瘤，应扩大切除。在距肿瘤2cm处，环绕肿瘤切开胸膜。用卵圆钳或腔镜抓钳将肿瘤边缘的胸膜牵拉提起，沿胸膜外钝性或锐性剥离，完整切除肿瘤（图1-2-1-21）。

（6）胸壁出血的处理，胸壁点状出血可以用电刀电凝止血。如果损伤肋间动静脉及其分支，用腔镜钛夹器夹闭血管止血。

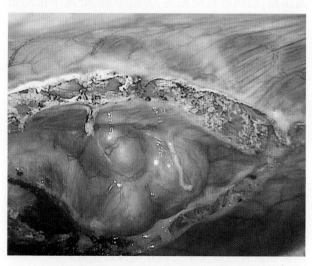

图1-2-1-21　恶性肿瘤或者怀疑为恶性肿瘤扩大切除范围

（7）肿瘤完整切除后,仔细止血,选择胸部最低处切口放置胸腔闭式引流管。

（五）手术中特殊情况的处理

1. 如果肿瘤已经侵及胸壁,单纯游离肿瘤有困难,应中转开胸,做部分胸壁切除术以完整切除肿瘤。

2. 如果肿瘤位于心包表面,需要将心包部分切除,心包切除范围较小者,可以在心包较低位置做心包开窗;切除范围较大时,可以用1-0号铬制羊肠线将心包边缘疏松缝合,以防术后心脏从心包内疝出,发生心脏嵌顿(图1-2-1-22)。

（六）并发症及其处理

1. 胸腔出血 胸膜剥离广泛者术后渗血比较多,可以给予止血药治疗,必要时输血补充血容量。进行性出血则应行胸腔镜探查止血。

2. 其他 如肺不张、肺部感染、胸腔积液等胸部手术常见并发症,可以对症处理。

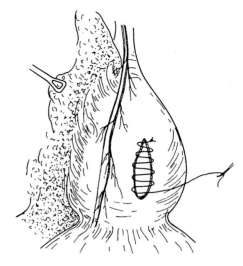

图1-2-1-22 用1-0号铬制羊肠线将心包边缘疏松缝合

（隋锡朝）

第二节 肺部疾病的胸腔镜诊断和治疗

一、肺 活 检 术

在临床上,弥漫性肺间质病变和周围型孤立性肺结节的诊断和定性常常十分困难,经皮穿刺或经纤维支气管镜活检往往由于定位不准确或标本量过少等因素而无法确诊。在电视胸腔镜手术(VATS)出现以前,常采用前外侧或腋下小切口开胸肺活检的方法进行肺间质病变或肺弥漫性病变的诊断,创伤较大,患者不易接受,内科医师也不愿推荐,因此常常发生延误诊治的情况。自20世纪90年代初VATS用于肺活检以来,其极高的诊断准确性,尤其是微创的优势迅速得到胸外科界的承认,同时也使更多的内科医师愿意推荐患者接受这种微创且极具价值的诊断方法,客观上也促进了对临床上这一大类疑难病变更深刻的认识和诊治水平的提高。可以说,电视胸腔镜手术是目前最理想的肺活检方法之一。

（一）手术适应证

1. 常规方法不能明确诊断的弥漫性肺疾病,如肺间质病变、多发肺结节等(图1-2-2-1)。

2. 周围型肺结节,经气管镜或B超、CT引导穿刺活检均未能明确诊断者(图1-2-2-2)。

3. 肺移植术后常规方法不能鉴别的急、慢性排

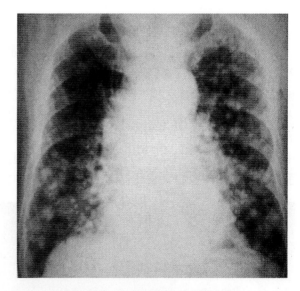

图1-2-2-1 双肺弥漫性结节样病变

斥反应的供体活检。

4. 不明原因的急性弥漫性肺部感染,尤其是怀疑与免疫缺陷或使用免疫抑制剂有关的少见感染。

5. 硅沉着病等肺疾病需要确诊者。

（二）手术禁忌证

严重心、肺等重要脏器功能不全,不能耐受麻醉或胸腔镜手术者。

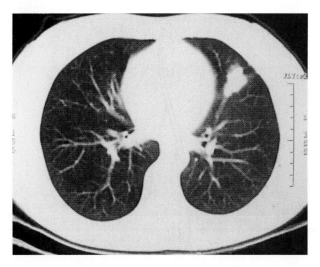

图 1-2-2-2 左肺上叶周围型结节

（三）手术方法

1. 麻醉 全身麻醉,双腔气管插管,单肺通气。

2. 体位 根据手术部位选择侧卧位。双侧弥漫性病变,通常行左主支气管插管,左侧卧位右侧肺活检。因为右肺多一个横裂,锐缘多,肺标本采集会更容易。

3. 手术步骤

（1）切口:基本同常规胸腔镜手术。

（2）方法:典型结节的定位和活检均不困难。若结节位于肺实质深部,则用吸引器或卵圆钳等器械赶压肺组织,可触及结节感（图 1-2-2-3）,亦可伸入一手指直接触诊。采用简易打结法进行活检,一般可得到较大的标本,这种方法简便、经济、安全,适用于大部分患者（图 1-2-2-4）;但较大结节最常用的手术方法是用内镜缝合切开器切取肺标本,这种方

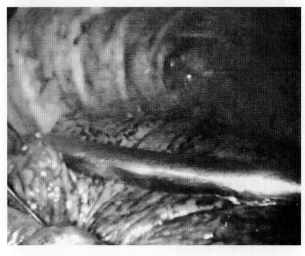

图 1-2-2-3 用吸引器或卵圆钳等器械赶压肺组织,可触及肿物

法适用于各种肺活检,尤其是肺周围结节的活检（图 1-2-2-5）。切除标本要放入标本袋中自套管取出,防止切口污染或种植转移。标本剖开,再次确定病变,送快速病理检查,如为阴性则继续取材,直至取得阳性结果。

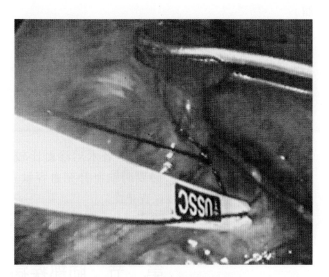

图 1-2-2-4 简易打结法活检

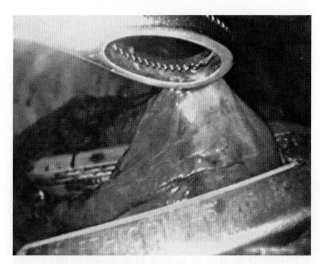

图 1-2-2-5 选择典型部位,以内镜缝合切开器行肺楔形切除术

（四）并发症及其防治

并发症很少,且基本同开胸肺活检术。常见的有肺切缘出血、漏气,但因切除部位在肺周边,出血漏气多不严重,只要保持胸管引流通畅,大多能自行愈合。术后呼吸功能衰竭是另一常见并发症,这是由于肺活检患者多为慢性弥漫肺疾病,术前肺功能很差,处理方法同急性呼吸衰竭的治疗。

二、肺楔形切除术

胸腔镜肺楔形切除术（wedge resection）是用于周围型肺结节诊断和治疗的一种常用手术方法。适用于直径小于 3cm、位于肺外带的结节状病变。常见疾病有肺癌、肺良性肿瘤、结核瘤、炎性假瘤和转移瘤等。转移瘤常为多发性，胸腔镜肺楔形切除易遗漏小的病灶，因此术前最好行高分辨率薄层 CT 检查，明确转移瘤的确切数目、部位和大小；若肿瘤太小，或位置较深，估计术中定位困难时，也可于手术当日在 CT 引导下将金属导丝或微螺旋金属标记物经皮穿入瘤体并留置，引导手术切除，并保证切缘距肿瘤有足够距离。还可以在术中使用微型超声探头进行定位，据报道准确率极高。

（一）手术适应证

1. 直径小于 3cm 的周围型肺良性结节。

2. 周围型肺癌 I_A 期肺癌诊断困难时，术中先行胸腔镜肺楔形切除术，快速冷冻报告为恶性后再行肺癌根治术。若患者肺功能很差，不能耐受开胸术或肺叶切除术时，也可考虑行胸腔镜肺楔形切除术单纯切除原发灶，术后再配合化疗。

3. 部分Ⅳ期（$T_1N_0M_1$）肺癌患者，在转移灶切除或能够控制的前提下，也可行胸腔镜肺楔形切除术姑息治疗。

4. 肺转移瘤。

（二）手术禁忌证

1. 直径大于 3cm，尤其是大于 5cm 的周围型肺肿瘤，或中心型肺肿块。

2. 心、肺功能或一般情况差不能耐受全麻或单肺通气者。

（三）手术方法

1. 麻醉　全身麻醉，双腔气管插管，健侧单肺通气。

2. 体位　健侧卧位。

3. 手术步骤

（1）切口：通常使用 3 个套管切口。

（2）方法：首先在胸腔镜下仔细探查胸腔及肺脏，确定肿物的部位、大小和数目。从一侧操作切口中用抓钳或卵圆钳提起肿块及附近肺组织，经另一较粗的操作套管中用内腔镜缝合切开器按 V 形或"剥香蕉"法将肿物连同周围部分正常肺组织楔形切除（图 1-2-2-6A，B）。

4. 术中注意

（1）尽量不要直接抓提肿瘤，以免将肿瘤夹碎。

（2）若怀疑肿瘤为恶性时，切缘距肿瘤应尽量远，一般以大于 1cm 为佳。

（3）当肿瘤直径小于 1cm，且位于脏层胸膜下定位困难时，先用卵圆钳按所示的挤压或抓提法寻找，如仍不能定位则扩大近肿瘤处的套管切口，置入 1 个手指协助定位，必要时扩大套管切口，置入 2 个手指或做更大切口进行探查。

（4）病变良恶性未明确前，切除标本一律放入标本袋内取出，以防切口种植转移。

（四）并发症及其防治

基本同肺活检术。

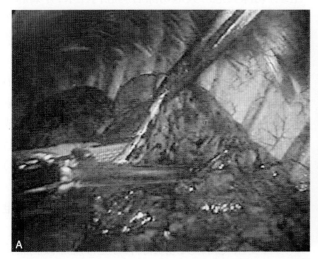
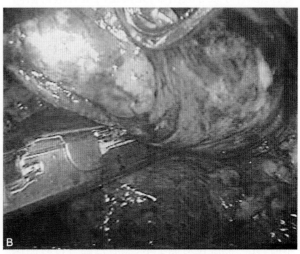

图 1-2-2-6
A. "剥香蕉"法肺楔形切除；B. "剥香蕉"法肺楔形切除

三、肺大疱切除术

肺大疱是一种常见病,有先天性与后天性之分。先天性由局部肺发育异常引起,周围肺组织良好;后天性通常继发于肺部炎症和慢性阻塞性肺疾病(COPD)。目前我国临床所用的肺大疱一词,事实上包括两种不同病理类型的肺内病变——Bleb 和 Bulla;若将前者叫做胸膜下大疱或肺小疱,后者称为肺实质内大疱或肺大疱,则能更确切地反映该类疾病的病理和临床特点。肺大疱破裂是自发性气胸最常见的病因,发病率约为 9/10 万。肺大疱切除术(Bullectomy)是治疗自发性气胸的常用方法,也是十分常见的胸腔镜手术,是最能够体现胸腔镜优越性的典型术式之一。

(一)手术适应证

1. 两次和两次以上反复发作的自发性气胸。

2. 虽然首次发作,但有以下情况之一者

(1)两侧同时发作的自发性气胸。

(2)自发性血气胸。

(3)自发性张力性气胸。

(4)影像学检查提示存在明确肺大疱者。

(5)有效胸腔闭式引流 3 天以上仍持续漏气,或肺不能完全复张者。

(6)特殊职业者,如飞行员、潜水员、运动员等。

(7)长期居住或工作在没有医疗急救条件地区的人员,如野外工作者、偏远地区居民等。

3. 巨型肺大疱　一个或多个巨型肺大疱压迫正常肺组织,导致呼吸困难,尤其是巨型大疱占据同侧胸腔一半以上、存在严重压迫症状时,更应及早手术。

4. 肺大疱并发囊内感染　囊内感染保守治疗无法控制时,应及时行引流或切除手术,但通常都是在急性感染控制后再行大疱彻底切除。

(二)手术禁忌证

严重心、肺等重要脏器功能不全,不能耐受麻醉或胸腔镜手术者。

(三)手术方法

1. 麻醉　全身麻醉,双腔气管插管,单肺通气。

2. 体位　一般取健侧卧位。双侧肺大疱同期手术时,先一侧卧位对侧手术,然后再翻身行对侧操作,一般先做病变重或已并发气胸的一侧。

3. 手术步骤

(1)切口:一般使用 3 个常规切口。

(2)方法:

1)大疱结扎法:采用简易打结器或内镜圈套器等结扎方法,自肺大疱基底部(包括部分正常肺组织)将大疱双重结扎。该方法适用于中等大小孤立的基底部较窄的肺大疱(图 1-2-2-7)。若大疱较大或基底部较宽,可先用内镜缝合切开器切除部分大疱基底部,剩余部分用结扎法处理,然后距结扎点约 1cm 切除大疱。对于较小的大疱,结扎后可以不切除,或用电刀烧灼残端的大疱使其凝固皱缩。手术结束前以温盐水灌洗胸腔,请麻醉师鼓肺检查有无漏气。

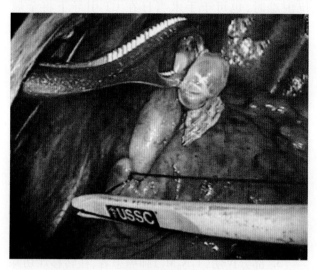

图 1-2-2-7　内镜打结器结扎法切除肺大疱

2)大疱切除法:用内镜缝合切开器将大疱完整切除,适用于几乎各种类型的肺大疱,效果较满意。切除时应注意自正常肺组织处(包括少部分正常肺组织)切除大疱。大疱切除后胸腔内注水,并嘱麻醉师膨肺检查有无切缘漏气、有无残留大疱或破口(图 1-2-2-8)。但 6 岁以下患儿,因胸腔较小,一般不适合用该器械切除大疱。

3)电凝烧灼法:用带电凝的内镜抓钳,自大疱体部提起大疱并推向其蒂部,用较低功率的电凝(20W 左右)烧灼大疱,直至组织变白和皱缩,形成凝固痂,从而达到去除大疱、闭合肺破口的治疗目的。此法尤其适用于多发表浅较小的肺大疱(Bleb)(图 1-2-2-9)。

4)激光烧灼法:机制、方法和适应证基本同电凝烧灼法。同样存在复发率稍高的缺陷。

自发性气胸肺大疱切除术后应常规加做胸膜固定术。目前提倡采用胸膜摩擦法,此方法可靠、有效,且胸膜粘连较疏松(图 1-2-2-10),不影响日后因

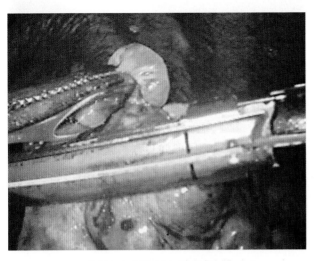

图 1-2-2-8　以内镜切割缝合器切除大疱

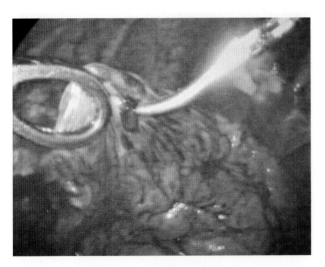

图 1-2-2-9　电凝较小的肺大疱

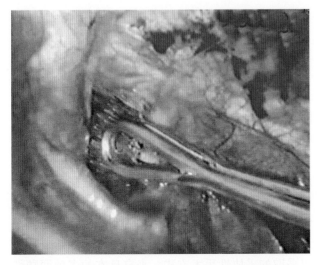

图 1-2-2-10　摩擦壁层胸膜至点状渗血,行胸膜固定

其他原因而行开胸手术。反复复发者,可采用壁层胸膜切除术,切除第 5 肋以上的壁层胸膜。

5）巨型肺大疱切除术:巨型大疱是指体积超过一侧胸腔容积 50% 以上的肺大疱,此种大疱多为单发,由于"活瓣"作用,大疱呈高压状态并进行性增大,压迫正常肺组织导致呼吸困难。手术时为增加视野,常将大疱先行烧破放气。大疱往往有一较细的基底部,与正常肺组织有明显界限,以内镜切割缝合器沿正常肺组织侧切除大疱。为方便操作,还可将大疱壁自一切口提出胸壁外,使其基底部显露更加清楚。为防止切缘漏气,可用垫片加固内镜切割缝合器。

（四）并发症及其防治

1. 持续漏气　肺持续漏气及复张不良是术后最常见的并发症。一般认为,胸管需留置 7 天以上即为持续肺漏气。治疗上一般采用保守方法,多可治愈。

2. 复张性肺水肿　临床上表现为术中或术后早期手术侧单肺的急性肺水肿,进而发展成为急性呼吸功能衰竭。胸片示术侧单侧肺急性弥漫性渗出样改变。预防的方法包括术前预置胸腔闭式引流,使肺部分或完全复张、术中控制输液量尤其是输液速度等。处理方法同急性肺水肿,必要时保留气管插管,继续机械通气（加适当 PEEP）数小时至数天。

四、肺良性肿瘤摘除术

肺良性结节很少见,仅占肺部肿瘤的 2% 和孤立性肺结节的 8% ~ 15%。目前,借助电镜可将肺良性肿瘤进行更详细的分类,但通用的仍是组织胚胎学分类法,即将该类肿瘤分为上皮肿瘤、中胚层肿瘤、发育性或起源不明肿瘤、炎性或其他假瘤及支气管肿瘤五大类。肺实质良性肿瘤一般缺乏特异的临床症状,多在体检或因其他原因拍胸片时偶然发现。影像学表现为周围型结节,边缘光滑锐利,可有小分叶和钙化。诊断多依靠影像学尤其是 CT,最好能比较以往资料动态观察。一般良性肿瘤倍增时间大于 400 天,经皮穿刺常不易获得正确诊断。自 VATS 成功应用以来,目前多数学者主张对临床疑诊为良性肿瘤的结节应采取积极的胸腔镜探查和治疗,因为部分良性肿瘤有恶变倾向,而且胸腔镜不用开胸即可完成诊断和治疗,创伤小,痛苦轻,易于被患者接受。周围肺实质内良性肿瘤的治疗原则是尽量采用保肺方法,即肺楔形切除或肿瘤摘除术。部分体积巨大或位于肺门区者则多须采用肺叶切除术。

(一)适应证

肺实质内表浅的周围型良性肿瘤,有完整的被膜;靠近肺门的包膜完整的良性肿瘤,为避免肺叶切除,保留更多肺组织,应采用本方法处理。

(二)禁忌证

肿瘤体积巨大,或与肺门大血管关系密切者是相对禁忌证。

(三)手术方法

1. 麻醉 全身麻醉,双腔气管插管,单肺通气。

2. 体位 一般取健侧卧位。

3. 手术步骤

(1)切口:一般使用3个常规切口。

(2)方法:首先进行结节定位。良性结节多不侵犯脏层胸膜,故胸膜表面缺乏"脐凹"征,而常呈现隆起外观。结节活动度极大,可用器械推动,且具较高的硬度。首先用一把卵圆钳夹住肿瘤基底部的正常肺组织,对肿瘤进行牢固的固定(图1-2-2-11)。然后以电刀切开表面的纵隔胸膜及薄层肺组织(图1-2-2-12),沿肿瘤被膜用吸引器头小心剥离,遇索条状物则以电刀切断防止出血(图1-2-2-13)。肿瘤摘除后即刻送快速病理诊断。创面仔细止血,加水鼓肺试验有无漏气,如无漏气则不需要处理创面,否则以细丝线缝合脏层胸膜。

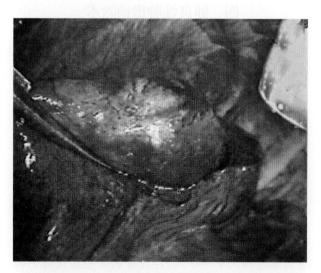

图1-2-2-11 用卵圆钳将肿瘤尽量"赶"到肺表面并妥善固定

(四)并发症及其防治

基本同肺大疱和肺楔形切除手术。

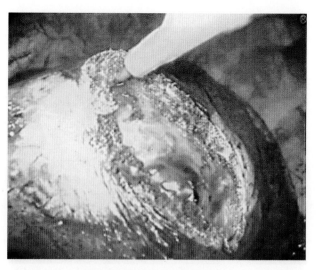

图1-2-2-12 电刀切开肺组织

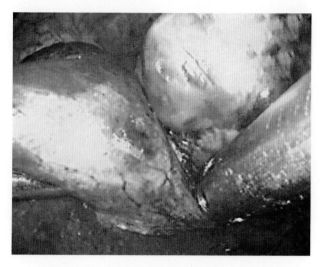

图1-2-2-13 以吸引器钝性剥离肿瘤,沿包膜完整剥除

五、肺段切除术

(一)肺段切除概况

1939年,Churchill报道世界上首例肺段切除,当时他成功地为一例支气管扩张症患者施行了左肺上叶舌段切除手术。1973年,Jensik报道了肺段切除用于治疗早期肺癌的病例总结,他认为肺段切除术后患者远期生存率与肺叶切除相近,且在肿瘤直径小于2cm组行肺段切除术患者的预后更佳。1995年,美国肺癌研究组(Lung Cancer Study Group)的报道认为,肺段切除对于肺功能不全的患者是一种可以采取的妥协性手术方式。来自日本的多项回顾性研究也认为,肺段切除手术可以用于直径≤2cm的早期非小细胞肺癌患者的治疗。1993年,Riviaro报道了世界上首例胸腔镜下的肺段切除手术。随着胸

腔镜手术技术的发展和成熟,其微创的优势使得肺段切除术获得了飞速发展的一个重要契机。2004年以后,开始大量出现胸腔镜肺段切除的报道。

（二）VATS 肺段切除的适应证和禁忌证

VATS 肺段切除手术的适应证和禁忌证与开胸术式相近,对病变性质、部位、大小等要求较肺叶切除更为严格。

1. 适应证

（1）ⅠA 期周围型非小细胞肺癌:直径≤2cm,位于肺组织外周 1/3,局限于单一肺段内,切缘距离/肿瘤直径的比值>1cm 或切缘距离肿瘤>2cm。

（2）N_1、N_2 组淋巴结术中冷冻病理阴性。

（3）肺内磨玻璃影（GGO）:直径小于 1.5cm 的纯 GGO 可行楔形切除,如 GGO 成分不足 50%,或距肺边缘超过 2cm 者,可行肺段切除。

（4）同时发现不同肺叶内多发小结节需同期或分期手术切除的病例。

（5）心肺功能较差,FEV_1% <50%,高龄（75 岁以上）,并发症较多,预计无法耐受肺叶切除术的早期周围型肺癌患者。

2. 禁忌证

（1）心肺功能差,无法耐受单肺通气者。

（2）肿瘤直径大于 2cm。

（3）术前 HRCT 显示肺门、纵隔淋巴结肿大者。

（4）术中纵隔淋巴结冷冻病理阳性者。

（5）肿瘤距离计划切缘不足 2cm。

（6）术前有放疗、化疗史。

（7）胸腔内致密粘连,无法行胸腔镜操作者。

（三）手术方式

1. 麻醉和体位　手术均采用全身麻醉,双腔气管插管,健侧单肺通气,患者取健侧正侧卧位。腋下及腰下分别垫软枕,双侧上肢水平前伸固定,不需要折刀位。术者站在患者腹侧进行操作,助手站在患者背侧帮助牵拉显露,这个站位在所有肺叶切除手术中均相同。扶镜手可根据情况站在患者腹侧或背侧把持胸腔镜。

2. 切口设计　基本与肺段所在肺叶行胸腔镜肺叶切除手术的切口部位相同。观察孔放置在腋中线第七或八肋间,主操作口放置在腋前线第四或五肋间,辅助操作口放置在肩胛下第七肋间。

3. 手术操作　目前常采用的肺段切除手术包括左侧固有上叶切除、舌段切除、双侧下叶背段切除和基底段切除术,单纯上叶前段切除和后段切除较

少采用。血管和支气管的解剖性游离与胸腔镜肺叶切除基本相同。术中如何明确肺段的界限,即如何确认术中肺实质切除范围和切缘是胸腔镜肺段切除的难点之一。通常的做法是游离出拟切除的肺段支气管,以长弯钳闭合该段支气管或恢复患侧肺通气;或在纤支镜的指导下,对拟切除的肺段进行高选择性喷射通气,此时膨胀的肺与萎陷的肺组织之间的界限即为该肺段的界限,用电刀在肺组织表面进行标记。沿切除标记使用内镜直线型缝合切开器连续切除。

4. 左肺上叶

（1）解剖特点:

1）肺动脉:左肺动脉发出向左肺上叶的动脉多为 4~7 支,变异较多,一般分为三个部分,a 前干供应尖后段和前段;b 后段动脉供应左肺上叶后段,多为 2~3 支;c 舌段动脉供应左肺上叶舌段,一般 1~2 支（图 1-2-2-14）。

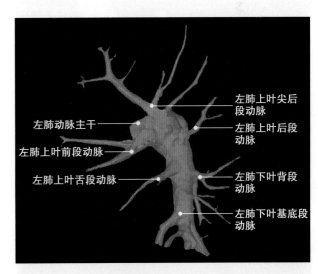

图 1-2-2-14　左肺上叶动脉

2）肺静脉:左肺上叶静脉通常有三大属支,a 上支为尖后段引流静脉;b 中支为前段引流静脉;c 下支为舌段引流静脉（图 1-2-2-15）。

3）支气管:左肺上叶支气管直接分成固有上叶支气管和舌段支气管,固有上叶支气管又分成前段支气管和尖后段支气管（图 1-2-2-16）。左肺上叶脉管（图 1-2-2-17）。

（2）左侧固有上叶切除:基本的处理顺序是静脉-支气管-动脉。打开斜裂,从斜裂中找到肺动脉干,打开血管鞘,沿血管鞘内向后游离,建立左肺下叶背段动脉到肺门后方的人工隧道（图 1-2-2-18）,从主操作口伸入装有蓝色钉仓的内镜直线型缝合切

开器切开后方分化不全的斜裂,再沿打开的动脉鞘游离显露左肺上叶后段各个动脉的后壁(图1-2-2-19)。然后将左肺上叶牵向后方,在膈神经后方打开纵隔胸膜(图1-2-2-20),游离左肺上叶静脉(图1-2-2-21),分别游离其各大属支,最下属支是为引流左肺上叶舌段的,需要保留(图1-2-2-22),从辅助操作口伸入装有白色钉仓的内镜直线型缝合切开器切断其余分支;从前方游离左肺上叶支气管的分支,显露左侧固有上叶支气管(图1-2-2-23),以无创弯钳夹闭之(图1-2-2-24),肺组织通气,确认左肺上叶舌段可复张(图1-2-2-25),从辅助操作口伸入装有绿色钉仓的内镜直线型缝合切开器,切断左侧固有上叶支气管(图1-2-2-26);牵开切断的支气管,即可从前

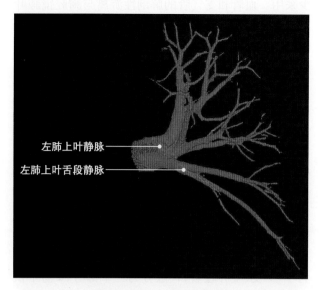

图 1-2-2-15　左肺上叶静脉

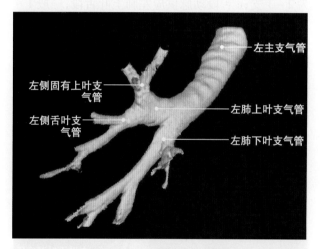

图 1-2-2-16　左肺上叶支气管

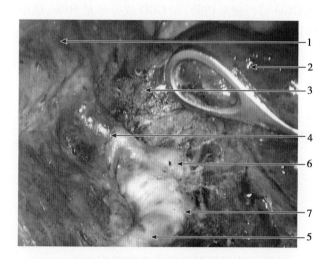

图 1-2-2-18　从斜裂中找到肺动脉干,打开血管鞘,建立左肺下叶背段动脉到肺门后方的人工隧道

1. 左肺上叶,2. 左肺下叶,3. 分化不全的斜裂,4. 左肺上叶后段动脉,5. 左肺上叶舌段动脉,6. 左肺下叶背段动脉,7. 左肺下叶基底段动脉

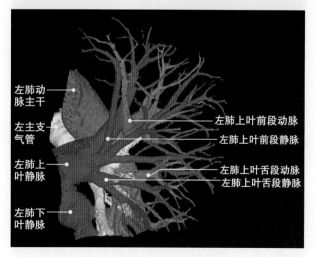

图 1-2-2-17　左肺上叶脉管

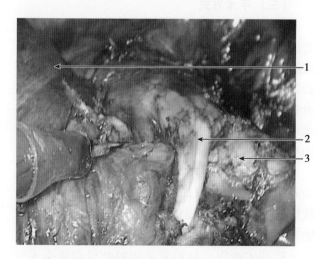

图 1-2-2-19　显露左肺上叶后段各个动脉的后壁

1. 左肺上叶,2. 左肺上叶后段动脉,3. 左肺下叶背段动脉

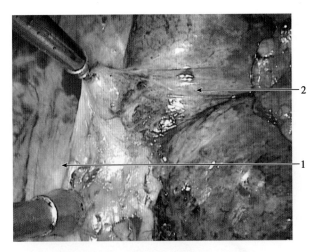

图 1-2-2-20　在膈神经后方打开纵隔胸膜
1. 膈神经, 2. 左肺上叶

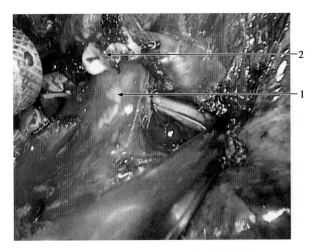

图 1-2-2-23　显露左侧固有上叶支气管
1. 左肺固有上叶支气管, 2. 左肺上叶静脉固有上叶属支残端

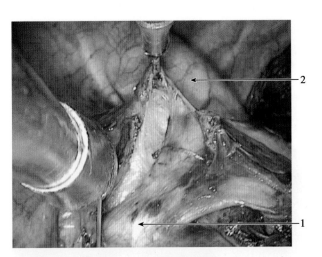

图 1-2-2-21　游离左肺上叶静脉
1. 左肺上叶静脉, 2. 降主动脉

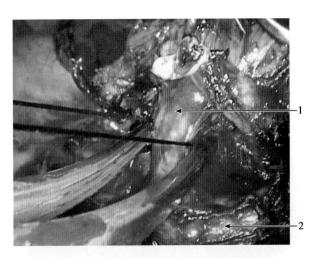

图 1-2-2-24　夹闭左侧固有上叶支气管
1. 左肺固有上叶支气管, 2. 左肺上叶舌段支气管

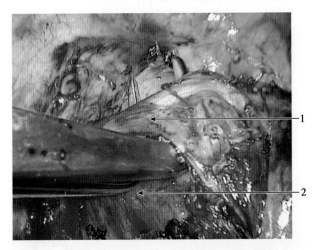

图 1-2-2-22　游离左肺上叶各大属支, 最下属支予以保留
1. 左肺上叶静脉固有上叶属支, 2. 左肺上叶静脉舌段属支

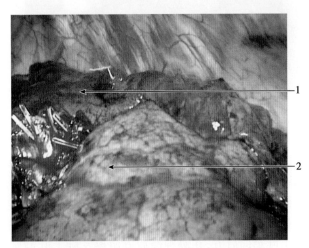

图 1-2-2-25　肺组织通气, 确认左肺上叶舌段可复张
1. 左肺固有上叶, 2. 左肺上叶舌段

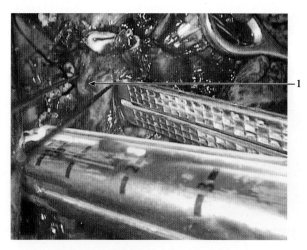

图 1-2-2-26　切断左侧固有上叶支气管
1. 左肺固有上叶支气管

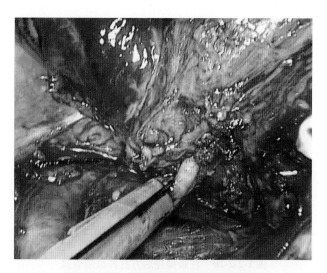

图 1-2-2-28　切断左肺上叶动脉的前干

方显露左肺上叶动脉的前干和各支后段动脉(图 1-2-2-27),分别游离后,从主操作口伸入装有白色钉仓的内镜直线型缝合切开器切断左肺上叶动脉前干和各支后段动脉(图 1-2-2-28)。沿固有上叶与舌段之间的界限以装有绿色钉仓的内镜直线型缝合切开器切开(图 1-2-2-29),即可完成固有上叶切除(图 1-2-2-30)。

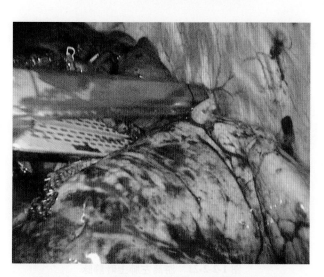

图 1-2-2-29　沿固有上叶与舌段之间的界限以装有绿色钉仓的内镜直线型缝合切开器切开

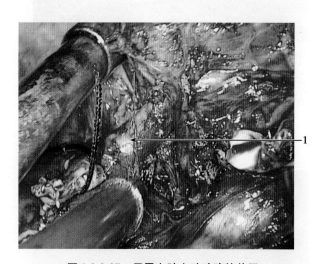

图 1-2-2-27　显露左肺上叶动脉的前干
1. 左肺上叶动脉的前干

(3) 左肺上叶舌段切除:基本的处理顺序是动脉-静脉-支气管。打开斜裂(图 1-2-2-31),从斜裂中找到动脉干,打开血管鞘,沿血管鞘内向前游离,可以显露左肺上叶舌段动脉分支(图 1-2-2-32)。将左肺上叶牵向后方,在膈神经后方游离左肺上叶静脉(图 1-2-2-33),分别游离其各个属支,其中最下属支为舌段静脉,从左肺上叶静脉下缘与下肺静脉之间的间隙至舌段动脉前方建立人工隧道(图 1-2-2-

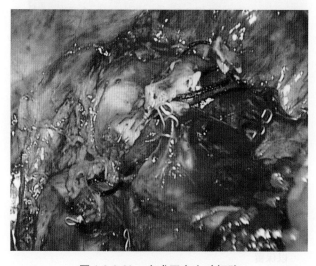

图 1-2-2-30　完成固有上叶切除

34），从主操作口伸入装有蓝色钉仓的内镜直线型缝合切开器切开前方分化不全的斜裂。游离左肺上叶舌段动脉，从主操作口伸入装有白色钉仓的内镜直线型缝合切开器切断左肺舌段动脉（图 1-2-2-35）；游离左侧上肺静脉舌段属支，从辅助操作口伸入装有白色钉仓的内镜直线型缝合切开器切断；充分游离左肺上叶支气管分支，即可找到舌段支气管分支（图 1-2-2-36），从主操作口用长弯钳夹闭左肺上叶舌段支气管，将左侧肺通气，确认左侧固有上叶与舌段之间的界限，用电刀在肺组织表面进行标志；从主操作口伸入装有绿色钉仓的内镜直线型缝合切开器切断舌段支气管。沿标志的肺组织界限以装有绿色钉仓的内镜直线型缝合切开器切开即可完成舌段切除（图 1-2-2-37）。

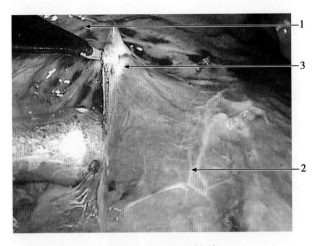

图 1-2-2-31　打开斜裂

1. 左肺上叶，2. 左肺下叶，3. 分化不全的斜裂

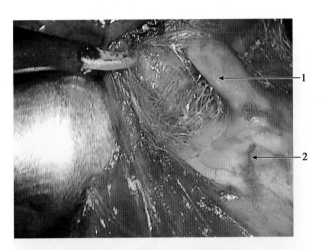

图 1-2-2-32　显露左肺上叶舌段动脉

1. 左肺上叶舌段动脉，2. 左肺下叶基底段动脉

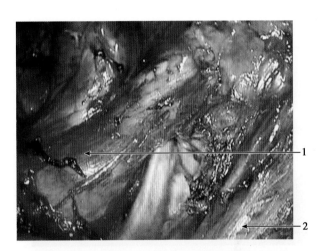

图 1-2-2-34　从左肺上叶静脉下缘与下肺静脉之间的间隙至舌段动脉前方建立人工隧道

1. 左肺上叶静脉，2. 左肺下叶静脉

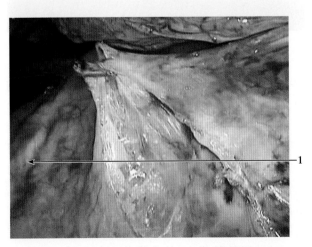

图 1-2-2-33　在膈神经后方打开纵隔胸膜，游离左肺上叶静脉

1. 膈神经

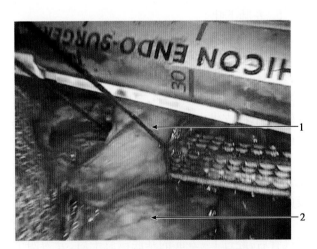

图 1-2-2-35　切开器切断左肺舌段动脉

1. 左肺上叶舌段动脉，2. 左肺下叶基底段动脉

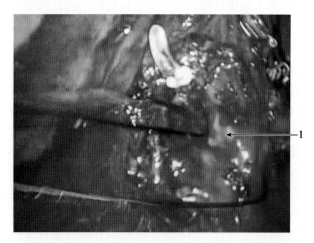

图1-2-2-36 游离左肺上叶支气管分支,找到舌段
支气管分支
1. 左肺上叶舌段支气管

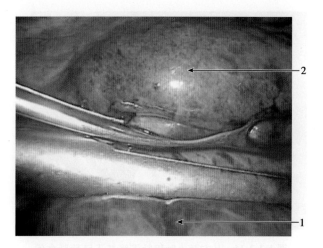

图1-2-2-37 沿标志的肺组织界限以装有绿色钉仓
的内镜直线型缝合切开器切开
1. 左肺上叶舌段,2. 左肺固有上叶

5. 左肺下叶

(1)解剖特点:

1)肺动脉:左肺动脉发出向左肺上叶后段动脉
后,发出向后方的下叶背段动脉,多为1~3支,然后
在发出舌段动脉后,以2~4支基底段动脉为终末,2
支较多见,一支供应前内基底段,一支供应后外基底
段(图1-2-2-38)。

2)肺静脉:左肺下叶静脉通常有两支粗大属
支,上支为下叶背段引流静脉,下支静脉引流各基底
段(图1-2-2-39)。

3)支气管:左肺下叶向后方发出一支下叶背段
支气管后,经过1~2cm的基底段总干后,分为四个
基底段支气管(图1-2-2-40)。左肺下叶脉管(图1-
2-2-41)。

(2)左肺下叶背段切除:基本顺序是动脉-静

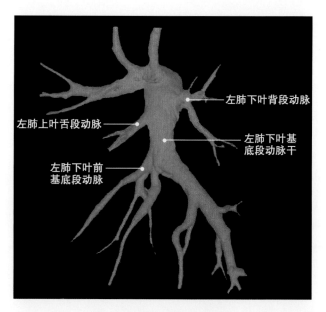

图1-2-2-38 左肺下叶动脉

左肺上叶舌段动脉
左肺下叶前
基底段动脉
左肺下叶背段动脉
左肺下叶基
底段动脉干

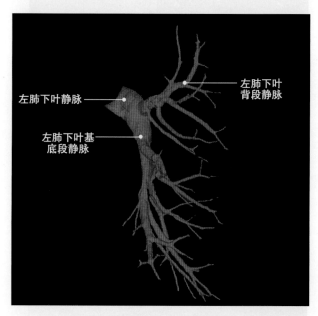

图1-2-2-39 左肺下叶静脉

左肺下叶静脉
左肺下叶基
底段静脉
左肺下叶
背段静脉

脉-支气管。切断下肺韧带,打开肺门后方纵隔胸
膜,游离下肺静脉并显露出背段属支和基底段属支。
打开斜裂,从斜裂中找到肺动脉干,打开血管鞘,沿
血管鞘内向后游离,建立左肺下叶背段动脉到肺门
后方的人工隧道,从主操作口伸入装有蓝色钉仓的
内镜直线型缝合切开器切开后方分化不全的斜裂。
游离背段动脉各分支,从主操作口伸入装有白色钉
仓的内镜直线型缝合切开器切断背段动脉;游离左
肺下叶背段静脉属支,从主操作口伸入装有白色钉
仓的内镜直线型缝合切开器切断下叶背段静脉;从
动脉深方游离显露左肺下叶背段支气管,从主操作
口用长弯钳夹闭背段支气管,肺组织通气确认下叶

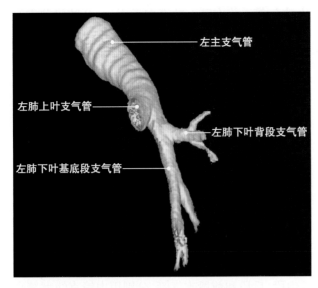

图 1-2-2-40　左肺下叶支气管

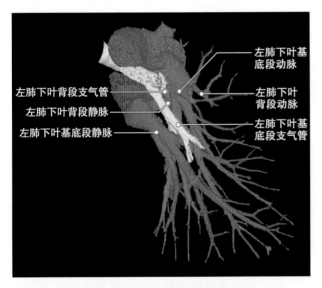

图 1-2-2-41　左肺下叶脉管

背段与各基底段之间的界限并标志后,从主操作口伸入装有绿色钉仓的内镜直线型缝合切开器切断下叶背段支气管。再沿标志的肺组织界限以装有绿色钉仓的内镜直线型缝合切开器切开即可完成背段切除。

（3）左肺下叶基底段切除:基本顺序是动脉-静脉-支气管。切断下肺韧带,打开肺门后方纵隔胸膜,游离下肺静脉并显露出背段属支和基底段属支。打开斜裂,从斜裂中找到肺动脉干,打开血管鞘,沿血管鞘内向前游离,从左侧上下肺静脉之间的间隙至舌段动脉前方建立人工隧道,从主操作口伸入装有蓝色钉仓的内镜直线型缝合切开器切开前方分化不全的斜裂。游离下叶基底段动脉的分支,多为两支较粗大的动脉分支,从主操作口伸入装有白色钉

仓的内镜直线型缝合切开器切断基底段动脉分支;游离左肺下叶基底段静脉属支,注意保留背段静脉分支,从主操作口伸入装有白色钉仓的内镜直线型缝合切开器切断下叶基底段静脉;从动脉深方游离显露左肺下叶基底段支气管,注意保留背段支气管,从主操作口用长弯钳夹闭基底段支气管,肺组织通气确认下叶背段与各基底段之间的界限并标志后,从主操作口伸入装有绿色钉仓的内镜直线型缝合切开器切断下叶基底段支气管。再沿标志的肺组织界限以装有绿色钉仓的内镜直线型缝合切开器切开即可完成左肺下叶基底段的完全切除。

6. 右肺上叶

（1）解剖特点:

1）肺动脉:右侧肺动脉主干发出肺动脉尖前干和后升动脉供应右肺上叶。前干分出尖段动脉和前段动脉,分别供应右肺上叶尖段和前段,后升动脉供应上叶后段。多数患者仅有一支后升动脉,有些则有两支或先天缺如。注意后升动脉可能由右肺下叶背段动脉发出(图 1-2-2-42)。

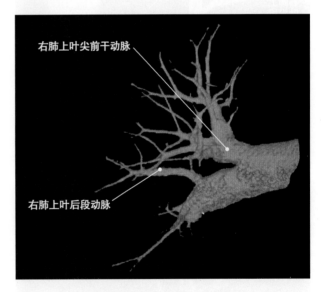

图 1-2-2-42　右肺上叶动脉

2）肺静脉:右上肺静脉的上干一般由三个属支组成,尖段静脉、前段静脉和后段静脉。尖段静脉走行在最高的位置,较表浅;前段静脉通常位置较深,单独游离并切除比较困难;后段静脉通常走行在水平裂中,通常不需要单独处理(图 1-2-2-43)。

3）支气管:右肺上叶支气管进入肺实质后分为三个分支,尖段、前段和后段,其中前段支气管位置最低(图 1-2-2-44)。右肺上叶脉管(图 1-2-2-45)。

（2）右肺上叶尖后段切除:基本顺序是动脉-静

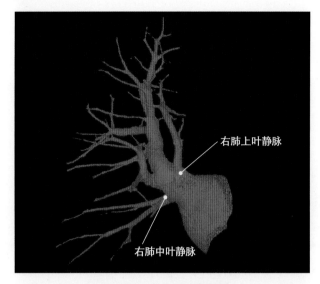

图 1-2-2-43 右肺上叶静脉

右肺上叶静脉

右肺中叶静脉

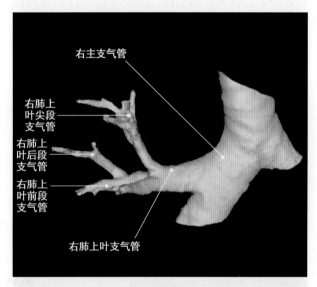

图 1-2-2-44 右肺上叶支气管

右主支气管

右肺上叶尖段支气管

右肺上叶后段支气管

右肺上叶前段支气管

右肺上叶支气管

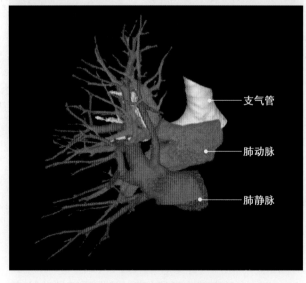

图 1-2-2-45 右肺上叶脉管

支气管

肺动脉

肺静脉

脉-支气管。将右肺上叶牵向后方,打开肺门前方纵隔胸膜,游离右肺上叶静脉上干,可以分别显露出尖、前、后段静脉支,尖段静脉需单独游离后从辅助操作口用装有白色钉仓的内镜直线型缝合切开器切断,后段静脉往往在切开叶间裂时被切断,因此可以不在肺门周围单独切断。将肺组织牵向下方,打开肺门上方纵隔胸膜,游离右肺动脉主干和尖前干,继续向远端分离出尖段支和前段支,从主操作口使用装有白色钉仓的内镜直线型缝合切开器切断尖段动脉。打开后方斜裂,沿肺动脉干找到后升动脉,从主操作口使用装有白色钉仓的内镜直线型缝合切开器切断后升动脉。从肺门后方开始游离支气管,首先分离出右肺上叶支气管,再向远端游离,可以分别显露尖段、后段和前段支气管,分别用内镜直线型缝合切开器切断尖段和后段支气管。肺组织通气,显露出前段与尖后段之间的界限,用装有绿色钉仓的内镜直线型缝合切开器切开段间肺实质。

7. 右肺下叶 解剖特点和肺段切除手术方式基本与左肺下叶相同。

（四）术后并发症

VATS 肺段切除的术后并发症与 VATS 肺叶切除类似,包括持续漏气、肺炎、肺不张、呼吸衰竭,胸腔积液、脓胸、室上性心律失常等,发生率为 0 ~ 31.3%。

六、肺叶切除术

（一）肺叶切除概况

肺叶切除术是治疗肺部疾病最常用的手术方法之一。1933 年 Graham 成功开展了世界上首例全肺切除术,1942 年 Blades 和 Kent 第一次报道了解剖性肺叶切除术。经过半个多世纪的临床研究和应用,尽管手术技术已十分成熟,但以往都需要通过开胸手术才能完成,创伤大、术后疼痛重,并发症发生率高,对患者术后康复和生活质量会造成严重的影响。

胸腔镜手术作为一种成熟的微创手术技术,在肺癌的诊断和姑息治疗方面的价值已经得到公认,取得了与传统开胸手术相同的结果。因此,胸外科医师逐渐尝试将胸腔镜技术应用于肺叶切除治疗早期非小细胞肺癌。1992 年,Lewis 在国际上率先报道了胸腔镜下肺叶切除手术。该手术具有胸壁肌肉损伤小、不牵拉肋骨、手术视野好、对生理影响小、术后疼痛轻、恢复快、带胸管时间和住院时间明显缩短、对美观影响小等优点,对机体的创伤明显小于开胸手术。

2005 年, Tashima 报道 67 例胸腔镜肺叶切除病例, 术中平均出血 110ml, 明显低于同期开胸手术的 165ml 出血量。2006 年, Mckenna 报道 1100 例胸腔镜肺叶切除, 并发症发生率 15.3%, 死亡率 0.8%。2012 年, 北京大学人民医院胸外科报道连续 500 例肺癌胸腔镜肺叶切除手术, 平均出血 214ml, 死亡率 2.0%, 轻微并发症发生率 17.4%。这些都证明了对于有经验的胸外科医师来说, 胸腔镜肺叶切除手术是一种安全的手术方式, 在并发症发生率和术后早期效果方面甚至还要优于传统的开胸手术。

Hoksch 对 13 例尸体采取了胸腔镜下清扫淋巴结开胸手术验证的方法, 证实了胸腔镜下淋巴结清扫后再开胸探查没有发现肺门周围淋巴结残留。Sagawa 报道了 29 例病例先进行胸腔镜下淋巴结清扫再开胸手术验证剩余淋巴结, 在左侧肺癌, 胸腔镜平均清扫 40.3 枚 (重量 10g), 开胸验证剩余淋巴结组织 1.2 枚 (重量 0.2g); 在右侧肺癌, 胸腔镜平均清扫 37.1 枚 (重量 8.3g), 开胸验证剩余 1.2 枚 (重量 0.2g), 无论是淋巴结清扫总数, 还是每一站清扫的淋巴结数目, 两者都没有显著性差异。这些数据证明了胸腔镜下完全可以达到肺癌诊疗规范规定的淋巴结清扫要求。

Tashima 报道胸腔镜肺叶切除与开胸肺叶切除比较, 术后疼痛次数有明显差异 [(6.2±4.1) 次/3 天:(13.5±5.8) 次/3 天, $P<0.001$)], 且胸腔镜肺叶切除组术后 IL-6 水平升高明显低于开胸肺叶切除手术 [(112±43) pg/ml:(351±133) pg/ml]。Demmy 报道胸腔镜肺叶切除后住院时间明显短于开胸手术 [(4.6±1.9) 天:(6.4±2.2) 天, $P<0.01$], 带胸管时间亦明显缩短 [(3.0±1.1) 天:(4.2±1.7) 天, $P=0.01$]。Nakata 报道胸腔镜肺叶切除患者血氧饱和度、氧分压、FEV1 和 FVC 在术后 7 天与 14 天检查均明显好于开胸手术患者。Sugiura 报道胸腔镜肺叶切除患者术后恢复至术前正常活动能力的时间平均为 2.5 个月, 而开胸手术则需 7.8 个月, 结果具有显著统计学差异。这些数据都说明胸腔镜肺叶切除与传统开胸相比, 创伤小、痛苦小、恢复快、微创优势明显。

Shigemura 报道全胸腔镜下肺叶切除、胸腔镜辅助小切口与常规开胸肺叶切除手术治疗早期非小细胞肺癌术后 5 年生存率分别为 96.7%、95.2%、97.2%, 三组比较无显著性差异。Koizumi 比较胸腔镜肺叶切除与开胸手术治疗早期非小细胞肺癌 3 年

和 5 年生存率分别为 92.9% 和 53.8% 与 84.2% 和 60.1%, 亦无明显差异。Shiraishi 报道胸腔镜肺叶切除与开胸手术治疗早期非小细胞肺癌相比, 局部复发率无明显差异, 5 年生存率为 89.1% 和 77.7%, 差异无显著性。Kaseda 则报道 Ia 期非小细胞肺癌行胸腔镜肺叶切除后的 8 年生存率为 97.2%, 达到了与开胸手术基本相同的效果。北京大学人民医院胸外科报道连续 500 例非小细胞肺癌胸腔镜肺叶切除手术, 全部患者的 1 年总生存率 (OS) 和无病生存率 (DFS) 分别为 94.3% 和 90.2%, 3 年 OS 和 DFS 分别为 81.3% 和 76.4%, 结果优于传统开胸手术。这些数据也都证明胸腔镜下肺叶切除对于早期非小细胞肺癌的治疗是一种有效的手术方式。

2009 年, 澳大利亚医师 Yan 等荟萃分析了 21 项胸腔镜与开胸手术的对照研究, 共纳入 2641 例患者。结果显示胸腔镜手术治疗早期非小细胞肺癌局部复发率相对开胸手术无显著升高, 但远处转移率显著降低, 远期生存胸腔镜显著优于开胸。

2008 年, 美国胸外科医师 Whitson 等总结了 1992 年至 2007 年 4 月间 PUBMED 上所有手术治疗早期肺癌的共 6300 例病例资料, 通过对比发现, 接受胸腔镜的患者手术并发症、术后引流时间、住院时间显著低于开胸手术者, 远期生存率胸腔镜显著高于开胸, 特别是 4 年生存率, 胸腔镜比开胸患者绝对值高 17%。

综上所述, 全胸腔镜下肺叶切除治疗早期非小细胞肺癌在彻底性和有效性方面可以达到与开胸手术相同的效果, 同时是一种安全的手术方式, 并且具有创伤小的特点。2003 年以前, 全美每年接受肺叶切除治疗的肺癌患者中只有不到 5% 是在全胸腔镜下完成的, 而到 2006 年, 这一比例上升到了 10%, 到 2010 年, 全美肺癌胸腔镜肺叶切除手术比例已达 45% (国际胸外科医师协会, STS database)。美国国家综合癌症网络 (National Comprehensive Cancer Network, NCCN) 非小细胞肺癌诊疗指南自 2007 版开始, 就已正式将全胸腔镜肺叶切除手术列为早期非小细胞肺癌治疗的标准术式之一。

(二) VATS 肺叶切除的适应证和禁忌证

VATS 肺叶切除的手术适应证与开胸手术相近。

1. 手术适应证

(1) 肺部恶性肿瘤:

1) 原发性肺癌:

① 早期非小细胞肺癌, $T_{1-3}N_{0-1}M_0$, 或孤立的单站 N_2 淋巴结肿大的 ⅢA 期病例。新辅助化疗或放化

疗后,也可试行胸腔镜手术。

②随着腔镜手术技术的提高,以往的一些相对手术禁忌证逐渐成为手术适应证:

a. 直径超过 5cm 的肿瘤,以往是手术禁忌,现已证实完全可以安全地在胸腔镜下完成。

b. 肿瘤侵犯叶支气管,需要进行袖式支气管成形手术的,部分患者可以尝试在镜下完成。

c. 以往认为化疗后是胸腔镜手术的禁忌证,现有资料证实,胸腔镜下可以完成完全切除。

d. 肿瘤侵犯部分心包,未侵及心脏的,可以在镜下切除部分心包,同时用人工织物补片修补缺损的心包。

e. N_2 淋巴结转移,以往认为是胸腔镜手术的绝对禁忌证,但越来越多的文献证实,胸腔镜下完全可以达到同开胸手术相同的淋巴结清扫效果。因此,对于单发或单站 N_2 淋巴结肿大,淋巴结与周围重要的血管支气管存在间隙,淋巴结之间彼此无融合,可以尝试在胸腔镜下完成清扫。

f. 胸壁局部侵犯:肿瘤侵犯胸壁曾一度被认为是胸腔镜手术的禁忌证。通过北京大学人民医院胸外科的手术经验发现,肿瘤侵犯局部胸壁,未浸透肋间肌,切除后胸壁缺损不大,不需要进行胸壁重建的患者,可以试行胸腔镜下肺叶切除合并部分胸壁切除手术。

2)肺转移瘤:原发灶控制良好,没有肺外转移,病变局限于一个肺叶内或一侧肺内,手术能够切除所有病灶、但无法通过有限的肺切除如楔形切除等完成时,可以通过胸腔镜肺叶切除完成。

3)其他肺部恶性肿瘤:类癌、肺母细胞瘤、平滑肌肉瘤、脂肪肉瘤等。

(2)肺部良性疾病:支气管扩张症、肺囊肿、肺脓肿、肺部真菌病、肺结核或其他分枝杆菌感染、肺隔离症、肺大疱导致的毁损肺、先天性动静脉瘘、肺硬化性血管瘤等。

2. 手术禁忌证

(1)绝对禁忌证:

1)侵犯纵隔心脏大血管,或重要的神经如喉返神经等。

2)侵犯隆突或气管。

3)侵犯大范围胸壁,需要进行胸壁重建。

(2)相对禁忌证:

1)多站淋巴结转移。

2)纵隔淋巴结结核或钙化,与周围血管或支气管界限不清。

3)既往有患侧胸部手术史,或者胸膜感染史,胸膜肥厚粘连严重,胸腔镜不能进入者。

4)纵隔放疗后。

(3)其他禁忌证:

1)一般情况差,心、肺功能严重损害、恶病质,不能耐受手术者。

2)肺功能严重下降,不能耐受单肺通气者。

3)心血管系统严重疾患:

①近 3 个月内发生急性心肌梗死者。

②近期内有严重的心绞痛反复发作者。

③全心衰竭伴心脏明显扩大,心功能 Ⅲ 级以上者。

④有严重的室性心律失常者。

4)凝血机制障碍者。

5)小儿病例:年龄<6 个月,体重<8kg 不宜行胸腔镜手术。

6)合并严重传染性疾病:如病毒性肝炎、AIDS。

7)各种原因所致气管、支气管严重畸形,无法行双腔气管插管或单侧支气管插管者。

8)休克患者,经输液输血未能缓解者。

9)严重感染未控制者。

(三)手术方式

1. 麻醉和体位　手术均采用全身麻醉,双腔气管插管,健侧单肺通气,患者取健侧正侧卧位。腋下及腰下分别垫软枕,双侧上肢水平前伸固定,不需要折刀位。术者站在患者腹侧进行操作,助手站在患者背侧帮助牵拉显露,这个站位在所有肺叶切除手术中均相同。扶镜手可根据情况站在患者腹侧或背侧把持胸腔镜。

2. 切口设计　三切口设计原则。双侧上叶切除,胸腔镜观察口放置在第七肋间腋中线,长 1～1.5cm;主操作口放置在第四肋间腋前线,长约 4cm,不需要放置开胸器,不牵开肋骨;辅助操作口放置在第七肋间肩胛下角线,长 1.5cm。双肺下叶和右肺中叶切除时,观察口放置在第八肋间腋中线,操作口放置在第五肋间腋前线,辅助操作口放置在第八肋间肩胛下角线。如需中转开胸,则延长主操作口至 10～12cm,或者连接主操作口与辅助操作口。

3. 手术操作

(1)左肺上叶:

1)解剖特点:

①肺动脉:左肺上叶的动脉供应变异较大,左侧肺动脉干一般分出 4～7 支分支到左肺上叶。通常

在最高部位发出两支前干供应尖后段和前段,在远端发出一支舌段动脉,位置相对固定。另外在斜裂中沿肺动脉走行方向发出 1～5 支后段动脉,短而细,数量及位置均不固定(图 1-2-2-14)。

②肺静脉:在肺门最前方,与下肺静脉有一定间距,极少数情况有单支左肺静脉的情况,在处理时需加以明确(图 1-2-2-15)。

③支气管:左肺上叶支气管位于上肺静脉和肺动脉干之间,常常需要切断支气管后才能显露肺动脉各个分支(图 1-2-2-16)。

2)基本步骤:基本顺序是叶间裂-舌段动脉-肺静脉-支气管-肺动脉其他分支。具体如下:将左肺上叶牵向后方,打开肺门前方纵隔胸膜,游离上叶静脉。先游离静脉下缘及后壁,显露上下叶支气管分叉。再游离上叶静脉上缘,同时打开左肺动脉主干上壁外鞘,显露肺动脉主干及第1、2分支上壁(图1-2-2-46)。然后将左肺上叶推向前方,游离左主支气管上壁与肺动脉主干后壁(图 1-2-2-47),显露后段动脉分支后壁。再将左肺上叶牵向上方,从斜裂中部找到肺动脉的主干(图 1-2-2-48),打开血管鞘,沿血管鞘内层次分别向前后游离(图 1-2-2-49)。向前游离至左肺上叶舌段分支与下叶基底段分支之间区域,然后从肺门前方上下肺静脉之间经舌段与基底段动脉分支间分离出隧道壁(图 1-2-2-50),经主操作口用装有蓝色钉仓的内镜直线型缝合切开器经该隧道切开前侧斜裂(图 1-2-2-51)。向后游离经左肺下叶背段动脉分支上方、左肺下叶支气管上缘直至肺门后方分离出另一隧道(图 1-2-2-52),经主操作口用装有蓝色钉仓的内镜直线型缝合切开器经该隧道切开后方斜裂(图 1-2-2-53)。游离左肺上叶舌段动脉(图 1-2-2-54),经主操作口用装有白色钉仓的

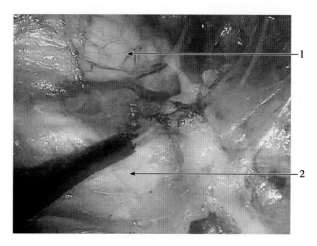

图 1-2-2-47　游离左主支气管上壁与肺动脉主干后壁
1. 肺动脉主干,2. 左主支气管

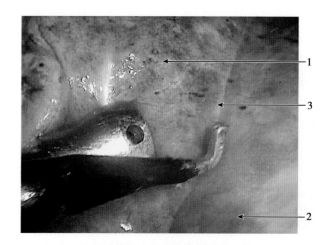

图 1-2-2-48　从斜裂中部打开斜裂
1. 左肺上叶,2. 左肺下叶,3. 斜裂

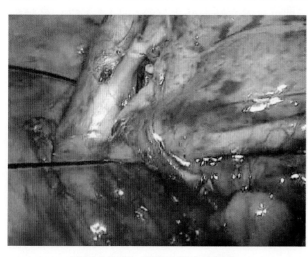

图 1-2-2-46　游离左肺上叶静脉

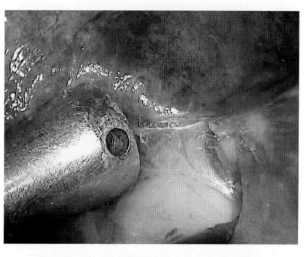

图 1-2-2-49　沿血管鞘内层次分别向前后游离

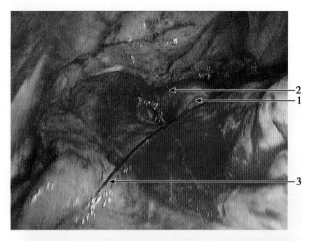

图 1-2-2-50 从肺门前方上下肺静脉之间经舌段与基底段动脉分支间分离出隧道壁

1. 左肺下叶基底段动脉，2. 左肺上叶舌段动脉，3. 斜裂

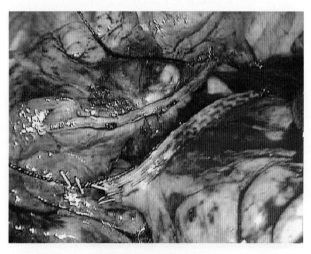

图 1-2-2-51 经主操作口用装有蓝色钉仓的内镜直线型缝合切开器经该隧道切开前侧斜裂

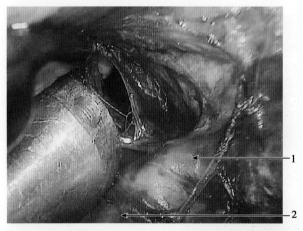

图 1-2-2-52 向后游离经左肺下叶背段动脉分支上方、左肺下叶支气管上缘直至肺门后方分离出另一隧道

1. 左肺下叶背段动脉，2. 左肺下叶基底段动脉

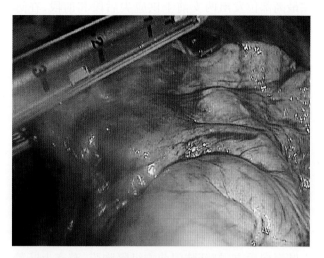

图 1-2-2-53 经主操作口用装有蓝色钉仓的内镜直线型缝合切开器经该隧道切开后方斜裂

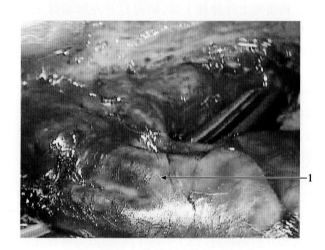

图 1-2-2-54 游离左肺上叶舌段动脉

1. 左肺上叶舌段动脉

内镜直线型切开缝合器切断（图 1-2-2-55）。然后将左肺上叶牵向后方，经辅助操作口用内镜直线型缝合切开器切断上肺静脉（图 1-2-2-56）。切断肺静脉后即可显露左肺上叶支气管（图 1-2-2-57），经辅助操作口用内镜直线型缝合切开器切断左肺上叶支气管（图 1-2-2-58，图 1-2-2-59）。将左肺上叶牵向后方，即可清晰显露左肺上叶肺动脉剩余各分支（图 1-2-2-60），分别经主操作口用装有白色钉仓的内镜直线型缝合切开器切断（图 1-2-2-61）。

斜裂完全未分化时，显露肺动脉有困难，可以调整切除顺序为肺静脉-支气管-肺动脉-叶间裂，先处理上叶血管和支气管，最后打开斜裂。按前述方法切断肺静脉和上叶支气管。然后将左肺上叶牵向后方，从主操作口分离左肺上叶肺动脉各分支，经主操作口用内镜直线型缝合切开器分别切断。最后将左肺上叶牵向下方，经主操作口用内镜直线型缝合切

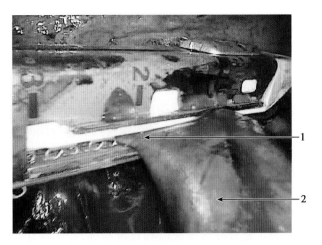

图 1-2-2-55 经主操作口用装有白色钉仓的内镜直线型切开缝合器切断左肺上叶舌段动脉

1. 左肺上叶舌段动脉,2. 左肺下叶基底段动脉

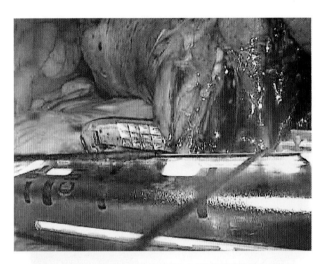

图 1-2-2-56 经辅助操作口用内镜直线型缝合切开器切断上肺静脉

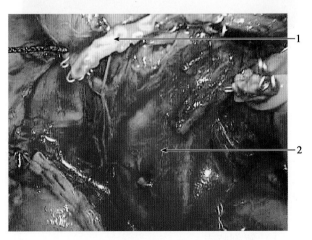

图 1-2-2-57 切断肺静脉后即可显露左肺上叶支气管

1. 左肺上叶静脉残端,2. 左肺上叶支气管

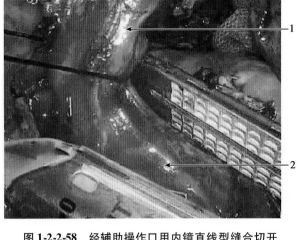

图 1-2-2-58 经辅助操作口用内镜直线型缝合切开器切断左肺上叶支气管

1. 左肺上叶支气管,2. 左肺下叶支气管

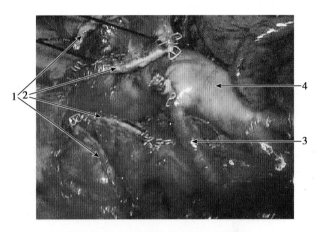

图 1-2-2-59 切断左肺上叶支气管后

1. 左肺上叶静脉残端,2. 左肺上叶支气管残端,
3. 左肺下叶基底段动脉,4. 左肺下叶背段动脉

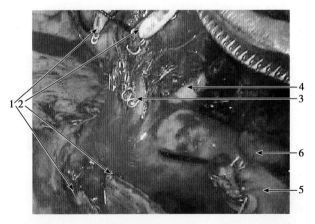

图 1-2-2-60 将左肺上叶牵向后方,即可清晰显露左肺上叶肺动脉剩余各分支

1. 左肺上叶静脉残端,2. 左肺上叶支气管残端,
3. 左肺上叶尖前段动脉,4. 左肺上叶后段动脉,
5. 左肺下叶基底段动脉,6. 左肺下叶背段残端

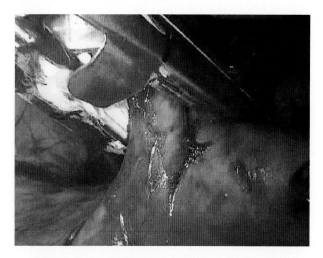

图1-2-2-61 分别经主操作口用装有白色钉仓的内镜直线型缝合切开器切断

开器切开未分化的斜裂。

（2）左肺下叶：

1）解剖特点：

①肺动脉：左侧肺动脉干在后壁分出 1~3 支背段动脉分支（多数为单支），然后分出两支较大的基底段动脉，注意左肺上叶舌段动脉由基底段动脉发出，切断前需要清晰辨认（图1-2-2-38）。

②肺静脉：切开下肺韧带后，可直接到达下肺静脉下缘，有时在较早的时候发出左肺下叶背段静脉；极少数情况有单支左肺静脉的情况，在处理时需加以明确（图1-2-2-39）。

③支气管：左肺下叶支气管位于肺动脉深方，切断动脉后即可显露（图1-2-2-40）。

2）基本步骤：基本处理顺序为叶间裂-肺动脉-肺静脉-支气管。具体如下：将左肺下叶牵向上方，切断下肺韧带，游离左肺下叶静脉（图1-2-2-62）；然

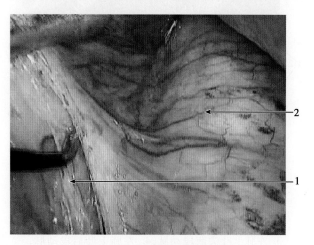

图 1-2-2-62 游离左肺下叶静脉
1. 左肺下叶静脉，2. 降主动脉

后将左肺下叶牵向下方，打开斜裂，从叶间裂中找到肺动脉干，打开肺动脉鞘，鞘内游离左肺下叶基底段动脉，打开血管鞘，沿血管鞘内层次分别向前后游离（图1-2-2-63）。向前游离至左肺上叶舌段分支与下叶基底段分支之间区域，然后从肺门前方上下肺静脉之间经舌段与基底段动脉分支间分离出隧道，经主操作口用装有蓝色钉仓的内镜直线型缝合切开器经该隧道切开前侧斜裂（图1-2-2-64）。向后游离经左肺下叶背段动脉分支上方、左肺下叶支气管上缘直至肺门后方分离出另一隧道，经主操作口用装有蓝色钉仓的内镜直线型缝合切开器经该隧道切开后方斜裂。充分游离基底段和背段动脉，经主操作口用装有白色钉仓的内镜直线型缝合切开器一同或分别切断基底段和背段动脉（图1-2-2-65 ~ 图1-2-2-70）。再经主操作口用装有白色钉仓的内镜直线型切开缝合器切断下叶静脉（图1-2-2-71）。最后游离并经主操作口用装有绿色钉仓的内镜直线型缝合切开器切断左肺下叶支气管（图1-2-2-72，图1-2-2-73）。

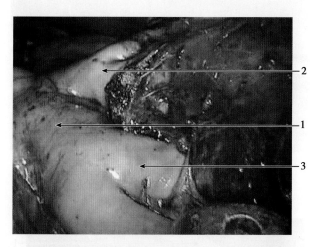

图1-2-2-63 从叶间裂中找到肺动脉干，沿血管鞘内层次分别向前后游离
1. 左肺动脉干，2. 左肺下叶背段动脉，3. 左肺下叶基底段动脉

如斜裂分化差，肺动脉游离困难，强行切开叶间裂会造成肺组织创面过大，这时可先处理肺静脉和支气管，然后游离并切断肺动脉，最后用内镜直线型缝合切开器切开分化差的斜裂。

（3）右肺上叶：

1）解剖特点：

①肺动脉：右肺上叶动脉供应主要来自两支主要的血管，首先从邻近肺门处发出一支较粗大的尖前干，它再分出尖段动脉和前段动脉。注意不要把

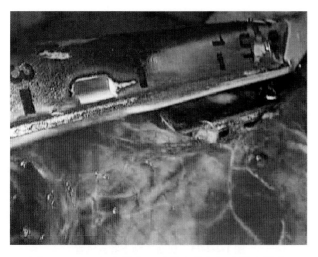

图 1-2-2-64　经主操作口用装有蓝色钉仓的内镜直线型缝合切开器经该隧道切开前侧斜裂

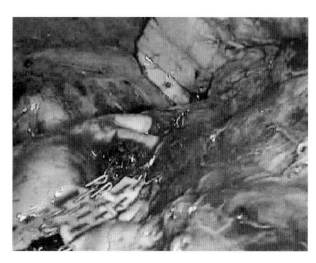

图 1-2-2-67　切断基底段后

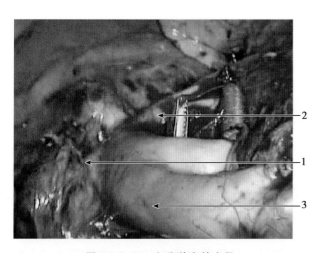

图 1-2-2-65　充分游离基底段
1. 左肺上叶舌段动脉,2. 左肺下叶背段动脉,3. 左肺下叶基底段动脉

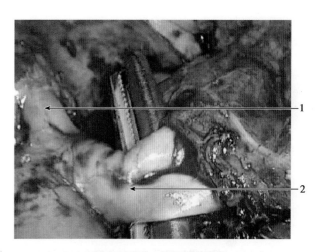

图 1-2-2-68　充分游离背段
1. 左肺上叶后段动脉,2. 左肺下叶背段动脉

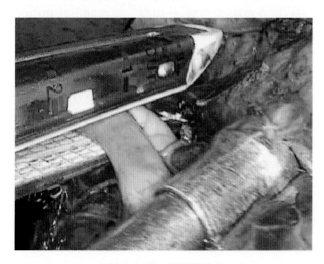

图 1-2-2-66　切断基底段

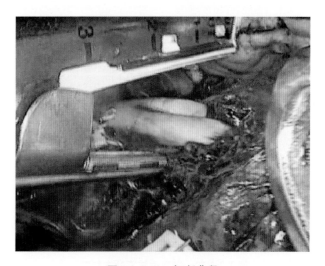

图 1-2-2-69　切断背段

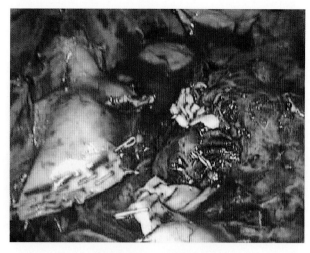

图 1-2-2-70 切断背段后

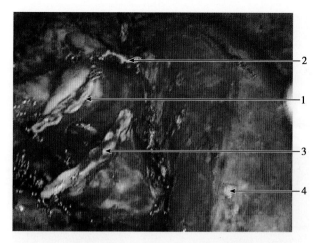

图 1-2-2-73 切断左肺下叶支气管
1. 左肺下叶基底段动脉残端,2. 左肺下叶背段动脉残端,3. 左肺下叶支气管残端,4. 降主动脉

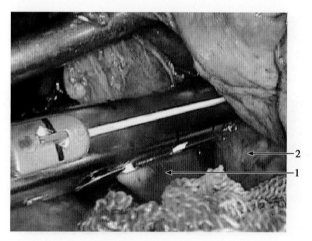

图 1-2-2-71 经主操作口用装有白色钉仓的内镜直线型切开缝合器切断下叶静脉
1. 左肺下叶静脉,2. 降主动脉

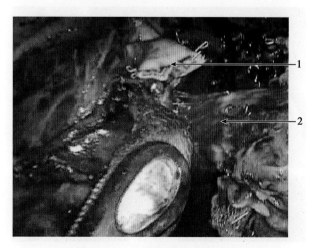

图 1-2-2-72 游离左肺下叶支气管
1. 左肺下叶基底段动脉残端,2. 左肺下叶支气管

尖前段动脉和肺动脉主干混淆。后升动脉起自肺动脉干的后外侧面,走行于叶间裂上方,起点与中叶动脉相对,数量为 1~3 支,多数为单支,部分人后升动脉起源于下叶背段动脉,分离时需仔细辨认(图 1-2-2-42)。

②肺静脉:位于肺门最前方,通常是三支上叶静脉回流到上肺静脉上干,然后与中叶静脉一同汇合成上肺静脉回流心房,切断时要特别注意中叶静脉(图 1-2-2-43)。

③支气管:右肺上叶支气管起自右主支气管外侧壁,紧邻后升动脉上方,其与中间段支气管之间常有淋巴结。从后路显露右肺上叶支气管比较方便(图 1-2-2-43)。

2) 基本步骤:处理基本顺序是肺静脉-尖前段动脉-后升动脉-支气管-叶间裂。将右肺上叶和中叶牵向后方,游离右肺上叶静脉(图 1-2-2-74),充分打开上叶静脉与中叶静脉之间的间隙(图 1-2-2-75),然后将右肺上叶及中叶牵向后下方,沿肺静脉上缘向后上游离,直至显露出上肺静脉上缘及其深方的右肺动脉主干和后上方的尖前段肺动脉干(图 1-2-2-76)。从主操作口用装有白色钉仓的内镜直线型缝合切开器切断右肺上叶尖前段动脉分支(图 1-2-2-77,图 1-2-2-78),从辅助操作口用装有白色钉仓的内镜直线型缝合切开器切断上肺静脉(图 1-2-2-79)。经过中叶与下叶之间电凝切开前侧部分斜裂(图 1-2-2-80),顺此方向可以找到基底段肺动脉前壁,打开动脉鞘后,逆行找到肺动脉主干,并分离出右肺上叶后升动脉和右肺下叶背段动脉,经右肺下叶背段动脉前外侧缘到右肺上叶和中间段支气管夹

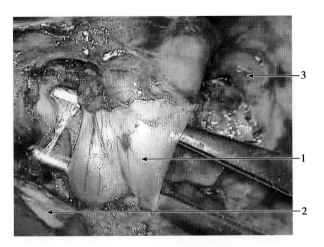

图 1-2-2-74　游离右肺上叶静脉
1. 右肺上叶静脉,2. 右肺中叶静脉,3. 上腔静脉

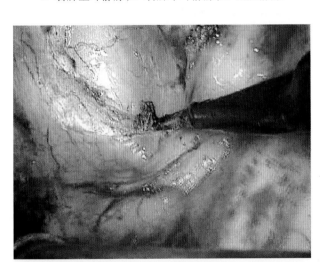

图 1-2-2-75　充分打开上叶静脉与中叶静脉之间的间隙

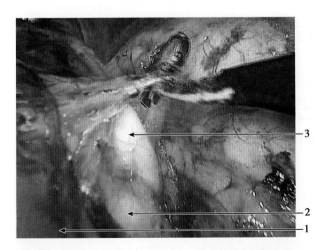

图 1-2-2-76　显露出上肺静脉上缘及其深方的右肺动脉主干和后上方的尖前段肺动脉干
1. 右肺上叶静脉,2. 右肺动脉主干,3. 尖前段动脉

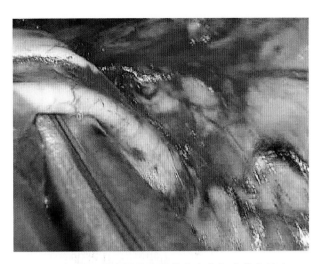

图 1-2-2-77　从主操作口用装有白色钉仓的内镜直线型缝合切开器切断右肺上叶尖前段动脉分支

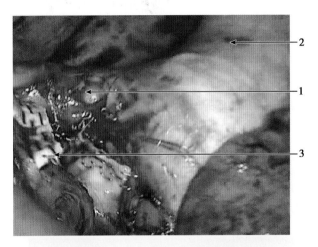

图 1-2-2-78　切断右肺上叶尖前段动脉分支后
1. 奇静脉弓,2. 上腔静脉,3. 尖前段动脉残端

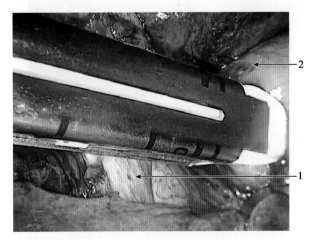

图 1-2-2-79　从辅助操作口用装有白色钉仓的内镜直线型缝合切开器切断上肺静脉
1. 右肺上叶静脉,2. 上腔静脉

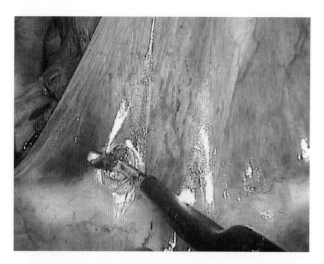

图1-2-2-80　经过中叶与下叶之间电凝切开前侧部分斜裂

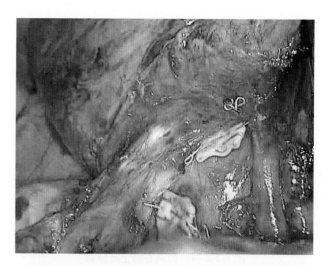

图1-2-2-82　从主操作口用装有白色钉仓的内镜直线型缝合切开器切断后升动脉

角处的间隙分离出至肺门后方的人工隧道,经主操作口用装有蓝色钉仓的内镜直线型缝合切开器穿过该隧道切开后方斜裂。将右肺上叶牵向上方,沿动脉干找到后升动脉(图1-2-2-81),从主操作口用装有白色钉仓的内镜直线型缝合切开器切断后升动脉(图1-2-2-82),游离右肺上叶支气管后(图1-2-2-83),经主操作口用装有绿色钉仓的内镜直线型缝合切开器切断右肺上叶支气管(图1-2-2-84)。最后经辅助操作口用内镜直线型缝合切开器切开分化不全的水平裂(图1-2-2-85)。

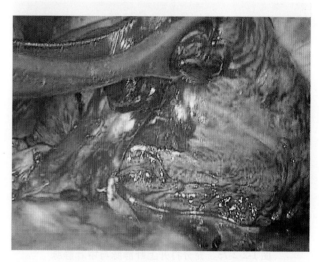

图1-2-2-83　游离右肺上叶支气管后

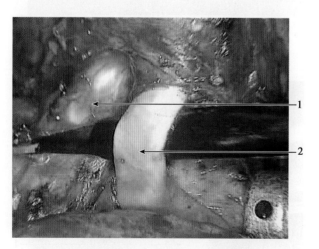

图1-2-2-81　沿动脉干找到后升动脉
1. 右肺上叶支气管,2. 右肺上叶后升动脉

水平裂与斜裂分化均较差,从叶间裂内无法显露肺动脉分支时,可以在处理肺动脉尖前干和上肺静脉后,先处理右肺上叶支气管,然后顺上叶支气管后下方向沿肺动脉干找到后升动脉并切断,最后切断分化不全的斜裂和水平裂。

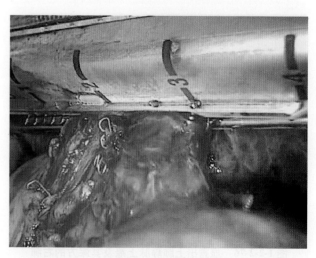

图1-2-2-84　经主操作口用装有绿色钉仓的内镜直线型缝合切开器切断右肺上叶支气管

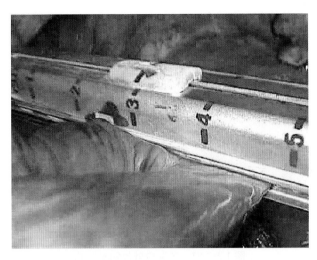

图1-2-2-85　经辅助操作口用内镜直线型缝合切开器切开分化不全的水平裂

（4）右肺中叶：

1）解剖特点：

①肺动脉：通常有两支肺动脉从肺动脉干前壁发出，支配右肺中叶，外侧段动脉的起点位于右侧斜裂和水平裂交汇点深方，后方正对右肺下叶背段动脉，部分外侧段动脉自下叶基底段动脉发出，解剖时应仔细鉴别；内侧段动脉通常距水平裂较近，与中叶支气管走行平行，两者间常有一组淋巴结（图1-2-2-86）。

②肺静脉：起自右上肺静脉的下干，常常为两支，是肺门最靠前的脉管结构（图1-2-2-87）。

③支气管：中间段支气管远端前壁发出右肺中叶支气管，开口通常正对右肺下叶背段支气管开口，走行于中叶两支动脉的深方（图1-2-2-88）。右肺中

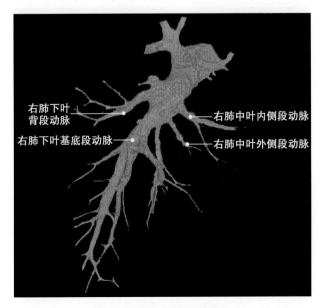

图1-2-2-86　右肺中叶动脉

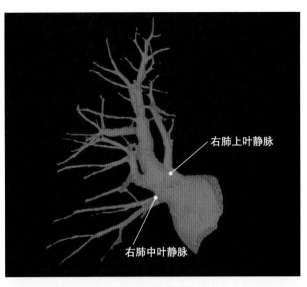

图1-2-2-87　右肺中叶静脉

叶脉管（图1-2-2-89）。

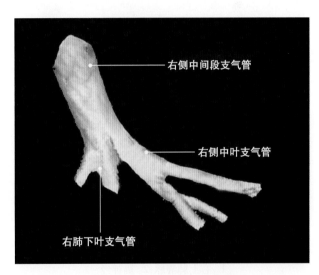

图1-2-2-88　右肺中叶支气管

2）基本步骤：处理基本顺序是肺静脉-肺动脉-支气管-水平裂。将右肺中叶牵向后方，游离右肺中叶静脉（图1-2-2-90，图1-2-2-91）。然后从前下方打开斜裂，游离中叶外侧段动脉和中叶支气管的下壁（图1-2-2-92）。经辅助操作口用装有白色钉仓的直线型切开缝合器切断中叶静脉（图1-2-2-93）。然后经主操作口用装有白色钉仓的内镜直线型缝合切开器切断中叶动脉（图1-2-2-94）。再经主操作口用装有绿色钉仓的直线型切开缝合器切断中叶支气管（图1-2-2-95，图1-2-2-96）。最后经辅助操作口用直线型切开缝合器切开分化不全的水平裂（图1-2-2-97）。如中叶动脉长度不足时，可以先切断中叶支气管，再处理中叶动脉。

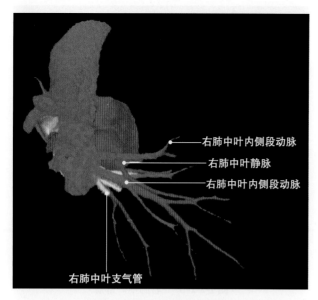

图 1-2-2-89 右肺中叶脉管

右肺中叶内侧段动脉
右肺中叶静脉
右肺中叶内侧段动脉
右肺中叶支气管

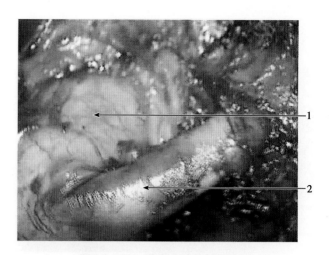

图 1-2-2-92 游离中叶外侧段动脉
1. 右肺中间干动脉,2. 右肺中叶外侧段动脉

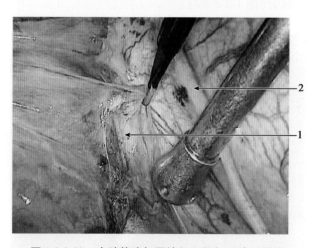

图 1-2-2-90 在肺静脉与膈神经之间打开肺门周围
胸膜
1. 右上肺静脉,2. 膈神经

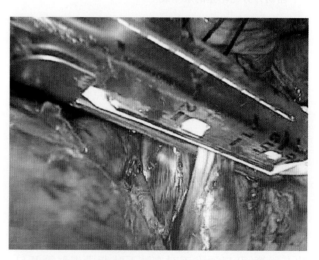

图 1-2-2-93 经辅助操作口用装有白色钉仓的直线
型切开缝合器切断中叶静脉

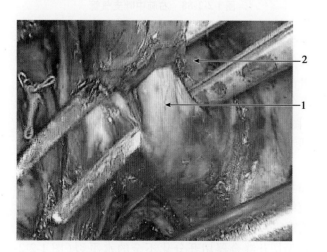

图 1-2-2-91 游离右肺中叶静脉
1. 右肺中叶静脉,2. 右肺上叶静脉

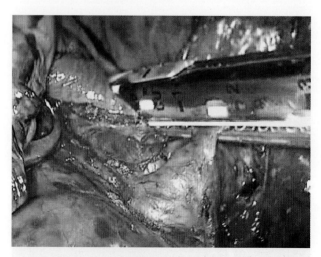

图 1-2-2-94 然后经主操作口用装有白色钉仓的内
镜直线型缝合切开器切断中叶动脉

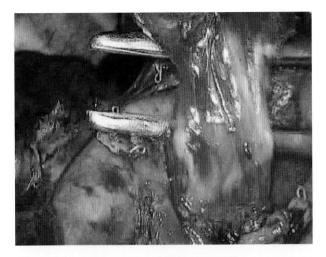

图 1-2-2-95 游离中叶支气管

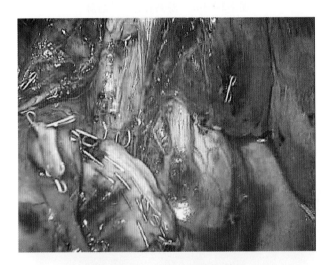

图 1-2-2-96 切断中叶支气管后

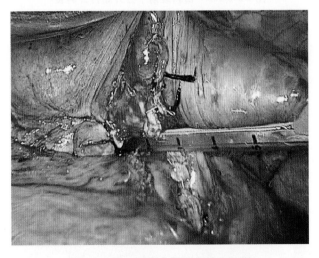

图 1-2-2-97 切开分化不全的水平裂

（5）右肺下叶：

1）解剖特点：

①肺动脉：右侧肺动脉干在终末分成右肺下叶背段动脉和基底干，背段动脉走向后方，一般 1 ～ 2

支，单支多见，部分右肺上叶后升动脉可能由下叶背段动脉发出；基底干通常为两支，向远端再发出 4 ～ 5 支基底段分支，中叶外侧段动脉可能由下叶基底干发出，解剖时应仔细辨认（图 1-2-2-98）。

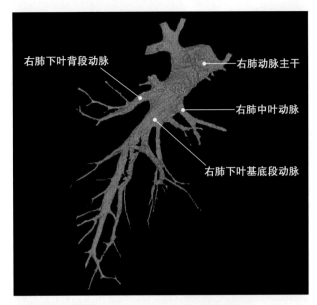

图 1-2-2-98 右肺下叶动脉

②肺静脉：位于肺门的最下方，通常分为三个分支，最高的一支引流右肺下叶背段，另两支较粗大，为基底段支（图 1-2-2-99）。

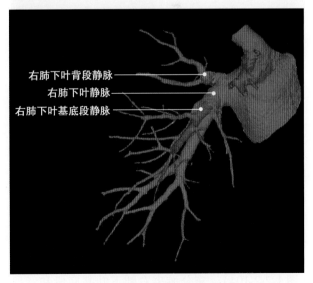

图 1-2-2-99 右肺下叶静脉

③支气管：右中间段支气管远端分出一个右肺下叶背段支气管分支和 4 个基底段支气管分支。注意右肺下叶背段支气管和右肺中叶支气管在一个水平，位置相反，解剖时应仔细辨认（图 1-2-2-100）。右肺下叶脉管重建图见图 1-2-2-101。

93

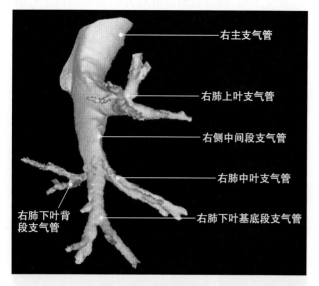

图 1-2-2-100 右肺下叶支气管

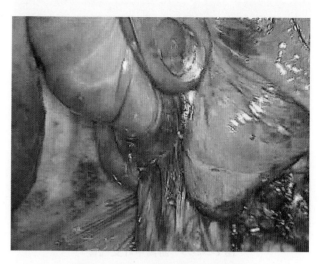

图 1-2-2-102 游离右肺下叶静脉

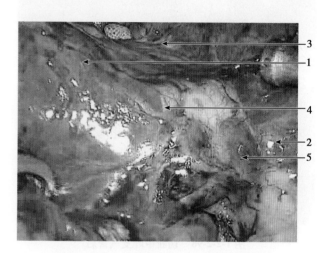

图 1-2-2-103 自斜裂前下方开始打开斜裂

1. 右肺下叶,2. 右肺中叶,3. 斜裂,4. 右肺下叶基底段动脉,5. 右肺中下叶间淋巴结

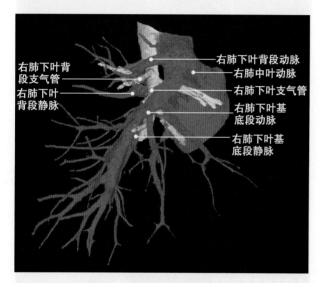

图 1-2-2-101 右肺下叶脉管

2）基本步骤:处理基本顺序是斜裂-肺动脉-肺静脉-支气管。切开下肺韧带,打开肺门周围纵隔胸膜,游离右肺下叶静脉(图 1-2-2-102);然后将右肺下叶牵向下方,自斜裂前下方开始打开斜裂(图 1-2-2-103),直至分离出右肺下叶基底段动脉前壁,打开血管鞘,从鞘内向后上方分离,同时打开后部斜裂(图 1-2-2-104)。充分游离右肺下叶基底段和背段动脉(图 1-2-2-105),经主操作口用装有白色钉仓的内镜直线型切开缝合器切断基底段和背段动脉(图 1-2-2-106)。再经主操作口用装有白色钉仓的内镜直线型切开缝合器切断下叶静脉(图 1-2-2-107)。最后游离并经主操作口用内镜直线型切开缝合器切断右肺下叶支气管(图 1-2-2-108,图 1-2-2-109)。

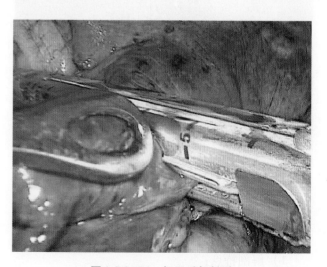

图 1-2-2-104 打开后部斜裂

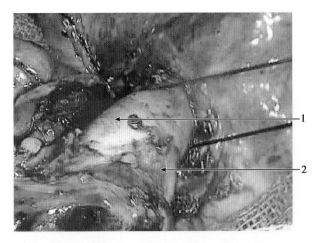

图 1-2-2-105 充分游离右肺下叶基底段和背段动脉

1. 右肺下叶背段动脉, 2. 右肺下叶基底段动脉

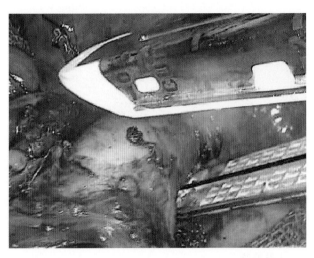

图 1-2-2-106 经主操作口用装有白色钉仓的内镜直线型切开缝合器切断基底段和背段动脉

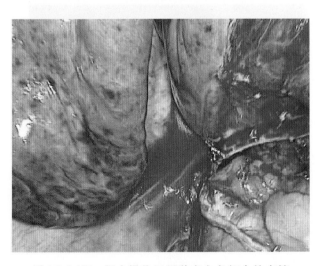

图 1-2-2-107 经主操作口用装有白色钉仓的内镜直线型切开缝合器切断下叶静脉后

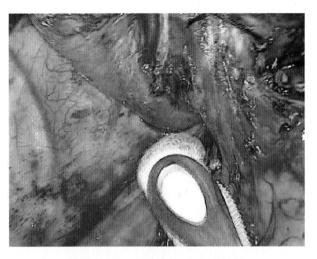

图 1-2-2-108 游离右肺下叶支气管

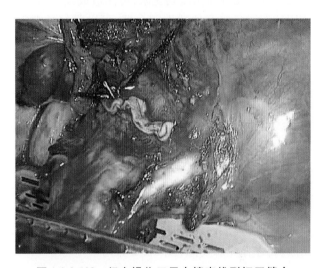

图 1-2-2-109 经主操作口用内镜直线型切开缝合器切断右肺下叶支气管

七、全肺切除

（一）适应证和禁忌证

1. 适应证

（1）中心型肺癌, 不能通过袖式支气管成形保留肺组织者。

（2）周围型肺癌, 肿瘤跨过叶间裂, 侵犯同侧肺组织。

（3）肺结核或支气管扩张等化脓性感染性疾病, 毁损肺组织较多, 超过肺叶或累及一侧全肺。

2. 禁忌证

（1）结核或支气管扩张等感染控制不佳, 肺内病变持续进展者。

（2）一般情况和心肺代偿能力差。

（3）临床检查及肺功能测定提示病肺切除后

将严重影响患者呼吸功能者。

（二）左侧全肺切除

1. 解剖特点

（1）肺动脉：左侧肺动脉主干位置较浅，打开肺门上方纵隔胸膜即可显露左侧肺动脉干上缘；肺动脉干与左肺上叶支气管间有较多纤维结缔组织，常常需在切断上肺静脉后，充分游离左肺上叶支气管上缘，才能显露肺动脉干前壁全貌。

（2）肺静脉：通常分为上、下肺静脉干回流左心房，需分别处理。

（3）支气管：左主支气管长 5～7cm，使用切开缝合器切断时由于受后方的降主动脉的干扰，从主操作口使用普通内镜直线型缝合切开器或者旋转头的内镜缝合切开器角度均受限，可能造成残端过长。使用装有绿色钉仓的残端闭合器，可以很好地避开降主动脉，确保残端长度不过长。

2. 基本步骤　处理基本顺序是肺静脉-肺动脉-支气管。切开下肺韧带，打开肺门周围的纵隔胸膜，切断支气管动脉（图 1-2-2-110）。首先游离并用内镜直线型缝合切开器切断左侧上肺静脉（图 1-2-2-111，图 1-2-2-112）；然后游离左侧肺动脉主干（图 1-2-2-113），用内镜直线型缝合切开器切断（图 1-2-2-114）；再游离并切断左侧下肺静脉（图 1-2-2-115）。清扫隆突下淋巴结并游离左主支气管，贴近隆突使用残端闭合器闭合左主支气管（图 1-2-2-116），远端切断，将左侧全肺切除（图 1-2-2-117）。

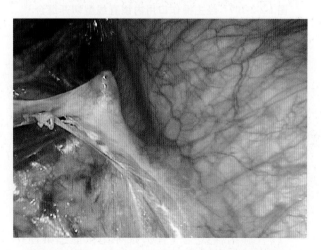

图 1-2-2-110　打开肺门周围的纵隔胸膜，切断支气管动脉

（三）右侧全肺切除

1. 解剖特点

（1）肺动脉：右侧肺动脉干位置较深在，需从上肺静脉干上缘充分向深方游离才能显露主干，直

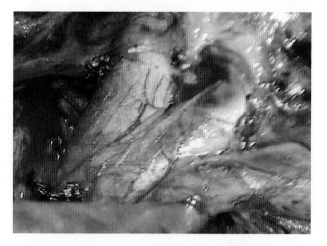

图 1-2-2-111　游离左肺上叶静脉

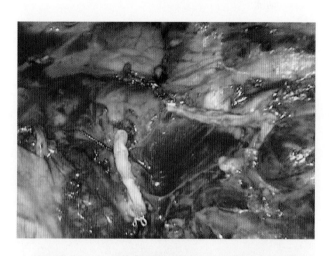

图 1-2-2-112　用内镜直线型缝合切开器切断左侧上肺静脉

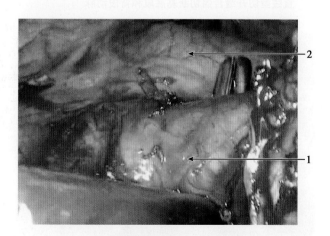

图 1-2-2-113　然后游离左侧肺动脉主干
1. 左肺动脉主干，2. 降主动脉

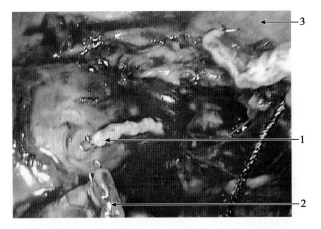

图 1-2-2-114　用内镜直线型缝合切开器切断左侧肺动脉主干

1. 左肺动脉主干残端，2. 左肺上叶静脉残端，3. 降主动脉

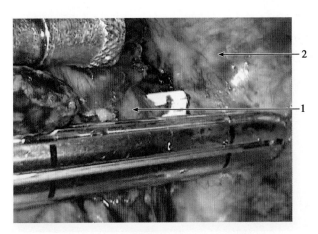

图 1-2-2-115　再游离并切断左侧下肺静脉

1. 左肺下叶静脉，2. 降主动脉

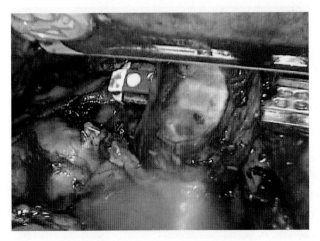

图 1-2-2-116　贴近隆突使用残端闭合器闭合左主支气管

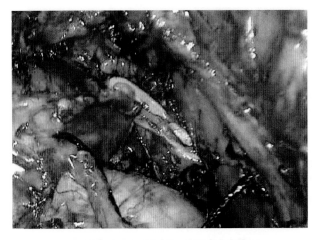

图 1-2-2-117　远端切断，将左侧全肺切除

接游离切断通常显露较差，有一定难度，可以在切断肺静脉和支气管后，将肺组织充分向外牵拉，暴露较好时再处理。

（2）肺静脉：分为上、下肺静脉干回流左心房，注意上静脉干分为上肺静脉和中叶静脉，有时距离较远，可能需要分别处理。

（3）支气管：右侧支气管走行在肺门最后方，从后路游离显露比较容易。动脉处理有难度时，可以先打开肺门后方纵隔胸膜，游离右主支气管后用直线型缝合切开器切断，再处理动脉。

2. 基本步骤　处理基本顺序是肺静脉-肺动脉-支气管。切开下肺韧带（图 1-2-2-118），打开肺门周围的纵隔胸膜（图 1-2-2-119 ～ 图 1-2-2-121）。首先分别游离右侧上、中、下叶肺静脉，并用装有白色钉仓的内镜直线型缝合切开器分别切断（图 1-2-2-122 ～ 图 1-2-2-126）；然后游离右侧肺动脉主干（图 1-2-2-127），用装有白色钉仓的内镜直线型缝合切开

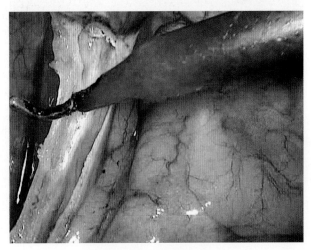

图 1-2-2-118　切开下肺韧带

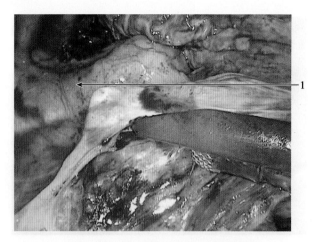

图 1-2-2-119　打开肺门后纵隔胸膜
1. 奇静脉弓

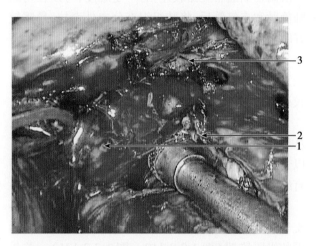

图 1-2-2-120　清扫隆突下淋巴结,显露右主支气管
1. 左主支气管,2. 右主支气管,3. 隆突尖

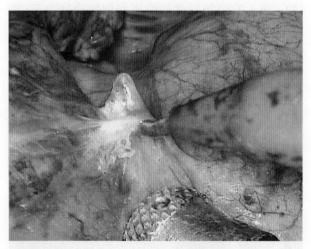

图 1-2-2-121　在肺静脉与膈神经之间打开
肺门周围胸膜

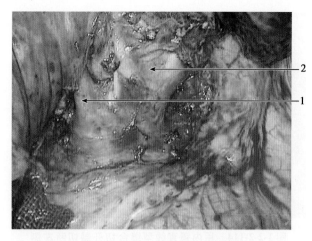

图 1-2-2-122　游离中上叶静脉
1. 右肺中叶静脉,2. 右肺上叶静脉

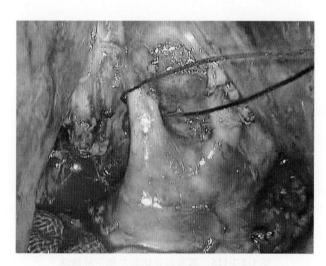

图 1-2-2-123　游离中叶静脉并带线牵引之

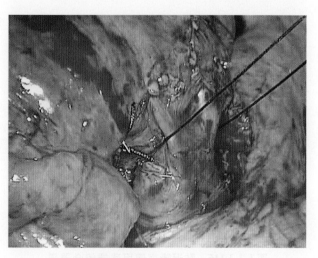

图 1-2-2-124　切断中叶静脉

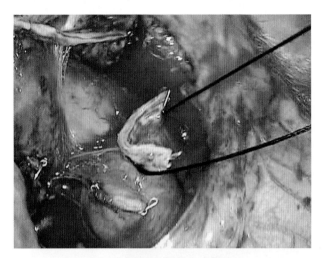

图 1-2-2-125　切断上叶静脉

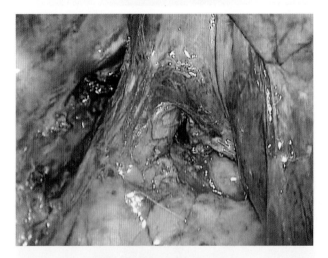

图 1-2-2-126　游离下叶静脉

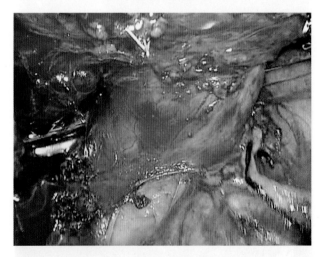

图 1-2-2-127　然后游离右侧肺动脉主干

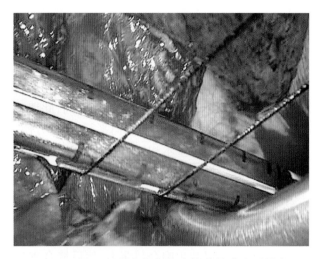

图 1-2-2-128　用装有白色钉仓的内镜直线型缝合切开器切断右侧肺动脉主干

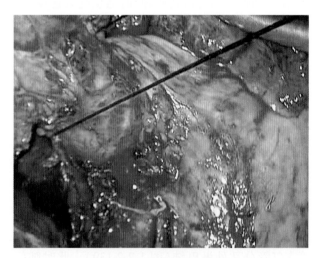

图 1-2-2-129　游离右主支气管

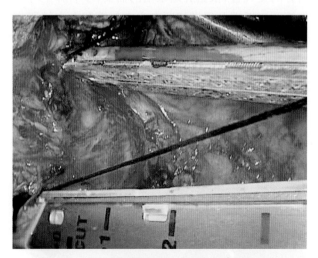

图 1-2-2-130　贴近隆突使用内镜直线型缝合切开器切断右主支气管

器切断(图 1-2-2-128);最后游离右主支气管(图 1-2-2-129),贴近隆突使用内镜直线型缝合切开器切断右主支气管(图 1-2-2-130),将右侧全肺切除。

八、袖式肺叶切除术

（一）操作要点

1. 切口设计　操作口放置在腋前线，上叶袖式放置在第 4 肋间，下叶袖式放置在第 5 肋间，此切口位置使用持针器时操作方向与肺门平行，缝合方便，与开胸手术缝合习惯基本相同，特别是在左侧袖式支气管成形缝合操作时，这样的切口设计可以有效地避开肺动脉的遮挡。

2. 吻合技术要点　首先缝合支气管吻合口的最深处，即支气管的内侧壁，缝合后即打结将两端支气管断端拉拢可以减少吻合口张力；然后缝合支气管后壁，即支气管膜部，该处可以使用单纯连续缝合，便于调整两吻合口直径，同时加快缝合速度；最后缝合前壁，前壁位置表浅，使用单纯间断缝合即可。

（二）右肺上叶袖式支气管成形术

右肺上叶支气管位于肺门最后方，可以从肺门前方开始，处理完所有动脉和静脉后最后处理支气管。血管的处理过程与右肺上叶切除基本相同。基本处理顺序是：切开下肺韧带，打开肺门周围的纵隔胸膜（图 1-2-2-131，图 1-2-2-132），从肺门前方游离并用内镜直线型切割缝合器切断右肺上叶尖前段动脉、后升动脉和上叶静脉，并打开水平裂（图 1-2-2-133 ～图 1-2-2-138）。清扫隆突下、右侧气管旁和气管支气管分叉处淋巴结（图 1-2-2-139）。此时肺门后方的支气管，根据肿瘤根治的需要，于右肺上叶支气管开口近端及远端切断右主支气管和右中间段支气管，将右肺上叶完整切除（图 1-2-2-140 ～图 1-2-2-

142）。将切断的右侧中间段支气管上提，与右主支气管断端行端-端吻合（图 1-2-2-143 ～图 1-2-2-152）。

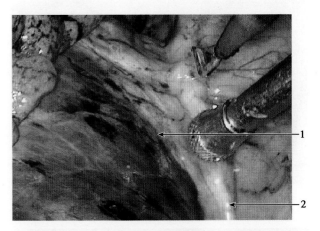

图 1-2-2-132　在肺静脉及膈神经之间打开肺门前纵隔胸膜

1. 肺静脉，2 膈神经

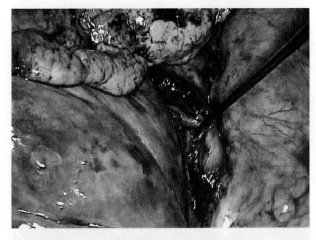

图 1-2-2-133　游离并带线牵引右肺上叶静脉以备切断

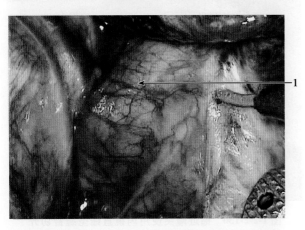

图 1-2-2-131　打开肺门后方的纵隔胸膜，向上达奇静脉弓下缘

1. 奇静脉弓

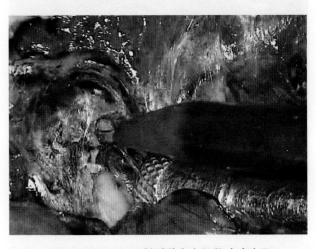

图 1-2-2-134　打开斜裂游离中间段肺动脉干

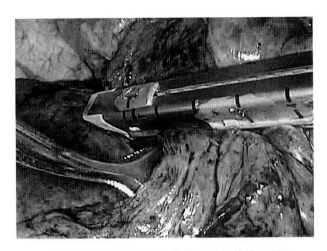

图 1-2-2-135 从右肺上叶静脉和中间静脉之间至中间段肺动脉干表面,建立人工隧道并切断以打开分化不全之水平裂

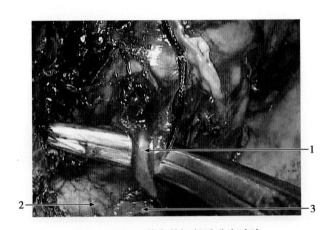

图 1-2-2-136 游离并切断后升支动脉
1. 右肺上叶后升支动脉,2. 右肺下叶背段动脉,
3. 右肺下叶基底段动脉

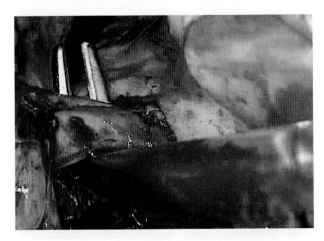

图 1-2-2-137 游离尖前段动脉以备切断

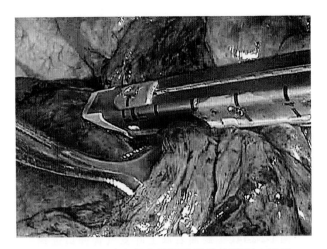

图 1-2-2-138 建立经右肺下叶背段动脉后上缘到上叶和中间段支气管夹角处的隧道,并切断之

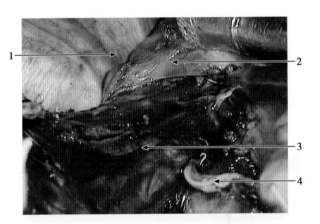

图 1-2-2-139 游离右主支气管前壁,清除右侧气管支气管分叉处淋巴结
1. 肋间静脉,2. 奇静脉弓,3. 右主支气管,4. 右肺上叶尖前段动脉残端

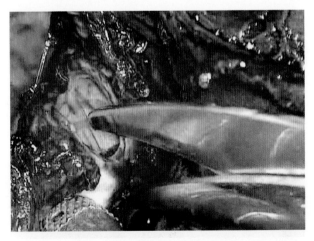

图 1-2-2-140 距离右肺上叶支气管开口远端0.5cm处剪开右中间段支气管

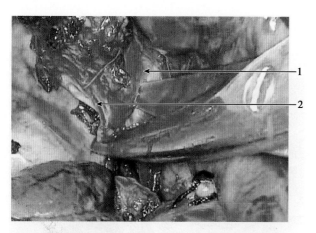

图 1-2-2-141 距离右肺上叶支气管开口近端 0.5cm 处剪开右主支气管
1. 右主支气管，2. 右侧中间段支气管残端

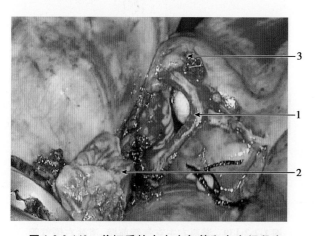

图 1-2-2-142 剪短后的右主支气管和右中间段支气管
1. 右主支气管残端，2. 右侧中间段支气管残端，
3. 奇静脉弓

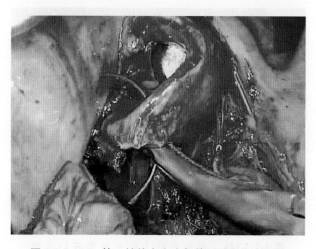

图 1-2-2-143 第一针从右主支气管后壁正中点进针

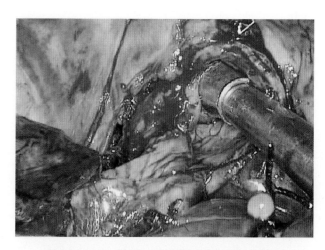

图 1-2-2-144 从第一针缝线开始向支气管膜部方向单纯连续缝合

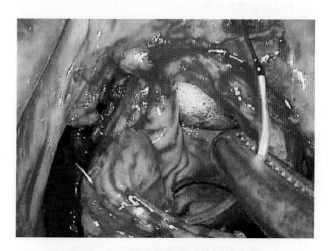

图 1-2-2-145 从相对应的膜部与软骨部交界处进出针

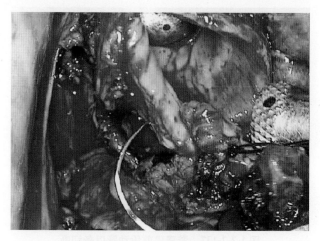

图 1-2-2-146 连续缝合膜部

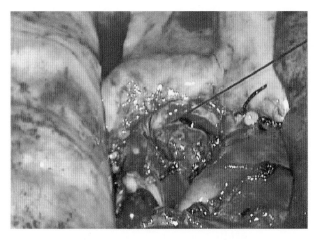

图 1-2-2-147　收紧全部不可吸收缝线

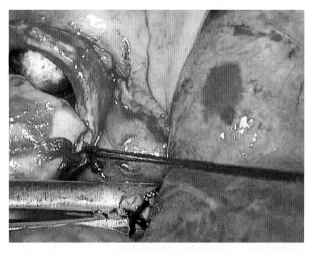

图 1-2-2-150　缝合后外观

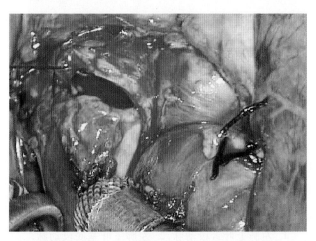

图 1-2-2-148　剩余部分未吻合的前壁软骨部分
可充分显露

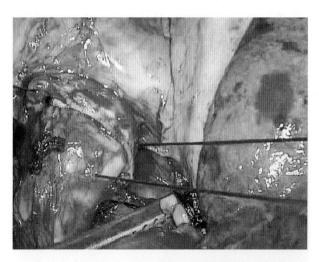

图 1-2-2-151　同样方法继续缝合

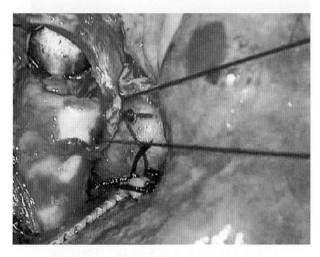

图 1-2-2-149　单纯间断缝合,行针方向都是外
进外出

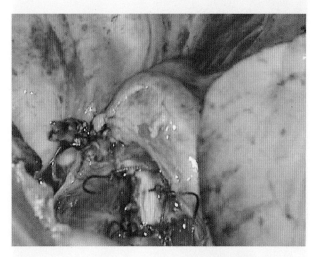

图 1-2-2-152　缝合结束

（三）左肺下叶支气管成形术

左肺下叶肺动脉分支和肺静脉分别位于左肺下叶支气管的上方和下方，可以从肺门前方分别处理，切断肺动脉后，即可显露左肺上下叶支气管汇合处，向近端仔细游离，可显露足够长度的支气管进行切断和吻合。基本处理顺序是：切开下肺韧带，打开肺门周围的纵隔胸膜（图 1-2-2-153，图 1-2-2-154），首先按常规肺叶切除的方法打开叶间裂（图 1-2-2-155）；然后从叶间裂中游离左肺下叶各支肺动脉并用内镜直线型切割缝合器切断（图 1-2-2-156～图 1-2-2-158），然后游离并切断左肺下叶静脉（图 1-2-2-159，图 1-2-2-160）。充分游离左主支气管和左肺上叶支气管根部（图 1-2-2-161），根据肿瘤治疗原则分别在近端切断左主支气管，远端切断左肺上叶支气管，将左肺下叶完整切除（图 1-2-2-162，图 1-2-2-163）。将切断的左肺上叶支气管与左主支气管断端行端-端吻合（图 1-2-2-164～图 1-2-2-170）。

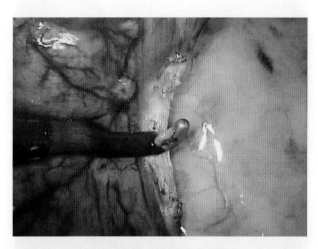

图 1-2-2-153 切断下肺韧带

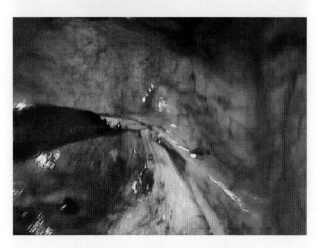

图 1-2-2-154 游离肺门后纵隔胸膜

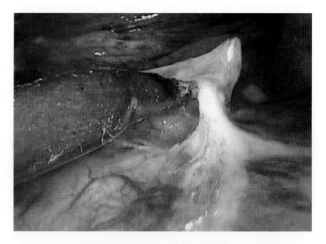

图 1-2-2-155 打开叶间裂

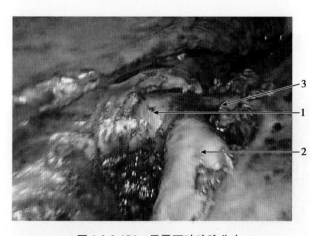

图 1-2-2-156 显露下叶动脉分支
1. 左肺上叶舌段动脉，2. 左肺下叶基底段动脉，
3. 左肺下叶背段动脉

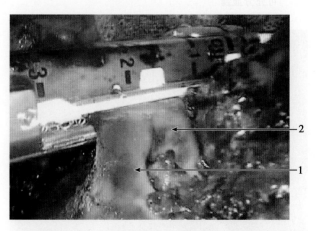

图 1-2-2-157 从操作口伸入装有白色钉仓的内镜直线型切割缝合器切断下叶动脉
1. 左肺下叶基底段动脉，2. 左肺下叶背段动脉

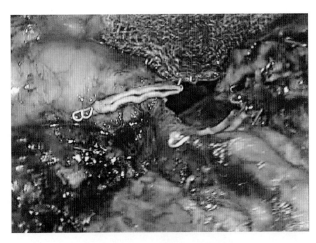

图 1-2-2-158　切断下叶动脉后

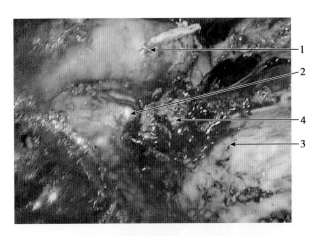

图 1-2-2-161　肿瘤侵犯上下叶支气管分叉处
1. 左肺上叶动脉, 2. 左肺上叶支气管, 3. 左肺下叶
支气管, 4. 肿瘤

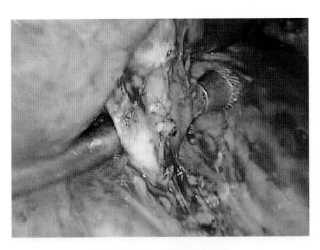

图 1-2-2-159　游离下叶静脉

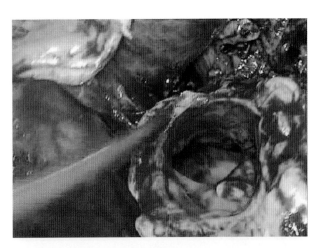

图 1-2-2-162　于距离左肺上下叶支气管分叉处
0.5cm 近端切断左肺上叶支气管

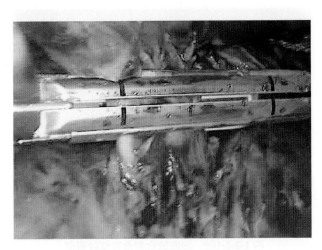

图 1-2-2-160　夹闭并切断下肺静脉

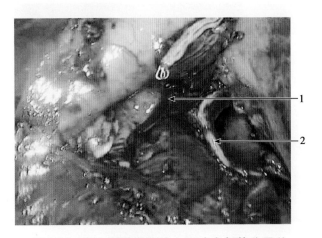

图 1-2-2-163　于距离左肺上下叶支气管分叉处
0.5cm 近端切断左肺主支气管
1. 左肺上叶支气管残端, 2. 左肺主支气管残端

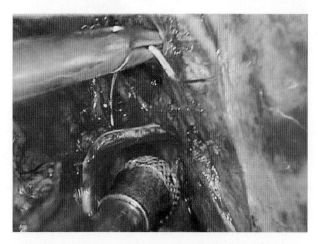

图 1-2-2-164　首先以 3/0 可吸收缝线缝合后壁

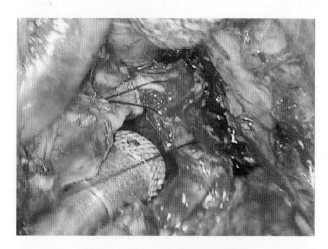

图 1-2-2-167　连续缝合后壁膜部

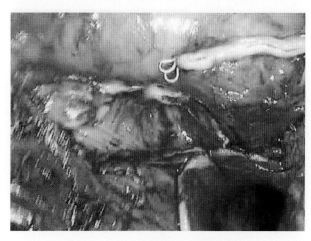

图 1-2-2-165　继续单纯间断缝合后壁

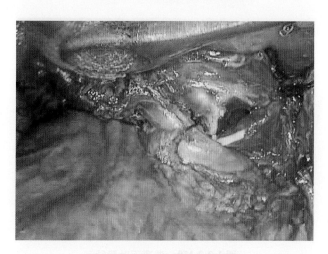

图 1-2-2-168　收紧连续缝合线

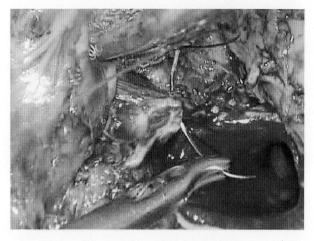

图 1-2-2-166　单纯连续缝合膜部

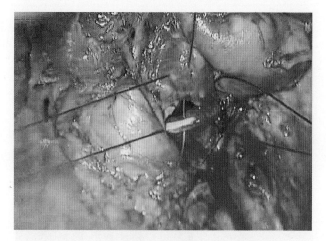

图 1-2-2-169　间断缝合剩余前壁软骨部

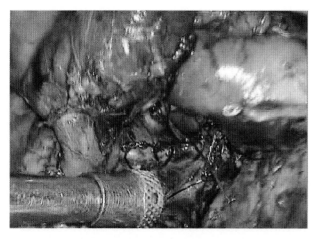

图1-2-2-170 缝合完的吻合口

（四）左肺上叶支气管成形术

左肺上叶支气管位于左肺上叶肺动脉前干和最上后段动脉的前方,当该处腔内有肿瘤或伴发周围淋巴结肿大时,从前方游离处理肺动脉前干和最上后段动脉时通常比较困难,往往需要先按肿瘤治疗原则切开左肺下叶支气管和左主支气管,然后向后上方提起切开部分的支气管,才能暴露后方的肺动脉分支,最后从肺门前方用内镜直线型缝合切开器切断肺动脉分支后完成肺叶切除。基本操作顺序是:将左肺上叶牵向后方,游离上叶静脉。先游离静脉下缘及后壁,显露上下叶支气管分叉。然后游离上叶静脉上缘,同时打开左肺动脉主干上壁外鞘,显露肺动脉主干及第1、2分支上壁。再将左肺上叶推向前方,游离肺动脉主干后壁,显露后段动脉分支后壁。再将左肺上叶牵向上方,从斜裂中部找到肺动脉的主干,打开血管鞘,沿血管鞘内层次分别向前后游离。向前游离至左肺上叶舌段分支与下叶基底段分支之间区域,然后从肺门前方上下肺静脉之间经舌段与基底段动脉分支间分离出隧道,经主操作口用装有蓝色钉仓的内镜直线型缝合切开器经该隧道切开前侧斜裂。向后游离经左肺下叶背段动脉分支上方、左肺下叶支气管上缘直至肺门后方分离出另一隧道,经主操作口用装有蓝色钉仓的内镜直线型缝合切开器经该隧道切开后方斜裂。游离左肺上叶舌段动脉,经主操作口用装有白色钉仓的内镜直线型切开缝合器切断。然后将左肺上叶牵向后方,经辅助操作口用内镜直线型切缝合开器切断上肺静脉。切断肺静脉后即可从前方显露左主支气管及左肺上、下叶支气管分叉处,切开左肺下叶支气管和左主支气管,然后向后上方提起切开部分的支气管,将左肺上叶牵向后方,即可清晰显露左肺上叶肺动脉

剩余各分支,分别经主操作口用装有白色钉仓的内镜直线型缝合切开器切断。将切断的左肺下叶支气管与左主支气管断端行端-端吻合。

九、肺减容手术

肺减容(lung volume reduction surgery,LVRS)是近年改良发展的一种用于改善终末期弥漫性肺气肿患者呼吸功能的手术。肺气肿是典型的慢性阻塞性肺疾病,病理改变是终末细支气管远端的气腔异常永久性的扩张,伴有气腔壁的破坏。肺减容手术以切除的方式治疗这种弥漫的、以肺组织破坏为特征的疾病。肺气肿病情不可逆,终末期肺气肿的预后很差,甚至不优于手术切除的肺癌,仅有肺减容和肺移植是有效的治疗。从这个角度看,虽然适应证有限而且手术风险较大,肺减容手术仍然是终末期肺气肿患者重要的治疗模式。

（一）肺减容手术简介

肺气肿的重要病理变化是肺组织破坏,肺减容手术治疗的原理是矫正肺气肿的病理生理变化,而不是进一步切除已经破坏的肺组织。肺减容手术的理论是20世纪50年代由美国外科医师Brantigen提出的,目的是纠正肺气肿造成的肺组织过度膨胀。

经典理论认为:生理情况下,胸膜腔内为负压。此负压牵引肺及其小气道扩张,而扩张的肺产生弹性回缩力协助呼气。肺气肿时肺过度充气,胸内负压减小,已有腔壁破坏的小气道呼气时塌陷,引起阻塞性通气障碍。肺减容手术,减小肺体积,恢复胸内负压,减少小气道梗阻,并增加肺弹性回缩力产生的呼气动力。肺气肿病变程度不均一,病变严重的部分顺应性高、通气多但血流少,却可以压迫周围相对正常的肺组织,妨碍其通气,引起通气/血流比失调。肺减容术通过切除严重病变区,使整体病变趋于均匀,从而改善通气/血流比。肺气肿时,横膈被体积扩大的肺压迫变平,运动幅度减小,工作效率降低。肺减容术后,膈肌恢复正常形态,呼吸功能得以改善。同时,肺气肿时胸内压升高还可以影响回心血量,加重右心负担。切除部分肺组织将改善血流动力学状况(图1-2-2-171)。

由于最初的手术死亡率太高,肺减容手术没有被学术界接受。直到40余年后,Cooper医师在肺移植的实践中认识到了Brantigen理论的正确性和实用性,并采用切开缝合器加快了肺组织的切割和缝合速度;使用特制牛心包垫片加固肺切缘,大大减少

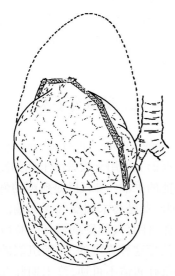

图 1-2-2-171　肺减容手术原理示意图

了肺漏气,提高了手术的安全性。Cooper 的手术效果震惊了胸外科界,1995 年开始肺减容术在世界各地广泛开展,1996 年初,王俊在北京成功地完成了我国第一例肺减容手术。

(二) 肺减容术手术适应证和禁忌证

肺减容手术患者与其他胸部手术患者群相比,基础肺功能差,手术风险大。手术适应证的选取是取得成功的关键。美国的国家肺气肿治疗试验(National Emphysema Treatment Trial,NETT)的完成,使得肺减容手术适应证的选择有了定论。理想的手术适应证需要满足两个条件:肺气肿病变以肺尖为著;康复训练后运动能力较低(功率自行车男性<40W,女性<25W)。满足这两个条件的患者手术比内科治疗可以降低死亡率一半以上($RR=0.47$),运动能力和生活质量显著改善($P<0.001$)。如果仅仅满足一个条件则不能从手术中明显受益。对于两者都不具备的患者,手术比保守治疗的死亡率增加一倍,是绝对禁忌证。而 $FEV1 \leqslant 20\%$ 预计值,伴 $DLCO \leqslant 20\%$ 预计值或肺气肿病变均匀分布者,手术死亡率高达 16%,也是绝对禁忌证。以 NETT 结果为依据修订的肺减容手术适应证和筛选流程(表 1-2-2-1,图 1-2-2-172)。

表 1-2-2-1　依据 NETT 结果修订的肺减容手术适应证和禁忌证

指标	适应证	禁忌证
临床指标	1. 年龄<75 岁 2. 诊断明确的弥漫性肺气肿 3. 内科治疗后仍严重呼吸困难 4. 临床稳定>1 个月 5. 戒烟>6 个月	1. 年龄>75~80 岁 2. 严重肥胖或恶病质 3. 肺动脉高压(收缩压>45mmHg,舒张压>35mmHg) 4. 严重哮喘、支气管扩张或慢性支气管炎伴大量脓痰 5. 胸外科手术禁忌,如胸膜固定、严重胸廓畸形等 6. 不能耐受手术或不宜手术,如心衰、严重心脑血管疾病、恶性肿瘤等
肺功能指标	1. 吸入 β 受体激动剂后 FEV_1<45% 预计值 2. 肺过度充气 　RV>150% 预计值 　TLC>100% 预计值 3. PaO_2>6kPa(45mmHg) 4. $PaCO_2$<8kPa(60mmHg) 5. 功率自行车:康复训练后男性运动负荷<40W,女性<25W	1. $FEV_1 \leqslant 20\%$ 预计值 2. $DL_{CO} \leqslant 20\%$ 预计值
影像学指标	高分辨率 CT 证实病变程度不均一,且以上叶病变为著	病变程度均一或非上叶病变为著

　A 组:$FEV1 \leqslant 20\%$ 预计值,伴 $DLCO \leqslant 20\%$ 预计值或肺气肿病变均匀分布。

　B 组:肺气肿病变以上叶为著,康复训练后运动能力较差(男性<40W,女性<25W)。

　C 组:肺气肿病变以上叶为著,康复训练后运动能力较好(男性>40W,女性>25W)。

　D 组:肺气肿病变非上叶为著,康复训练后运动能力较差(男性<40W,女性<25W)。

　E 组:肺气肿病变非上叶为著,康复训练后运动能力较好(男性>40W,女性>25W)。

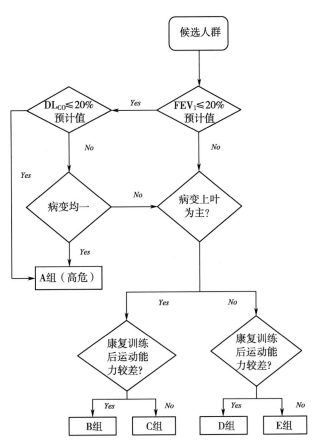

图 1-2-2-172 肺减容手术适应证筛选流程

以上的 5 组中,A 组为高危患者群,此组患者手术死亡率高(术后 30 天死亡率达 16%),运动能力和肺功能改善小,生活质量无变化,为肺减容手术的绝对禁忌证;B 组的患者较内科治疗组死亡率下降一半以上(风险比 $RR=0.47$),运动能力和生活质量显著改善($P<0.001$),为最佳适应证;C 组术后生存率较内科治疗类似($RR=0.98$),但运动能力及生活质量有明显改善($P=0.001$ 及 $P<0.001$);D 组的患者术后生存率($RR=0.81$)、运动能力及生活质量改善均不明显;E 组术后生存率降低一倍($RR=2.06$),且运动能力及生活质量无改善,列为绝对禁忌证。

(三)肺减容手术方法

肺减容术诞生至今,有了一定的发展和变化。以往激光治疗已基本淘汰,垫片加固的机械切割缝合器切除是公认的手术方法。手术的入路,国外通常采用正中开胸或胸腔镜手术,两种方法在效果方面并无区别,但胸腔镜术后疼痛小、恢复快,至少在理论上更适合"脆弱"的终末期肺气肿患者。

1. 体位和麻醉 双侧胸腔镜手术,多采用侧卧位,一侧术毕,再改变体位,进行对侧操作。双侧胸腔镜手术也可采用仰卧位。侧卧位的缺点是对于双

侧手术,需变换体位和二次消毒铺巾,繁琐而费时。但侧卧位时,视野暴露好,利于对整个胸腔的观察;肺萎陷后受重力作用远离胸壁,便于手术操作;术中如遇致密的粘连或肺萎陷不全,术中显露和操作方便;手术对侧的肺位置低,血流增加,有利于减少分流。

肺减容术的麻醉采用全身麻醉。为减少术中、术后麻醉性镇痛药物的用量和其对呼吸、消化道功能的影响,建议常规置硬膜外麻醉。通气采用左双腔支气管插管,单肺通气。对于双侧手术,已完成手术的一侧行单肺通气时,强调通气压力宜小,满足潮气量即可,防止压力过大引起切缘及术中损伤的部位肺组织破裂漏气。

2. 切除组织定位 切除组织的定位由术前检查结果和术中观察共同决定。一般来说,理想的切除组织,应具备下述 3 个特点:①X 线检查(图 1-2-2-173),特别是 CT 显示局部组织的严重破坏,存在大量含气空腔(图 1-2-2-174),此为解剖学定位;②核医学通气显像显示局部大量滞留气体,灌注显像显示局部血流量严重减小(图 1-2-2-175),此为功能定位;③由于肺弹性下降和血流减少使吸收性肺不张发生缓慢,病变严重的部位表现为肺组织持续膨胀,此为术中直视下定位。

3. 手术切口设计 胸腔镜肺减容术的胸腔镜套管位置根据手术需要和术者的个人习惯而异。我们的经验是选取第 7 或第 8 肋间腋中线置胸腔镜,探查定位后再确定操作套管位置,一般是第 4 或第 5

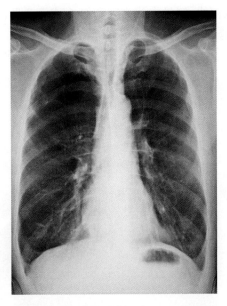

图 1-2-2-173 双侧肺气肿,双上肺纹理明显稀疏、减少

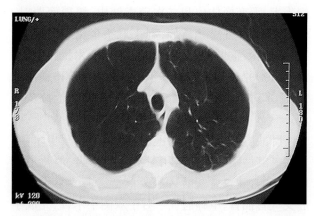

图 1-2-2-174　双侧肺气肿,双上肺组织破坏,多发大疱形成

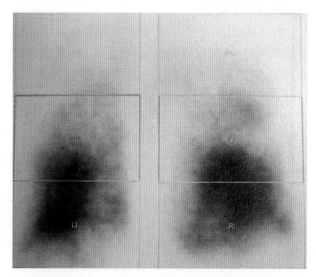

图 1-2-2-175　双肺轮廓欠完整,上叶放射性分部稀疏、减少

肋间腋前线、锁骨中线之间和第 6 或第 7 肋间肩胛旁线(图 1-2-2-176)。

4. 手术方法　胸腔镜肺减容术多使用 30°胸腔

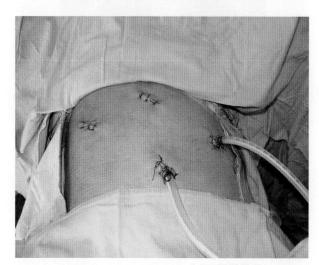

图 1-2-2-176　健侧卧位,3~4 个操作口

镜,以利于上叶顶部和前后肺门的观察。切除组织定位同胸骨正中切口肺减容术。置套管后,以分离钳或剪刀松解所有粘连。从后侧操作孔用卵圆钳提起待切除的肺组织,从前侧操作孔用内镜缝合切开器行肺切除。

切除顺序:右侧的减容操作从前正中接近水平裂的位置开始,左侧则自舌叶的位置开始,切除经肺尖向后外侧延伸,终止于斜裂上端,整个切缘呈∩形,切除量为上叶的 1/2~2/3(图 1-2-2-177~图 1-2-2-184)。肺切除是用直线切开缝合器配合切缘加固材料完成,并且为了减少交界处漏气,每一次切割应有部分重叠。但要注意,即使整个肺叶病变严重,仍不宜行肺叶切除术,因为这样可能造成切除量过多,使术后残留空腔和长时间漏气,而且对于叶间裂不完整的患者,肺叶切除可能引起严重的漏气。为了便于卵圆钳夹持,如遇病变严重区域术中持续膨胀(图 1-2-2-185),卵圆钳夹持困难时,可刺破肺组

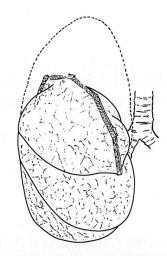

图 1-2-2-177　肺减容手术切除范围示意图

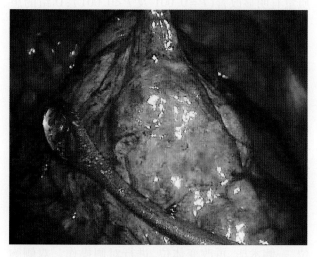

图 1-2-2-178　以卵圆钳轻夹肺组织,决定手术切除路线

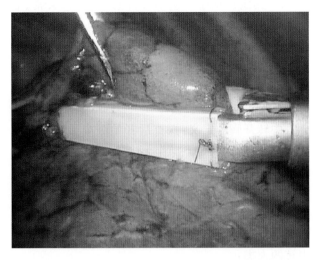

图 1-2-2-179 以带有牛心包垫片的内镜直线型切割缝合器按设计好的路线行肺气肿的切除

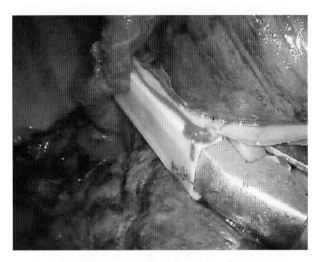

图 1-2-2-182 重复上诉操作,注意重叠

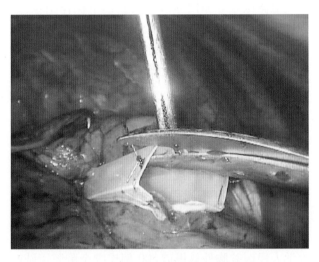

图 1-2-2-180 仔细拆除牛心包垫片

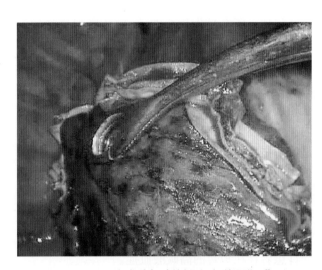

图 1-2-2-183 完成肺气肿的切除,切缘呈"∩"形

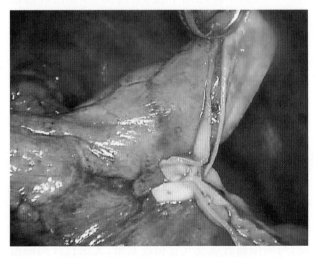

图 1-2-2-181 拆除牛心包垫片后所见

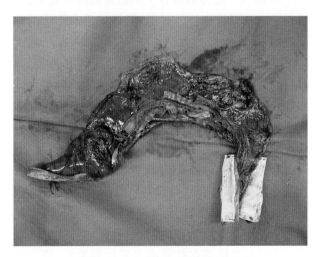

图 1-2-2-184 切除的肺组织标本

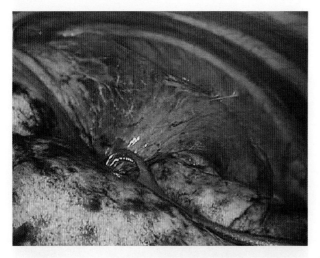

图 1-2-2-185　病变严重区域术中持续膨胀，可予以刺破

织放气。叶间裂处的漏气难于控制，切割时注意避开叶间裂。所有操作均应细致，避免撕裂糟脆的肺组织造成漏气。

手术中应间断复张术侧肺，检查剩余肺组织量，防止切除过多，并察看切缘形状，使之与胸廓形状尽量相近，避免术后形成空腔。一侧手术结束后，胸腔内注水测漏，严格处理所有的漏气。最有效的方法是使用垫片加固的机械缝合。如上叶复张后与胸膜顶之间残留有空腔，可松解肺尖部的壁层胸膜。术后常规放置 2 根引流管，均置于胸顶部。如为双侧手术，已手术一侧的肺组织单肺通气时容易因为通气压力过大而破裂漏气，应低压力和低潮气量通气，允许患者存在短暂的高碳酸血症。

（四）手术并发症

1. 漏气　此为肺减容手术最常见的并发症，也是长期以来困扰胸外科医师、限制该手术推广的重要原因，其发生率为 40% ~ 50%，部位多在切缘的外侧、松解粘连处和置胸腔镜套管部位的肺表面。术后漏气首先应保守治疗，可考虑长期带管；若保守治疗无效，漏气严重，则考虑二次手术修补。但此前应充分考虑修补的可行性，因为手术可能会导致更严重的损伤和漏气。

2. 呼吸功能不全　由于终末期肺气肿患者术前肺功能很差，多有 CO_2 潴留以及营养状况差、呼吸肌疲劳、肺不张、肺炎等因素，术后容易出现呼吸功能不全甚至呼吸衰竭，以致长期机械通气或二次插管。主要预防措施包括术中术后控制输液，使出入量呈轻度负平衡；加强呼吸道护理和保持胸管通畅，必要时，可适当接负压使肺处于膨胀状态。

3. 其他并发症　包括肺部感染、心律失常、心肌梗死、脑血管意外、肺栓塞、上消化道出血、膈神经麻痹等情况，预防处理同常规。

十、中转开胸

中转开胸的定义：探查后开始分离血管等操作后遭遇特殊情况，镜下操作无法继续，需延长切口开胸，转而直视进行操作，称为中转开胸。简单探查后发现肿瘤范围超过预期（如跨叶间裂）或肺门游离困难而直接开胸者不在中转开胸的范畴。根据术中遇到的特殊情况可将中转开胸分为主动中转和被动中转两大类：

（一）主动中转开胸

指手术过程中遇到诸如淋巴结致密粘连、肿瘤巨大显露困难等原因导致的胸腔镜下操作困难，勉强操作可能造成大出血、肿瘤破裂、手术时间过于拖延等问题，术者主动放弃胸腔镜下操作，转为开胸直视操作或直视配合胸腔镜操作。常见原因及处理策略有：

1. 淋巴结的影响

（1）"门钉淋巴结"：淋巴结的干扰在欧美文献中并不是中转开胸最主要的原因，但是中国人既往发生慢性阻塞性肺病或肺结核者较多，多数患者血管或支气管旁有不同程度的淋巴结肿大和钙化粘连，明显增加了手术难度，因此淋巴结的因素是国人全胸腔镜肺叶切除中转开胸的一个重要原因。北京大学人民医院胸外科报道 500 例连续全胸腔镜肺叶切除治疗非小细胞肺癌手术中，中转开胸共 47 例（9.4%）：其中淋巴结干扰 31 例（65.9%），肿瘤巨大 8 例（17.0%），血管破裂出血 5 例（10.6%），切开缝合器使用不当 3 例（6.4%）。可见，淋巴结的干扰在国人的全胸腔镜肺叶切除手术中是导致中转开胸最主要的原因。目前国外文献尚没有专门的文献报道这种淋巴结的干扰对手术的影响。为了方便研究，我们把这种将肺门血管和支气管致密钉合在一起、无解剖间裂隙的淋巴结（有时含钙化成分）命名为"门钉淋巴结"。

"门钉淋巴结"的定义是：CT 片显示在肺门血管或支气管周围增大的淋巴结，伴或不伴有钙化，与血管或支气管界限不清。手术过程中淋巴结质地极硬，与周围血管或支气管粘连紧密，无法打开周围血管鞘，即使部分打开也无法游离血管，血管（主要是肺动脉）壁部分或一侧壁完全与支气管融合在一起，如电焊上一样,即使用剪刀或解剖刀也无法分离,如同故宫大门上的门钉将门梁和门板钉合在一起一样。我们把这类由于慢性炎症或肺结核遗留下的增殖硬化淋巴结称之为"门钉淋巴结"。由于淋巴结的原因导致血管或支气管无法游离,分离过程中导致无法控制的出血归入此类。

国人常见的出现"门钉淋巴结"的原因包括:①陈旧性肺结核:国人结核病高发,由于既往结核感染导致淋巴结增大也是常见的原因之一。由于结核隐性感染的患者显著多于显性感染,因此多数患者陈述病史时不能叙述结核感染史或曾经出现结核感染中毒症状。仅在病理检查时发现淋巴结肉芽肿性炎;②慢性支气管炎或慢性阻塞性肺病:国人由于吸烟、环境污染和缺乏工业防护等原因,慢性支气管炎、慢性阻塞性肺病和肺气肿等患者明显多于西方国家,肺部长期炎症导致肺门及纵隔淋巴结肿大、粘连甚至钙化较常见;③肿瘤转移:鳞癌的肺门和纵隔淋巴结转移通常界限较清楚,淋巴结之间融合不明显,手术难度不大;腺癌早期即可出现肺门及纵隔淋巴结转移,淋巴结界限常常不清晰,彼此融合,与周围血管或支气管粘连紧密,甚至侵及血管鞘内,给手术带来很大困难;④原因不明:如支气管扩张反复炎症、肺部真菌病感染,少见的分枝杆菌感染等,均可造成肺门周围淋巴结肿大。

(2) 淋巴结的处理:通过我们的实际操作发现,淋巴结主要分布在肺动脉分支处,静脉基本不受影响,无1例是因为淋巴结与静脉粘连导致出血或中转开胸的。淋巴结可能会和血管鞘粘连十分紧密,但是多数情况不累及血管鞘内,因此打开血管鞘处理血管是有效规避淋巴结粘连的最有效的方法。无论是肺动脉还是肺静脉,打开血管鞘,从鞘内游离血管都是最安全快捷的方法。如果淋巴结已经累及血管鞘内,打开血管鞘仍不能充分游离血管时,可以尝试镜下利用传统开胸器械进行锐性分离,必要时可以用血管阻断钳阻断患侧肺动脉主干,锐性分离后修补血管或远端切断。

对支气管周围粘连紧密的淋巴结可以先取冰冻病理,如排除肿瘤转移,可去除淋巴结的硬化核心,再锐性分离残余的大部分淋巴结组织,最后仅保留粘连最紧密部位的淋巴结外膜于气管壁上,淋巴结外膜质地很软,不会影响内镜直线缝合切开器的钉合和切开,这时可以直接放置内镜直线缝合切开器,将支气管与残余淋巴结一同切开。

2. 肿瘤原因 肿瘤侵犯周围器官,如重要的纵隔大血管和心脏、胸壁等,是文献报道的第2位常见的中转开胸的原因。

(二) 被动中转开胸

是指手术中遇到血管破裂出血、支气管膜部撕裂等急迫或严重术中并发症,胸腔镜下处理困难,因而被动放弃胸腔镜下操作,而转为开胸直视操作或直视配合胸腔镜操作。常见原因及处理策略如下:

1. 镜下无法控制的出血

(1) 肺血管意外出血是全胸腔镜肺叶切除术主动中转开胸的最常见的原因。这种血管意外通常是由于分离血管时电凝钩直接损伤血管或过度牵拉血管分叉处撕裂,导致出血,经压迫或血管钳夹闭等方法不能控制出血;或者无法阻断肺动脉或无法阻断肺门控制出血。

(2) 出血的肺动脉处理办法:

1) 出血量不多时,可以用花生米或者小纱布球压迫出血部位5分钟,如出血控制,可继续进行操作;如出血仍比较明显,可以阻断近端血管控制出血,再进行游离。

2) 需切除的肺动脉远端分支的出血,可以在有效压迫后用缝扎、钛夹夹闭、超声刀等方法切断出血的动脉分支。如出血部位在近端血管分叉处,则常常需要阻断近端血管或同侧肺动脉主干,吸净积血,寻找血管破损处,根据情况酌情处理:①需切除的血管,可自破损处向近心端游离足够长度后使用内镜直线型缝合切开器切断该血管;②需保留的血管,可使用不可吸收缝线缝合修补血管。

3) 出血速度较快时,花生米压迫不能控制出血时,则应该在纱布压迫减缓出血速度的前提下,迅速中转开胸,直视下进行止血。

2. 切开缝合器使用不当 文献报道多例内镜切开缝合器击发不顺利导致中转开胸的情况。切开缝合器击发后可能会有针孔的少量渗血,不需要紧张,用纱布轻轻压迫后出血即可自止,不需要开胸。但如果碰到放置切开缝合器过程中撕裂血管后壁出血或缝合切开器无法打开取出时,镜下一般都无法处理,必须要开胸才能解决,甚至需要开胸后阻断肺门方能处理。

(三) 其他

1. 叶间裂发育不全 叶间裂分化不全是胸腔镜肺叶切除手术开展初期很多作者讨论的热点问题,也曾经一度被认为是中转开胸的原因之一。叶间裂融合或分化极差的情况在国人手术中更为多见,国人大多数叶间裂发育并不完全或既往有炎症导致叶间裂粘连,在镜下很难直接打开叶间裂显露肺动脉分支。在这种情况下可以适当改变手术顺序,把血管和支气管处理完毕后再切开叶间裂,可避免因此中转开胸。

2. 胸腔粘连 曾经被认为是胸腔镜手术的禁忌证之一。但随着手术技巧的提高和手术器械的改进,对于熟练的胸腔镜医师胸腔内弥漫粘连基本可以在半小时内完全游离,因此,粘连也不再是中转开胸的绝对指征。

(李运 王俊)

参 考 文 献

1. Carballo M, Maish MS, Jaroszewski DE, et al. Video-assisted thoracic surgery (VATS) as a safe alternative for the resection of pulmonary metastases: a retrospective cohort study. J Cardiothorac Surg, 2009, 24:4-13.

2. Shaikhrezai K, Thompson AI, Parkin C, et al. Video-assisted thoracoscopic surgery management of spontaneous pneumothorax. Eur J Cardiothorac Surg, 2011, 40(1):120-123.

3. Lin KC, Luh SP. Video-assisted thoracoscopic surgery in the treatment of patients with bullous emphysema. Int J Gen Med, 2010, 30(3):215-220.

4. Yamada S, Yoshino K, Inoue H. Resection and stapling technique for wide-based giant bullae in video-assisted thoracic surgery using a new end-stapler. Gen Thorac Cardiovasc Surg, 2008, 56(6):306-308.

5. Yamashita S, Mun M, Kono T. Pulmonary hamartoma treated by thoracoscopic enucleation. Gen Thorac Cardiovasc Surg, 2010, 58(1):30-32.

6. 王俊, 李剑锋, 张利华, 等. 胸腔镜肺减容手术 1 例. 中华胸心血管外科杂志, 1997, 13:198.

7. 王俊. 肺气肿外科诊治. 北京: 人民卫生出版社, 2000.

8. Brantigan OC, Mueller E, Kress MB. A surgical approch to pulmonary emphysema. Am Rev Respir Dis, 1959, 80:194.

9. Cooper JD, Patterson GA, Sundaresan RS, et al. Results of 150 consecutive bilateral lung volume reduction procedures in patients with severe emphysema. J Thorac Cardiovasc Surg, 1996, 112:1319.

10. Cooper JD, Patterson GA. Lung volume reduction surgery for severe emphysema. Semin Thorac Cardiovasc Surg, 1996, 8:52.

11. Cooper JD, Trulock EP, Triantafillou AN, et al. Bilateral pneumectomy (volume reduction) for chronic obstructive pulmonary disease. J Thorac Surg, 1995, 109:106.

12. Criner G, Cordova FC, Legenson V. Effect of lung volume reduction surgery on diaphragm strengh. Am J Crit Care Med, 1998, 157:1578.

13. Fessler HE, Permutt S. Lung volume reduction surgery and airflow limitation. Am J Respir Crit Care Med, 1998, 157:715.

14. Fishel RJ, McKenna RJ Jr. Video-assisted thoracic surgery for lung volume reduction surgery. Chest Surg Clin N Am, 1998, 8:789.

15. Gelb AF, McKenna RJ, Brenner M, et al. Contribution of lung and chest wall mechanics following emphysema resection. Chest, 1996, 110:11.

16. Gelb AF, Zamel N, McKenna RJ Jr, et al. Mechanism of short term improvement in lung function following emphysema resction. Am J Respir Crit Care Med, 1996, 154:945.

17. Martinez FJ, Flaherty KR, Iannettoni MD. Patient selection for lung volume reduction surgery. Chest Surg Clin N Am, 2003, 13:669-685.

18. McKenna RJ Jr, Fishel RJ, Brenner M, et al. Combined operations for lung volume reduction surgery and lung cancer. Chest, 1996, 110:885.

19. McKenna RJ, Brenner M, Fishel RJ, et al. Patient selection creteria for lung volume reduction surgery. J Thorac Cardiovasc Surg, 1997, 114:957.

20. Miller JI, Lee RB, Mansour KA. Lung volume reduction surgery: lessons lerned. Ann Thorac Surg, 1996, 61:1464.

21. National Emphysema Treatment Trial Research Group. A randomized trial comparing lung-volume-reduction surgery with medical therapy for severe emphysema. N Engl J Med, 2003, 348:2059-2073.

22. National Emphysema Treatment Trial Research Group. Patients at high risk of death after lungvolume-reduction surgery. N Engl J Med, 2001, 345:1075-1083.

23. Naunheim KS, Ferguson MK. The current states of lung volume reduction operations for emphysema. Ann Thorac Surg, 1996, 62:601.

24. Naunheim KS, Keller CA, Krucklak PE, et al. Unilateral VATS lung volume reduction. Ann Thorac Surg, 1996, 61:1092.

25. Roue C, Mal H, Sleiman C, et al. Lung volume reduction in patients with severe diffuse emphysema: a retrospective study. Chest, 1996, 110:28.

26. Slone RM, Pilgram TK, Gierada DS, et al. Lung volume reduction surgery: comparison of preoperative radiologic features and clinical outcome. Radiolory, 1997, 204:685.

27. Szekely LA, Oelberg DA, Wright C, et al. Preoperative predictors of operative morbidity and mortality in COPD patients undergoing bilateral lung volume reduction surgery. Chest, 1997, 111:550.

28. Wang SC, Fisher KC, Slone RM, et al. Perfusion scintigraphy in the evaluation for lung volume reduction surgery: correla-

tion with clinical outcome. Radiology,1997,205:243.

29. Weder W,Thurnheer R,Stammberg U,et al. Radiologic emphysema morphology is associated with outcome after surgical lung volume reduction. Ann Thorac Surg,1997,64:313.

30. Weinmann GG,Hyatt R. Evaluation and Research in Lung Volume Reduction Surgery. Am J Crit Care Med,1996,154:1913.

31. Yusen RD,Lefrak SS,The Washington University Emphysema Surgery Group. Evaluation of patients with emphysema for lung volume reduction surgery. Semin Thorac Surg,1996,8:83.

32. Yusen RD,Trulock EP,Pohl MS,et al. Results of lung volume reduction surgery in patients with emphysema. Semin Thorac Cardiovasc Surg,1996,8:99.

33. 卜梁,杨帆,赵辉,等. 直径≥5cm肺癌的全胸腔镜肺叶切除手术. 中华胸心血管外科杂志,2010,26(5):294-296.

34. 李运,王俊,刘军,等. 胸腔镜下肺叶切除术 40 例临床分析. 中华外科杂志,2008,46(6):405-407.

35. 李运,王俊,隋锡朝,等. 全胸腔镜肺叶切除手术操作流程及技巧的优化:北京大学人民医院经验. 中华胸心血管外科杂志,2010,26(5):300-306.

36. 李运,杨帆,刘彦国,等. 全胸腔镜肺叶切除术中血管的处理. 中华胸心血管外科杂志,2010,26(1):54-55.

37. 李运,杨帆,刘彦国,等. 全胸腔镜肺叶切除术中转开胸手术指征的探讨. 中国胸心血管外科临床杂志,2010,17(1):32-35.

38. 李剑锋,李运,王俊,等. 全胸腔镜下肺叶切除技术要点分析. 中国微创外科杂志,2009,9(1):30-32.

39. 杨帆,李晓,任斌辉. 多中心全胸腔镜肺叶切除手术 600 例. 中华胸心血管外科杂志,2010,26(5):307-310.

40. 王俊,李运,刘军,等. 全胸腔镜下肺叶切除治疗早期非小细胞肺癌. 中华胸心血管外科杂志,2008,24(3):147-150.

41. 赵辉,王俊,刘军,等. 胸腔镜肺叶切除术治疗早期肺癌的学习曲线. 中华胸心血管外科杂志,2009,25(1):23-25.

42. Brega Massone PP,Conti B,Magnani B,et al. Video-assisted thoracoscopic surgery for diagnosis,staging,and management of lung cancer with suspected mediastinal lymphadenopathy. Surg Laparosc Endosc Percutan Tech,2002,12(2):104-109.

43. Cooper JD. The history of surgical procedures for emphysema. Ann-Thorac-Surg,1997,63(2):312-319.

44. Demmy TL,James TA,Swanson SJ,et al. Troubleshooting video-assisted thoracic surgery lobectomy. Ann Thorac Surg,2005,79(5):1744-1752.

45. Doddoli C,Barlési F,Fraticelli A,et al. Video-assisted thoracoscopic management of recurrent primary spontaneous pneumothorax after prior talc pleurodesis:a feasible,safe and efficient treatment option. Eur J Cardiothorac Surg,2004,26(5):889-892.

46. Ferguson MK. Thoracoscopy for diagnosis of diffuse lung disease. Ann Thorac Surg,1993,56:694.

47. Ginsberg RJ. Limited resection in the treatment of stage 1 non-small cell lung cancer:an overview. Chest,1989,96:S50.

48. Jones RO,Casali G,Walker WS. Does Failed Video-Assisted Lobectomy for Lung Cancer Prejudice Immediate and Long-Term Outcomes? Ann Thorac Surg,2008,86(1):235-239.

49. Kaseda-S;Hangai-N;Yamamoto-S. Lobectomy with extended lymph node dissection by video-assisted thoracic surgery for lung cancer. Surg-Endosc,1997,11(7):703-706.

50. Kirby TJ. Thoracoscopic lobectomy. Ann Thorac Surg,1993,56:784-786.

51. Landreneau RJ. Thoracoscopic resection of 85 pulmonary lesions. Ann Thorac Surg,1992,54:415-420.

52. Lewis RJ. The role of video-assisted thoracic surgery for carcinoma of the lung:wedge resection to lobectomy by simultaneous individual stapling. Ann Thorac Surg,1993,56:762-769.

53. Lewis RJ,Sisler GE,Caccavale RJ. Imaged thoracic lobectomy:should it be done? Ann Thorac Surg,1992,54(1):80-83.

54. Lin JC,Wiechmann RJ,Szwerc MF,et al. Diagnostic and therapeutic video-assisted thoracic surgery resection of pulmonary metastases. Surgery,1999,126(4):636-641.

55. Lizza N,Eucher P,Haxhe JP. Thoracoscopic resection of pulmonary nodules after computed tomographic-guided coil labeling. Ann Thorac Surg,2001,71(3):986-988.

56. Maehara T,Takei H,Nishii T,et al. Intraoperative conversion and postoperative complication of video-assisted thoracoscopic surgery lobectomy for primary lung cancer. Kyobu Geka,2003,56(11):939-942.

57. McKenna RJ. Lobectomy by video-assisted thoracic surgery with mediastinal node sampling for lung cancer. J Thorac Cardiovasc Surg,1994,107(3):879-882.

58. McKenna RJ,Houck W,Fuller CB. Video-Assisted Thoracic Surgery Lobectomy:Experience With 1,100 Cases. Ann Thorac Surg,2006,81(2):421-425.

59. Miller DL. Set-up and present indications:video-assisted thoracic surgery. Semin Thorac Cardiovasc Surg,1993,5:280.

60. Murasugi M,Onuki T,Ikeda T. The role of video-assisted thoracoscopic surgery in the diagnosis of the small peripheral pulmonary nodule. Surg Endosc,2001,15(7):734-736.

61. Nakamura H. Controversies in thoracoscopic lobectomy for lung cancer. Ann Thorac Cardiovasc Surg,2007,13(4):

225-227.

62. Nakanishi R, Yamashita T, Oka S. Initial experience of video-assisted thoracic surgery lobectomy with partial removal of the pulmonary artery. Interact CardioVasc Thorac Surg, 2008,7:996-1000.

63. Nomori H, Ohtsuka T, Horio H, et al. Thoracoscopic Lobectomy for Lung Cancer With a Largely Fused Fissure. Chest, 2003,123(2):619-622.

64. Ohtsuka T, Nomori H, Horio H, et al. Is major pulmonary resection by video-assisted thoracic surgery an adequate procedure in clinical stage I lung cancer? Chest,2004,125(5):1742-1746.

65. Petrakis I, Katsamouris A, Drossitis I. Usefulness of thoracoscopic surgery in the diagnosis and management of thoracic diseases. J Cardiovasc Surg (Torino), 2000,41(5):767-771.

66. Preventza O, Hui HZ, Hramiec J. Fast track video-assisted thoracic surgery. Am Surg,2002,68(3):309-311.

67. Refai M, Brunelli A, Rocco G, et al. Does induction treatment increase the risk of morbidity and mortality after pneumonectomy? A multicentre case-matched analysis. Eur J Cardiothorac Surg,2010,37(3):535-539.

68. Roviaro G, Varoli F, Vergani C, et al. Long-term survival after videothoracoscopic lobectomy for stage I lung cancer. Chest,2004,126(3):725-732.

69. Santambrogio R, Montorsi M, Bianchi P. Intraoperative ultrasound during thoracoscopic procedures for solitary pulmonary nodules. Ann Thorac Surg,1999,68(1):218-222.

70. Shaw JP, Dembitzer FR, Wisnivesky JP, et al. Video-Assisted Thoracoscopic Lobectomy:State of the Art and Future Directions. Ann Thorac Surg,2008,85(2):S705-S709.

71. Shiraishi T, Shirakusa T, Hiratsuka M, et al. Video-assisted thoracoscopic surgery lobectomy for c-T1N0M0 primary lung cancer:its impact on locoregional control. Ann Thorac Surg, 2006,82(3):1021-1026.

72. Solaini L, Bagioni P, Prusciano F. Video-assisted thoracic surgery (VATS) lobectomy for typical bronchopulmonary carcinoid tumors. Surg Endosc,2000,14(12):1142-1145.

73. Solaini L, Prusciano F, Bagioni P, et al. Long-term results of video-assisted thoracic surgery lobectomy for stage I non-small cell lung cancer:a single-centre study of 104 cases. Interact CardioVasc Thorac Surg,2004,3(1):57-62.

74. Solaini L, Prusciano F, Bagioni P, et al. Video-assisted thoracic surgery major pulmonary resections. Present experience. Eur J Cardiothorac Surg,2001,20(3):437-442.

75. Sugi K, Kaneda Y, Esato K. Video-assisted thoracoscopic lobectomy achieves a satisfactory long-term prognosis in patients with clinical stage IA lung cancer. World J Surg, 2000,24(1):27-30.

76. Sugi K, Sudoh M, Hirazawa K, et al. Intrathoracic bleeding during video-assisted thoracoscopic lobectomy and segmentectomy. Kyobu Geka,2003,56(4):928-931.

77. Swanson SJ, Herndon J, D'Amico A, et al. Video-assisted thoracic surgery lobectomy:report of CALGB 39802—a prospective, multi-institution feasibility study. J Clin Oncol, 2007,31(25):4993-4997.

78. Wakabayashi A. Thoracoscopic technique for management of giant bullous lung disease. Ann Thorac Surg,1993,56:708-713.

79. Walker WS, Codispoti M, Soon SY, et al. Long-term outcomes following VATS lobectomy for non-small cell bronchogenic carcinoma. Eur J Cardiothorac Surg,2003,23(3):397-402.

80. Watanabe A, Koyanagi T, Nakashima S, et al. How to clamp the main pulmonary artery during video-assisted thoracoscopic surgery lobectomy. Eur J Cardiothorac Surg, 2007, 31(1):129-131.

81. Westeel V, Schipman B, Jacoulet P. Non-small cell lung cancer:Perioperative treatments. Presse Med,2011,40(4 Pt 1):398-403.

第三节　纵隔疾病的胸腔镜诊断和治疗

随着胸腔镜手术器械和技术的进步及临床经验的积累,胸腔镜目前不仅是纵隔肿瘤的重要诊断手段,更已成为纵隔肿瘤的重要治疗手段。和传统的开胸手术相比,其优势在于创伤小、患者恢复快、切口美观等。

纵隔(mediastinum)是两侧纵隔胸膜之间所有器官的总称。纵隔内的器官主要包括心包、心脏及出入心的大血管、气管、食管、胸导管、神经、胸腺和淋巴结等。纵隔的分区有三分区、四分区、九分区等多种分区方法。和胸外科手术相关的、最简单也是最常见的分区方法为三分区,由 Shields 于 1972 年提出。即气管、心包后方的部分(包括食管及脊柱旁)为后纵隔;前后纵隔之间含有多种重要器官的间隙为中纵隔,又称"内脏器官纵隔"。

气管、心包前方至胸骨的间隙为前纵隔,它包括胸腺、无名血管、主动脉弓、胸廓内血管及相应部位的淋巴结、结缔组织,有时还包括甲状腺(胸骨后甲状腺)和甲状旁腺组织等。

中纵隔包括心包、心脏、大血管、气管、肺门支气管、上腔静脉、奇静脉近端、膈神经、胸导管末端及纵隔淋巴结和结缔组织。

后纵隔的前缘为心包后缘,后界为脊柱。包括交感神经链、肋间神经和血管的起始部、远端食管、后纵隔食管旁淋巴结、胸导管起始端、奇静脉远端及相应结缔组织。

根据分区不同,纵隔占位大致有不同的类型,如表 1-2-3-1 所示。

表 1-2-3-1　不同纵隔分区内常见的占位类型

前纵隔	中纵隔	后纵隔
胸腺瘤	支气管囊肿	神经源性肿瘤
胸腺囊肿	淋巴结肿大	骨赘
淋巴瘤	心包囊肿	食管重复畸形
生殖细胞肿瘤	动脉瘤	食管平滑肌瘤

胸腔镜纵隔肿瘤切除术适用于:①纵隔良性肿瘤:胸腔镜手术视野清晰,手术范围涉及纵隔各个部位,可适用于边界清楚、包膜完整的纵隔良性肿瘤的治疗,绝大多数纵隔良性肿瘤的切除可经胸腔镜完成,尤其适用于后纵隔神经源性肿瘤和中纵隔囊肿;②对于体积较小的恶性肿瘤,如无明显外侵,可行肿瘤根治性切除。

对于伴外侵的恶性肿瘤,或虽为良性肿瘤,但与周围结构严重粘连或有明显外侵、镜下无法完全切除者,为胸腔镜手术的禁忌证。

一、中纵隔肿瘤切除术

中纵隔肿物多数为囊肿,最常见的是支气管源性囊肿,简称支气管囊肿,又和食管囊肿合称前肠囊肿,是胚胎发育过程中原始前肠上皮与气管支气管树分离、游走到其他部位发育成的囊肿,常见于气道周围,也可移行到肺组织内以及胸腔内的任何部位,但以气管和隆突周围最常见。其他中纵隔肿物还包括心包囊肿,以及相对少见的肿大的淋巴结、淋巴管源性肿瘤等。肿大淋巴结的切除可参考肺癌手术章节淋巴结清扫部分。

中纵隔囊肿多为良性,一般无明显临床症状,但囊肿可能逐渐增大从而压迫相应的纵隔器官。以支气管囊肿为例,巨大的支气管囊肿会造成新生儿的

呼吸窘迫,而较小的囊肿则可以无症状到成人阶段,由于支气管囊肿可以缓慢生长而压迫气道、食管,可以发生感染,甚至破溃入周围结构,一部分成年患者可以出现相应的症状。因此,所有纵隔囊肿一经发现,原则上建议首选手术切除。术前最重要的检查是增强 CT,可以明确囊肿的大小、位置、解剖毗邻。中纵隔囊肿多可经胸腔镜完整切除,是胸腔镜手术很好的适应证。

(一)手术方法

1. 麻醉和体位　同常规肺部手术。

2. 切口　探查切口位于腋中线第 6 或 7 肋间,操作孔位于腋前线 3 ~ 5 肋间,和肩胛下角线 7 ~ 9 肋间,根据囊肿位置的高低决定操作孔的位置。

3. 手术方法　经探查切口置入胸腔镜并探查肿瘤位置。囊肿的镜下定位一般较容易,镜下见囊肿多呈淡粉色或淡蓝色,包膜完整,境界清楚(图 1-2-3-1)。

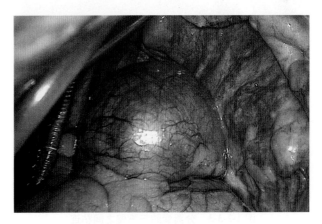

图 1-2-3-1　囊肿的镜下表现

囊肿的来源多不易确定,术中可通过小心解剖其蒂部以帮助诊断,但有的仍需要术后病理进行鉴别。囊肿可能与周围组织存在粘连,首先以电钩分离粘连(图 1-2-3-2、图 1-2-3-3)。

以电钩沿囊肿表面纵行切开纵隔胸膜(图 1-2-3-4)。

以电钩和吸引器钝锐性相结合沿包膜下仔细地剥离肿瘤(图 1-2-3-5、图 1-2-3-6)。

分离过程中对于较小的滋养血管,可直接以电钩处理(图 1-2-3-7)。

对于较大的滋养血管,为避免大出血,须以 Ligasure 处理或钛夹夹闭后剪断(图 1-2-3-8)。

对于较小的囊肿,应争取完整摘除囊肿;肿物巨大而严重影响手术视野及手术操作时,可考虑刺破囊肿排出部分囊液,以方便显露和手术摘除(图 1-2-

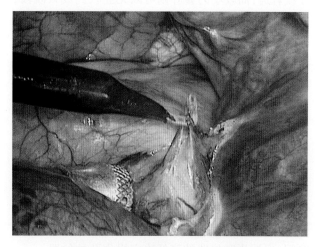

图 1-2-3-2　分离囊肿与肺之间粘连

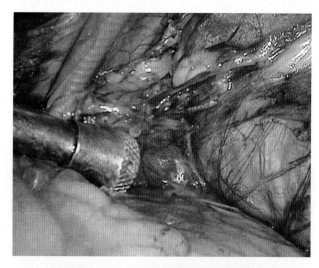

图 1-2-3-5　以吸引器钝性剥离肿瘤

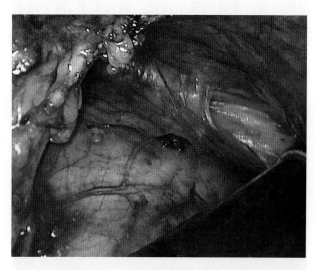

图 1-2-3-3　分离囊肿与胸壁之间粘连

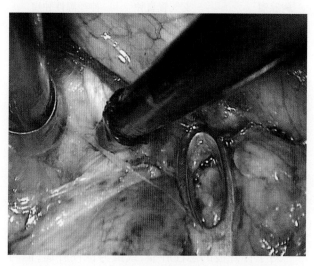

图 1-2-3-6　以电钩和吸引器钝锐性结合剥离肿瘤

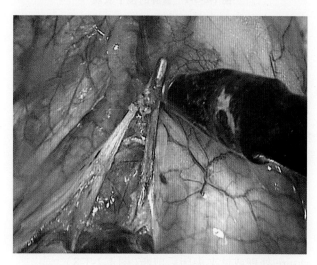

图 1-2-3-4　以电钩沿囊肿表面纵行切开纵隔胸膜

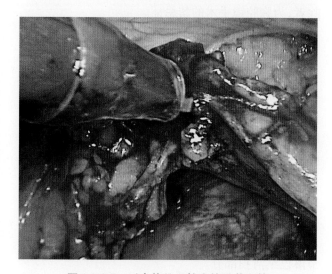

图 1-2-3-7　以电钩处理较小的滋养血管

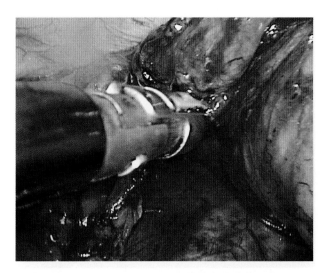

图 1-2-3-8 以 Ligasure 离断较大的滋养血管

3-9)。

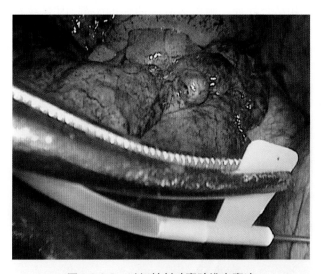

图 1-2-3-9 以细针刺破囊肿排出囊液

将完整切除之肿瘤组织装入灭菌标本袋中,经胸壁切口取出体外,尽量避免肿瘤组织污染胸腔(图 1-2-3-10)。

(二)术中注意事项

术中游离囊肿时要注意尽量避免刺破囊壁,保证囊肿具有一定的张力,会有助于囊肿的游离。但当囊肿巨大而影响手术视野及操作,尤其是妨碍解剖囊肿蒂部时,可考虑刺破囊肿排出部分囊液,以方便显露和手术摘除。尽管囊肿绝大多数为良性,但行减压处理时仍应积极避免囊液外渗,及时以吸引器将囊液吸净,以减少感染播散或肿瘤种植转移的可能。从胸腔内取出标本后再以蒸馏水浸泡胸腔。囊肿切除过程中无论囊肿破裂与否,均应力争将囊壁及蒂部完全切除,以避免术后复发。如手术过程

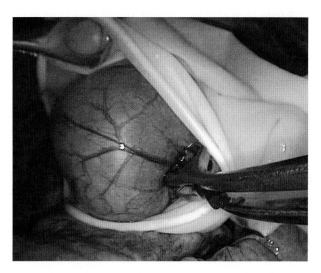

图 1-2-3-10 将完整切除之肿瘤组织装入灭菌标本袋中取出

中发现囊肿壁与周围重要组织有紧密粘连,分离有较大困难时,亦不必强求完整剥离,可保留小部分囊壁,但必须用电凝、氩气刀或激光灯烧灼破坏残存的囊壁结构,破坏其上皮结构和功能,以减少术后复发的机会。

二、后纵隔肿瘤切除术

神经源性肿瘤为最常见的原发性后纵隔肿瘤,绝大多数发生于后纵隔脊柱旁沟处,少数肿瘤可部分发生在椎间孔内,使肿瘤呈哑铃状生长。病理上良性占多数,包括神经鞘瘤、神经纤维瘤和节细胞神经瘤,恶性的有恶性神经鞘瘤(神经性肉瘤)、节神经母细胞瘤和交感神经母细胞瘤。较少见的有从副神经节发生的良、恶性嗜铬细胞瘤,能分泌肾上腺素,临床上呈波动较大的高血压。肿瘤好发于青、中年,儿童多见于节细胞神经瘤和节神经母细胞瘤。多发的神经纤维瘤,除纵隔外,可见于其他神经,同时伴有多发皮肤结节、紫斑及骨改变,称为神经纤维瘤病。

对后纵隔肿瘤术前应仔细阅读 CT 或 MRI 片,了解肿瘤包膜是否完整、与周围组织的关系、是否侵入椎管等。由于后纵隔内的器官单一,肿瘤所在脊柱旁沟空间大,十分便于胸腔镜操作;且后纵隔肿瘤通常质韧坚实,不易破碎,肿瘤血供不丰富,术中出血少,因此胸腔镜手术非常适用于后纵隔肿瘤的切除。一般认为,直径小于 5cm、无明显外侵的后纵隔肿瘤可经胸腔镜手术完整切除。手术一般采用三个切口即可完成,根据肿瘤的部位调整套管的位置。

对于瘤体过大的肿瘤,可能因为切除后无法取出而需要附加小切口以完成手术。若考虑为恶性肿瘤、肿瘤巨大或椎管内的哑铃形肿瘤则不建议行胸腔镜手术。

(一) 手术方法

1. 麻醉和体位 麻醉同前,患者取健侧卧位并适当前倾15°。

2. 切口 胸腔镜观察孔置于腋中线偏前方第5、6肋间,操作孔2～3个,根据病变部位而定。

3. 手术方法 置入胸腔镜,仔细探查胸腔,找到肿瘤,可见神经源性肿瘤多为实性,表面光滑,有坚韧的包膜(图1-2-3-11)。

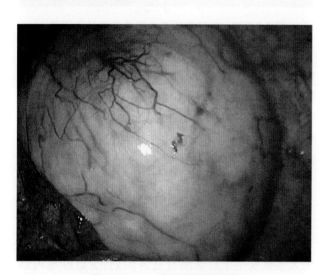

图1-2-3-11 后纵隔实性肿瘤

对肿瘤的解剖沿包膜外进行,以电钩、吸引器等相结合钝、锐性分离肿瘤(图1-2-3-12)。

粘连紧密时可用"花生米"推压以协助显露,直至将肿瘤完整摘除(图1-2-3-13)。

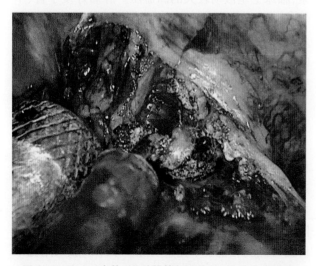

图1-2-3-12 以电钩、吸引器等相结合钝、锐性分离肿瘤

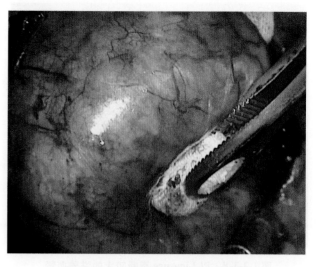

图1-2-3-13 通过"花生米"协助显露

分离过程中如遇较大之滋养血管则以电凝及钛夹相结合处理。肿瘤多有一明显的蒂部,内有滋养血管,须用钛夹夹闭后再电凝切断(图1-2-3-14,图1-2-3-15)。

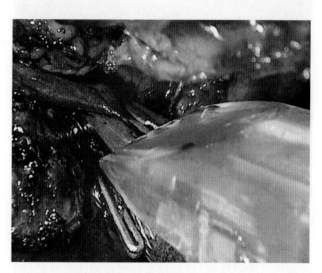

图1-2-3-14 以钛夹夹闭滋养血管

(二) 手术并发症

如肿瘤蒂部与星状神经节接近,则过度使用电刀可导致星状神经节损伤,增加术后Horner综合征等并发症的发生率,此时应在钛夹夹闭的基础上用剪刀剪断(图1-2-3-16)。如为起源于胸交感神经链的神经源性肿瘤,要完整切除肿瘤则术中必须切断交感神经链,根据切断节段高低的不同,会出现术侧头面部无汗或手部无汗以及随之出现的代偿性多汗等并发症。如术中发现肿瘤呈哑铃形,经椎间孔向椎管内生长,分离肿瘤时易损伤神经根或脊髓,且难以完整切除肿瘤的椎管内部分,此时应果断地中转

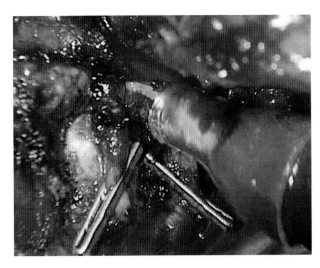

图 1-2-3-15 以电钩切断滋养血管

开胸手术处理。

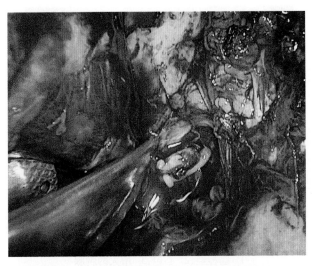

图 1-2-3-16 钛夹夹闭后,以剪刀剪断肿瘤蒂部

三、胸腺切除术

胸腺分左右两叶,总体呈 H 形,位于胸骨后、心包大血管前方。其上极可达颈部,通过甲状腺胸腺韧带与甲状腺相连,下极附于心包表面与心包脂肪垫相接。偶尔其上极可经左无名静脉的后方上行。胸腺的动脉来源于两侧的乳内动脉,上方的甲状腺下动脉及下方的心包膈动脉;胸腺静脉可为一支或分为数支,回流入左无名静脉。胸腺上中部分与左右膈神经相毗邻。

胸腺疾病主要包括胸腺肿瘤、胸腺囊肿、胸腺增生等。胸腺肿瘤、胸腺囊肿由于占位效应、性质不确定,且可能引起重症肌无力等情况,一经发现均需手术治疗。胸腺增生若合并重症肌无力也需手术治疗。

由于胸腺解剖位置的特殊性,同时病变的具体位置及其与周围结构的关系不同,胸腺切除的手术入路多样,包括颈部切口、胸骨部分劈开切口、胸骨正中切口、颈部加胸骨劈开切口、电视胸腔镜手术等。胸骨正中切口对前纵隔暴露最佳,但手术创伤大。颈部切口创伤较小,但对前纵隔的暴露差。电视胸腔镜手术(VATS)综合了胸骨正中切口良好暴露和颈部切口创伤小的优点,可作为该类疾病的首选手术方式。

电视胸腔镜下胸腺切除术多经右胸入路进行。经右胸入路时可减轻心脏主体部分对手术的干扰,同时沿着上腔静脉可以较容易地找到左无名静脉,降低无名血管损伤的几率。若胸腺病变明显偏向左侧胸腔时可选择经左胸入路手术。

与胸骨正中切口胸腺切除术相比,胸腔镜胸腺切除术具有住院时间短、疼痛轻、美观等优势,同时手术的效果及并发症发生率均与胸骨正中切口手术相当。

(一)手术适应证

胸腺切除的指征包括:

1. 不伴重症肌无力的胸腺囊肿。

2. 不伴重症肌无力的胸腺瘤。

3. 不伴重症肌无力的早期胸腺癌。

4. 肿瘤直径在 5cm 以下,或瘤体直径>5cm 但与周围组织界限清楚。

5. 患者无严重合并症,心肺能耐受术中单肺通气。

(二)手术禁忌证

1. 肿瘤直径大,伴明显外侵者。

2. 心、肺功能或一般情况差不能耐受全麻或单肺通气者。

(三)手术方法

1. 麻醉 静脉复合麻醉,双腔气管插管,术中左侧单肺通气。

2. 体位 仰卧位,以肿瘤凸向的一侧为手术侧垫高30°左右。一般偏向右侧或者位置居中的肿瘤,采用右侧胸腔入路;对于稍偏向左方,但较小的肿瘤,也可采用右侧胸腔入路。对于明显偏左的较大胸腺瘤,则采用左侧胸腔入路。因右侧入路多见,以右侧入路为例进行阐述。右上肢固定于头架上,左上肢外展置于托手架上(图1-2-3-17)。

3. 手术步骤

(1)切口:一般采用3个切口,3个胸腔镜手术切口位置如下:观察孔位于第5肋间腋中线,2个操

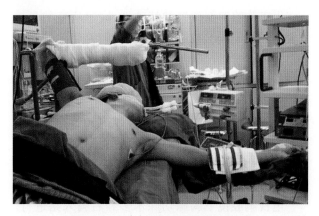

图 1-2-3-17　右侧入路胸腺切除体位

作切口分别位于第 3 肋间腋前线和第 5 肋间腋前线
（女性位于乳腺下皱襞）。第 5 肋间腋前线切口适当
扩大至 2.5~3cm 以方便牵引和标本取出。

　　（2）方法：右肺自然塌陷，手术开始前于胸腔
镜下进一步评估肿瘤的侵袭性，确保腔镜切除的可
行性。巨大胸腺瘤胸腔镜手术最担心的是其与无名
静脉的关系，因为瘤体的遮挡常会造成胸腺上极附
近显露的困难。

　　首先，自胸腺下极开始，后侧沿膈神经前方，前
侧沿乳内血管外侧切开纵隔胸膜，上方沿乳内血管
下方将胸膜切开与胸骨后胸膜切开汇合（图 1-2-3-
18，图 1-2-3-19）。

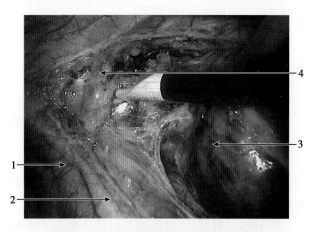

图 1-2-3-18　沿膈神经前方切开纵隔胸膜
1. 上腔静脉，2. 膈神经，3. 增大的胸腺，4. 乳内血管

　　接下来进行胸腺组织的游离，从右下极开始，提
起胸腺右叶下极，使用电凝钩或超声刀，沿心包表面
进行解剖、游离。钝、锐性结合将胸腺组织与心包、
胸骨分开（图 1-2-3-20）。

　　再以吸引器头或纱布球（"花生米"）推开对侧
纵隔胸膜，游离左侧胸腺下极（图 1-2-3-21）。

　　向上显露胸腺峡部，此时可显示出左无名静脉

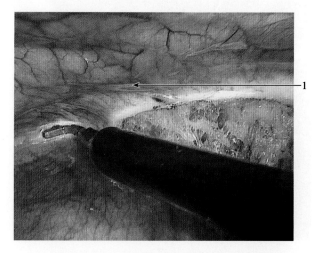

图 1-2-3-19　沿乳内血管外侧切开纵隔胸膜
1. 乳内血管

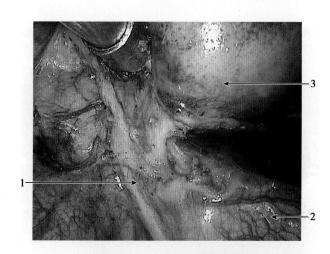

图 1-2-3-20　游离胸腺右下极
1. 膈神经，2. 心包，3. 增大的胸腺

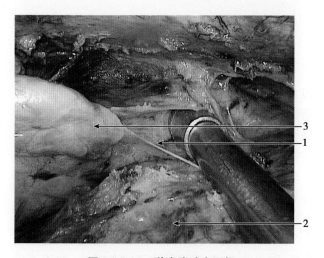

图 1-2-3-21　游离胸腺左下极
1. 对侧纵隔胸膜，2. 心包，3. 增大的胸腺

的胸腺分支——胸腺静脉(图1-2-3-22),用内镜钛钉夹闭后切断,对于较细的分支,可以电凝或超声刀直接烧断。

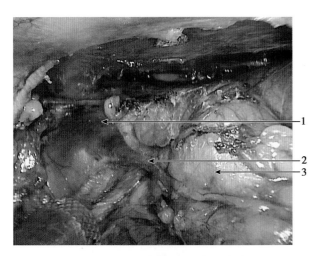

图 1-2-3-22　胸腺静脉汇入左无名静脉
1. 左无名静脉,2. 胸腺静脉,3. 增大的胸腺

　　于近右侧乳内血管起始处,及相邻上腔静脉表面向左侧游离,暴露左无名静脉起始部及胸腺右叶上极(图1-2-3-23)。分离胸腺上极时先将胸腺上极表面筋膜打开,然后向下牵拉胸腺,可将上极钝性分离,如遇上极存在血管供应,则应电凝切断。

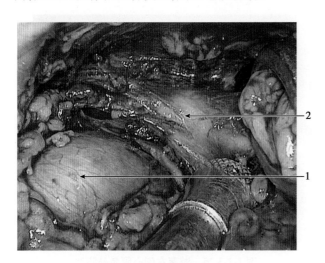

图 1-2-3-23　游离胸腺右上极
1. 左无名静脉,2. 胸腺右上极

　　向后下方向牵拉胸腺右叶下极,继续游离胸腺上极与胸骨间间隙,至左叶上极(图1-2-3-24),同样方法切断左叶上极,游离左叶上极时注意辨认和保护左侧膈神经。
　　完整切除胸腺组织和肿瘤。将切除的胸腺及肿瘤放入无菌标本袋中取出胸腔。
　　如肿瘤较大时,因瘤体遮挡造成操作显露困难,

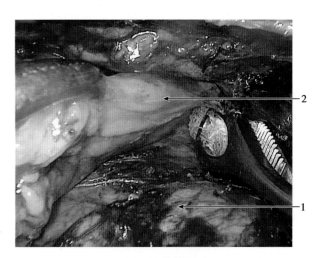

图 1-2-3-24　游离胸腺左上极
1. 升主动脉,2. 胸腺左上极

可先行切除肿瘤,再行胸腺切除。
　　(3)经左胸入路胸腺切除:麻醉、体位、手术切口与经右胸入路相同。由于经左侧观察纵隔的解剖与经右胸观察不同,因此在手术时其操作也存在一定差异。通常首先经左侧胸廓内血管内缘切开纵隔胸膜,游离胸骨后间隙,至右侧纵隔胸膜。然后沿左侧膈神经前方游离。从左入路手术时左无名静脉包埋在前上纵隔脂肪软组织内,并被盖在胸腺的上后方,应特别警惕损伤左无名静脉。将胸腺往下牵拉,于左上纵隔左乳内静脉与膈神经之间的夹角部切入,循乳内静脉向深面解剖出左无名静脉远心端,继续沿左无名静脉前面解剖,注意其下方的胸腺静脉。在无名静脉浅面游离左侧胸腺的前方和后方,游离出胸腺左上极。继续在左无名静脉浅面游离,直至胸腺右上极,此时注意右侧乳内血管,避免损伤。

(四) 术中注意事项
　　1. 预防出血　由于胸腺周围血管较多,且均为粗大的血管,损伤后可引起大出血,甚至需立即中转开胸止血。因此预防血管损伤很重要。
　　术者要有丰富的开胸和胸腔镜手术经验,对纵隔的解剖分布应非常熟悉。术中操作要认真、仔细、准确,解剖层次清楚。应在良好的视野下进行操作,最好避免在视野不清或暴露不佳的情况下操作。
　　2. 避免神经损伤　膈神经的保护非常重要。胸腺的中上部分与两侧膈神经较为接近,在打开膈神经前纵隔胸膜时应离开膈神经一定距离,避免损伤膈神经,特别是能量器械的热损伤。
　　3. 避免过度压迫心脏　手术中为暴露解剖部位,可能对心脏造成压迫,特别是在经左胸入路。应

尽可能调整牵拉角度,避免该情况发生。若确需压迫心脏帮助显露,应告知麻醉医师注意观察心率、血压,同时术者应尽量缩短压迫时间。

4. 侵袭性胸腺瘤　部分侵袭性胸腺瘤可在胸腔镜下完成手术,如侵及心包,可做部分心包切除。若侵犯大血管,则需中转开胸手术。

四、胸腔镜胸腺扩大切除术

胸腺扩大切除术用于治疗伴有重症肌无力的各种胸腺疾病。尽管重症肌无力病因不明,但多项研究表明胸腺与其临床病理过程关系密切。胸腺异常在重症肌无力患者中很常见,10%～15%的重症肌无力患者合并有胸腺瘤,约70%的重症肌无力患者合并有胸腺增生。胸腺与重症肌无力的密切关系,为胸腺切除治疗重症肌无力提供了理论依据。自1939年 Blalock 报道1例21岁重症肌无力女性患者经胸腺切除症状缓解后,胸腺扩大切除术已成为目前公认有效治疗重症肌无力的首选方法,其有效率可达70%～90%。

由于胸腺发育过程中复杂的迁移方式,导致了异位胸腺的广泛分布。可能分布于甲状腺后、颈部脂肪、无名静脉后、心包前脂肪、肺门、肺实质、主-肺动脉窗、两侧膈神经附近等。因此理论上完全清除异位胸腺组织是外科技术很难达到的,所谓扩大切除都是相对的。对于胸腺扩大切除术的方式和切除范围一直以来存有争议。目前多数学者认为,从颈根到膈上均有可能存在异位胸腺,因此胸腺切除手术能否达到理想的疗效,在于手术是否能完整切除胸腺和尽量彻底清除各部脂肪组织内的异位胸腺。具体而言,胸腺扩大切除术包括双侧膈神经间从胸腺到剑突的脂肪的整块切除,包括无名静脉、甲状腺、心包周围的脂肪及颈部的异位组织。1995年 Yim 等率先报道采用电视胸腔镜(VATS)胸腺切除治疗重症肌无力后,该术式逐渐得到推广。

电视胸腔镜胸腺扩大切除术多经右胸入路进行。若胸腺病变明显偏向左侧胸腔时,可选择经左胸入路手术。

(一) 手术适应证

胸腔镜胸腺扩大切除的指征包括:

1. 合并重症肌无力的Ⅰ期、Ⅱ期以及某些局限的Ⅲ期胸腺瘤。

2. 胸腺增生合并重症肌无力。

3. 胸腺囊肿合并重症肌无力。

4. 重症肌无力全身型,对药物治疗控制不佳的患者。

5. 患者无严重合并症,心肺功能能耐受术中单肺通气。

(二) 手术禁忌证

1. 重症肌无力症状重,短时间内病情加重明显,不稳定者,需先通过激素或者丙种球蛋白静脉治疗,稳定病情后再手术。

2. 合并严重呼吸系统感染者,围术期危象发生风险大,需先控制感染后再手术。

3. 心肺功能差,无法耐受术中单肺通气者。

(三) 手术方法

1. 麻醉、体位及切口设计　同前述胸腺切除术的麻醉、体位及切口设计。

2. 手术方法

(1) 胸腺完整切除部分同前述胸腺切除术手术步骤。

(2) 完成胸腺完整切除后,继续游离右侧心膈角处心包脂肪及心脏前下方软组织(图1-2-3-25)。切开左侧纵隔胸膜进入左侧胸腔,用卵圆钳在心膈交界处向后推压,显露出左侧心包脂肪垫,切除左心表面的脂肪组织(图1-2-3-26,图1-2-3-27)。

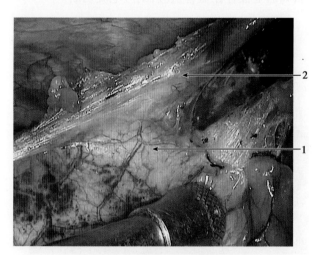

图1-2-3-25　游离右侧心膈角处脂肪
1. 心包,2. 右侧心膈角处脂肪

(四) 术后并发症

重症肌无力危象是胸腔镜胸腺扩大切除术后最严重的并发症。为预防肌无力危象的发生,术前应做好针对重症肌无力患者的准备工作,如肌无力症状控制良好、抗胆碱酯酶药物用量调整合适、积极控制感染和其他合并症的治疗;术中精细操作,避免大出血和神经损伤等并发症的发生,术中严格按标准

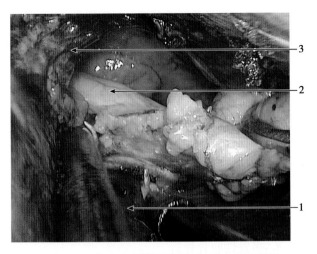

图1-2-3-26 打开左侧纵隔胸膜,打开左侧胸膜腔,切除左心表面脂肪

1. 心包,2. 左侧心膈角处脂肪,3. 左侧纵隔胸膜

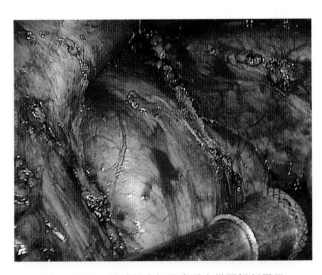

图1-2-3-27 胸腺扩大切除术后上纵隔解剖展示

清除胸腺及前纵隔脂肪组织,缩短手术时间;术后加强呼吸机辅助呼吸、气道管理,正确的抗感染治疗,术后调整抗胆碱酯酶药物用量,必要时加用激素或丙种球蛋白、镇痛等。

一旦术后出现肌无力危象,尽早气管插管呼吸机辅助呼吸,加强气道管理、吸痰、抗感染治疗。调整抗胆碱酯酶药物的用量,必要时采用激素冲击治疗,使用免疫抑制剂治疗或者血浆置换等治疗。

(李晓 杨帆)

参 考 文 献

1. Yim AP,Izzat MB,Lee TW,et al. Video-assisted thoracoscopic thymectomy. Ann Thorac Cardiovasc Surg,1999,5:18.

2. Lin JC,Hazelrigg SR,Landreneau RJ. Video-assisted thoracic surgery for diseases within the mediastinum. Surg Clin North Am,2000,80:1511.

3. Sakumoto N,Inafuku S,Shimoji H,et al. Video-thoracoscopic surgery for thoracic neurogenic tumors:A 7-year experience. Surg Today,2000,30:973.

4. Cirino LM,Campos JR,Fernandez A,et al. Diagnosis and treatment of mediastinal tumors by thoracoscopy. Chest,2000,117:1787.

5. Keleman Ⅲ JJ,Naunheim KS. Minimally invasive approaches to mediastinal neoplasms. Semin Thorac Cardiovasc Surg,2000,12:301.

6. Mack MJ. Video-assisted thoracoscopic thymectomy for myasthenia gravis. Chest Surg Clin N Am,2001,11:389.

7. Popescu I,Tomulescu V,Ion V,et al. Thymectomy by thoracoscopic approach in myasthenia gravis. Surg Endosc,2002,16:679.

8. Liu Chengwu,Luo Meng,Mei Jiandong,et al. Perioperative and long-term outcome of thymectomy for myasthenia gravis:comparison of surgical approaches and prognostic analysis. Chinese Medical Journal,2013,126(1):030-033.

9. Yim AP,Kay RL,Ho JK. Video-assisted thoraeoscopic thymectomy for myasthenia gravis. Chest,1995,108(5):1330-1333.

10. Jaretzki A 3rd,Steinglass KM,Sonett JR. Thymectomy in the management of myasthenia gravis. Semin Neurol,2003,23(1):39-62.

11. Bulkley GB,Bass KN,Stephenson R,et al. Extended cervico-mediastinal thymectomy in the integrated management of myasthenia gravis. Ann Surg,1997,226(3):323-335.

12. Baraka A. Anesthesia and critical care of thymectomy for myasthenia gravis. Chest Surg Clin N Am,2001,11(2):337-361.

13. Lin TS,Tzao C,Lee SC,et al. Comparison between video-assisted thoracoscopic thymectomy and transternal thymectomy for myasthenia gravis(analysis of 82 cases). Int Surg,2005,90(1):36-38.

第四节 胸部外伤的胸腔镜诊断和治疗

目前,随着工农业生产意外、交通事故及暴力犯罪的增加,胸部外伤患者也明显增多。胸部锐器伤是目前临床上常见的胸外伤,该类患者伤情复杂,常伴有胸腹腔多脏器损伤,这些给诊断带来了困难。许多胸外科医师在患者是否手术探查还是保守治疗观察之间举棋不定。传统的手术探查创伤大,探查阴性会给患者造成不必要的创伤,而保守观察治疗又要冒很大风险。胸腔镜的应用解决了这一难题。近年来,随着胸腔镜手术经验的不断积累,传统胸外伤手术方式也在发生变革,由诊断跨入到治疗阶段。使这部分患者在最小的手术损伤下完成了探查和伤情评估,免除了开胸大切口的手术打击,有效地避免了医源性损伤对病情的不利影响,同时制订出了更加合理的治疗方案。

1946 年 Bronco 最早将胸腔镜技术应用于胸外伤的诊断,但由于当时在器械及技术上的不成熟,此后的较长时间内鲜有这方面的报道。直到 1976 年 Jackson 和 Ferreira 才再次报道了应用胸腔镜技术诊断胸外伤。随后在 1981 年,Jones 等报道了胸腔镜在血胸诊断方面的应用。胸腔镜在胸外伤的广泛应用始于 20 世纪 90 年代初,随着电视胸腔镜的出现,这一技术的应用范围逐渐扩大,并由诊断跨入了治疗阶段。

一、胸外伤的胸腔镜探查和病情评估

胸腔镜手术提供了准确的胸腔内损伤评估,并可有效用于处理大多数损伤。它有着比开胸手术更好的耐受性、更有利的术后过程、更优越的长期结果以及更好的患者满意度。胸腔镜在处理胸外伤方面有许多优点,例如可以减少胸外伤手术前观察间期,争取手术时间,减少不必要的开胸或剖腹探查,改变了传统的经胸腔闭式引流观察漏气和出血量再决定手术与否的模式,变消极被动为积极主动处理。

(一)术前准备

术前要做好中转开胸的各项准备,如备手术开胸包,准备足量的血液制品。

(二)麻醉选择

在通常情况下 VATS 手术选择全麻双腔气管内插管,单肺通气技术。但也可在非全麻下使用 VATS 诊治胸外伤,可用局麻药浸润胸壁各层及壁层胸膜,也可用肋间神经阻滞或硬膜外麻醉。在全麻高危人群或不适用全麻的患者可选用。

(三)体位与切口

健侧卧位,一般采用 2 个切口,胸腔镜套管切口应选择在腋中线上,具体的肋间高低视可疑损伤的部位而定,也可利用已经存在的胸引管切口进行初步探查后再行决定。一般上胸部穿透伤常选腋中线第 7~8 肋间,下胸部损伤切口选腋中线第 4 肋间。若伤口在前胸部,则于腋后线 6~7 肋间做切口,若

伤口在后胸部,则于腋前线 4~5 肋间做切口,放入套管,自第二个切口内放入吸引器吸出胸腔积血后,作进一步探查。

(四)适应证

1. 进行性血胸。
2. 凝固性血胸。
3. 创伤性气胸。
4. 创伤性膈肌破裂。
5. 心脏大血管损伤。
6. 创伤性乳糜胸。
7. 创伤后脓胸。
8. 多发性肋骨骨折。

(五)禁忌证

1. 大量血胸,血流动力学不稳定,需紧急手术止血者。
2. 可疑或已证实有心脏或大血管损伤者。
3. 严重的胸腹联合伤。
4. 疑伴有气管、食管损伤的血胸。
5. 不能耐受单肺通气者以及不能耐受侧卧位者(不稳定的脊柱骨折)。
6. 严重的弥漫性胸膜粘连者。
7. 有其他合并伤可能危及生命者。

(六)手术步骤

在置入胸腔镜套管前先以手指进行探查,以了解胸腔粘连情况。吸尽胸腔内出血,寻找出血点,依次探查肺、肋骨、肋间血管、膈肌、纵隔、心包。以电凝止血,钛夹夹闭破裂的肋间动脉及胸廓内动脉,以冲洗吸引及卵圆钳夹碎等方法消除凝血块,肺裂伤以切割缝合器修补,肺创面止血,冲洗胸腔后试水试验。对探查有血管、心脏损伤,气管、食管损伤及膈肌损伤的,应立即开放手术,以免造成严重后果。

二、血胸止血和凝血块清除术

胸部穿透伤或非穿透伤均可引起胸壁和胸腔内任何器官受损出血,如与胸膜腔沟通,血液积聚在胸膜腔内称为血胸。胸部穿透伤往往由于枪弹、爆炸片和锐器击伤,常同时存在气胸,称之为血气胸。胸部钝性伤致闭合性肋骨骨折,骨折断端刺破肋间血管、胸膜和肺,也可形成血胸。按照出血量的多少,血胸可分为:小量血胸(积血量<500ml),患者无明显症状和体征,仅 X 线检查可见肋膈角变钝或消失;中量血胸(积血量 500~1500ml),患者可有内出血

的症状,如面色苍白、呼吸困难、脉细而弱、血压下降等,查体发现伤侧呼吸运动减弱,下胸部叩诊浊音,呼吸音明显减弱,X 线检查可见积血上缘达肺门水平;大量血胸(积血量>1500ml),患者表现有较严重的呼吸与循环功能障碍和休克症状,躁动不安、面色苍白、口渴、出冷汗、呼吸困难、脉搏细数和血压下降等,查体可见伤侧呼吸运动明显减弱,肋间隙变宽,胸壁饱满,气管移向对侧,叩诊为浊实音,呼吸音明显减弱以至消失,X 线检查可见胸腔积液超过肺门平面甚至全血胸。

血胸的来源:①肺组织撕裂伤出血:由于肺循环压力较低,肺组织内凝血物质含量较高和损伤周围肺组织的萎陷,有时可自行停止;②胸壁血管出血:常来自肋间动、静脉或胸廓内动、静脉损伤出血,由于这些动脉来自体循环,因此压力高,出血量多,不易自然停止;③肺门、纵隔血管受损和心脏破裂:出血量大而迅猛,快速进入休克状态,患者往往得不到抢救而死亡;④膈肌穿透伤:可合并腹腔脏器损伤,血胸被胆汁或胃肠内容物相混而污染。

根据受伤史、内出血的症状、胸腔积液的体征结合 X 线胸片的表现,创伤性血胸的临床诊断一般不困难。创伤性血胸的治疗旨在防治休克、及早清除胸膜腔积血以解除肺与纵隔受压和防治感染;对进行性血胸应及时手术探查以及处理合并伤和并发症。以往的外科手术是采用开胸探查,切口长,创伤大。电视胸腔镜手术(VATS)的发展使血胸止血和凝固性血胸的早期清除变得操作简便,损伤小。

(一)适应证

1. 中等量以上血胸(出血量>500ml)。

2. 经输血、补液等措施治疗休克不见好转,或暂时好转后不久又复发恶化,或与输血速度快慢呈明显相关。

3. 胸腔闭式引流量>200ml/h,连续 2 小时以上。引流出的血液颜色鲜红,温度较高。

4. 红细胞和血红蛋白进行性持续下降,检查积血的红细胞计数和血红蛋白含量与体内血液接近。

5. 胸腔内有大量凝血块,不易引出者。

6. 凝固性血胸。

(二)禁忌证

1. 可疑心脏或大血管破裂者。

2. 可疑胸腹联合伤者。

(三)术前准备

必须纠正休克,恢复呼吸功能,治疗原发疾病。

准备足够量的血液。

(四)麻醉选择

静脉复合全身麻醉,气管双腔插管。

(五)体位与切口

健侧卧位,可根据损伤部位前倾或后倾。上胸部损伤,胸腔镜观察孔常位于腋中线第 6 肋间,下胸部损伤观察孔常位于腋中线第 4 肋间。其他 2~3 个操作孔则根据术中探查结果决定。其基本原则与其他胸腔镜手术相同。

(六)手术步骤

置入套管及胸腔镜探查,在电视胸腔镜的监视下,放入吸引器吸尽胸腔内积血,然后寻找出血点。

止血方法:控制胸壁出血最好的方法是使用双极电凝,也可以使用内镜缝合技术来缝扎出血点控制出血,对小的出血点也可以用钛夹直接钳夹出血的小血管。对大的出血,可以压迫止血,再用 5/0 Prolene 线修补出血的血管破口。对肺实质损伤的处理最快速的方法是使用内镜直线缝合器。也可以用中圆针做重叠褥式缝合。

凝固性血胸应在伤情稳定后尽早进行手术,此时肺表面尚未形成纤维板,否则残留性血胸会导致脓胸和纤维化包裹肺。手术中应将外伤后的胸腔凝血块引流干净,如果肺表面有纤维蛋白膜,应予以彻底剥除。

手术结束后于腋中线 7~8 肋间穿刺处放胸腔引流管。

(七)术后并发症

1. 术后再出血 多为对血管的凝固或结扎不确切;或血管夹脱落;或术中因血压低,出血点暂停出血。少量出血可予以止血药物,密切观察出血情况。如出血量较大,应再次胸腔镜探查止血。

2. 胸腔感染 原因多为贯通伤污染了胸腔;或术后继发胸腔感染。预防处理原则是对于胸部穿透伤,术毕应用大量生理盐水或碘伏水冲洗胸腔,使用较大内径的胸腔引流管;术后保持引流管通畅,应用有效抗生素。必要时可放置冲洗管,术后予以定时冲洗胸腔。

三、膈肌破裂的诊断和修补术

膈肌损伤在钝性胸外伤中的发生率为 2%~5%,有 19% 的下胸部穿透伤患者存在膈肌损伤。而在穿透性胸腹联合伤中的发生率则高达 67%。即使是经验丰富的创伤外科医师,要想明确诊断膈肌损伤仍是比较困难的。在胸腔镜出现之前,怀疑有膈肌损伤时处理的"金标准"是开腹探查术。但开腹探查约有1/3的阴性率。膈肌损伤是不能自发痊愈的。未修复的膈肌损伤的自然病程有可能导致疝、嵌顿及绞窄,有着显著的发病率和死亡率。经胸腔镜能直接探查膈肌损伤,为膈肌损伤或胸腹联合伤的患者提供剖胸探查的确切依据,减少因诊断不明确而行不必要的剖胸探查。对伴有腹部损伤的患者,采用VATS做膈肌及肺修补,同时做腹部手术,可避免同时开胸剖腹,减少手术对患者的打击。

（一）适应证

1. 下胸和(或)上腹部钝挫伤,临床高度怀疑膈肌破裂者。

2. 发生于第4前肋和第8后肋以下的胸部穿透伤或刀刺伤。

虽然胸腔镜诊断钝性胸部创伤中的膈肌损伤的标准还不明确,但在胸部穿透创伤中膈肌损伤的几个独立危险因素已确定,即:

（1）不正常的胸部X线片。

（2）相关的腹腔内损伤。

3. 高能量创伤,例如枪伤或是高速状态下发生车祸。

4. 右侧入口的伤口。

临床上如果患者有2个或2个以上的预测膈肌损伤的因素,则应考虑胸腔镜手术探查。

（二）禁忌证

1. 膈肌破裂伴有其他脏器损伤造成严重休克者。

2. 膈肌破裂伴有呼吸功能障碍造成不能耐受单肺通气者。

（三）术前准备

1. 术前一律经鼻置入胃管,进行胃肠减压。

2. 有休克者一面进行抗休克治疗一面进行手术准备。

3. 做好开胸和开腹的准备。

（四）麻醉选择

全身静脉麻醉,双腔气管插管。

（五）体位与切口

一般采用侧卧位,根据损伤部位可以适当调整体位。膈肌前部或后部损伤,可疑前倾或后倾。

如是胸部穿透伤,可以先利用伤口探查胸内受伤情况,再确定切口位置。如是胸部钝性伤,胸腔镜观察孔通常放在腋中线第5肋间,位置太低不利于观察膈肌全貌。另外选择2~3个操作孔,原则是有

利于手术操作和膈肌破裂部位的观察。

（六）手术步骤

单肺通气后,插入胸腔镜,吸净胸腔内积血,然后探查胸内损伤情况,特别是膈肌受伤情况。要注意通过改变胸腔镜的观察角度,对膈肌顶部、前后肋膈角以及侧方情况进行全面检查,防止漏掉小的膈肌裂口。如有腹腔脏器疝入胸腔,应重点观察疝入器官的血运情况,然后再决定处理方法。

发现膈肌破裂口以后,可采用胸腔镜下内镜缝合技术进行修补。破裂口边缘整齐锐利时,可提起裂口边缘,用电刀或超声刀进行止血处理,然后用7号丝线进行间断8字缝合修补裂口。缝合时注意必须穿过膈肌全层,针距和进针深度均以1cm为宜,必要时加U字缝合加固,还要注意不要误伤膈神经和膈肌下面的腹腔脏器。如果膈肌较为松弛,也可采用内镜缝合器修补破裂的膈肌。方法是提起膈肌破裂口两端并上提,采用内镜切割缝合器平行于裂口方向夹闭裂口并击发完成修补。

如有腹腔脏器疝入胸腔,首先确定其有无缺血坏死情况。如血运较好且无损伤,可直接还纳后按上述方法修补破裂的膈肌。如存在缺血坏死,则应根据手术医师的经验决定是否继续采用胸腔镜下完成缺血坏死器官的切除和膈肌修补,还是中转开胸完成手术。

胸腔镜修补膈肌损伤比经腹腔镜修补简单。而且,胸腔镜与腹腔镜相比不会造成腹腔粘连及不容易影响血流动力学(腹腔镜的人工气腹会影响静脉回流,减低前负荷)。若手术技巧掌握得当,大多数膈肌破裂可直接在VATS下修补。

（七）术后并发症

1. 漏诊　位于前后肋膈角的小裂伤,由于位置深或被血块遮盖而不易被发现,造成漏诊。因此,术中应多角度、全方位仔细观察。

2. 膈肌周围脏器损伤　修补过程中可能误伤包括胃、脾、肝、结肠等在内的腹腔脏器。术中准确的缝合操作是非常重要的,尽量提起膈肌破裂的边缘,进针时一定要在直视下进行,不要太深。

四、食管破裂修补术

食管穿孔及破裂是食管遭受各种原因所致食管黏膜或食管壁全层破裂的总称。包括食管贯通伤、开放性损伤、钝性伤及药物化学性损伤。食管破裂穿孔后,食管和胃内容物流入纵隔和胸膜腔,可以造

成严重的感染。如不及时治疗,短期内会造成严重的感染中毒性休克甚至死亡。

食管破裂的常见原因包括:①医源性器械性损伤:纤维胃镜、硬性食管镜、硬性食管扩张探条、气囊导管扩张、食管内导管的留置(胃管)、食管肿瘤的活检、食管静脉曲张硬化治疗以及气管内插管均可造成食管破裂;②食管内异物性损伤:义齿、鸡骨、硬币等;③非器械性损伤:气压伤、药物及化学性腐蚀性损伤、剧烈呕吐;④自发性食管破裂:常与暴饮暴食或过量饮酒发生呕吐有关;⑤贯通伤:利器、弹片等可直接造成食管破裂穿孔。

胸部食管损伤的治疗有4个原则:①尽快排除污染的来源;②充分的引流;③大剂量抗生素;④维持足够的营养及水、电解质平衡。

(一) 适应证

1. 发生食管穿孔或破裂12小时以内,原则上应采取手术治疗。

2. 有异物残留不能去除而影响愈合者。

(二) 禁忌证

1. 食管破裂时间超过24小时。

2. 胸腔污染严重者。

(三) 术前准备

1. 经鼻插入胃管以便于术中探查损伤的食管及术后胃肠减压。若为胸段食管穿孔估计裂口较大时,强行插入胃管可能会导致经过破裂口进入胸腔,因此不能插入过深。

2. 由于食管穿孔会引起胸腔感染,应用抗生素是必要的。

3. 对于食管穿孔伴休克的患者,应积极抗休克治疗。

4. 胸腔内有较大量液气胸造成呼吸困难者,应在术前插入胸腔闭式引流管并接水封瓶,以利于肺膨胀。

(四) 麻醉选择

全身麻醉和气管插管下进行。

(五) 体位与切口

胸部食管穿孔采用侧卧位。腋中线第6肋间切口作为胸腔镜观察孔,在胸腔镜引导下,根据食管破裂部位完成其他2~3个操作孔。

(六) 手术步骤

食管穿孔修补手术入路及处理方法,应根据穿孔的部位、损伤范围、穿孔后确诊的时间及食管同时存在的疾病而定。

穿孔后早期手术者,如裂口黏膜正常并且食管

远端无梗阻性病变、可一期缝合。先将食管裂口肌层向上、下端稍延长直至暴露黏膜裂口,用4-0丝线缝合食管全层,亦可分层间断缝合黏膜及肌层,外层缝线不必作内翻缝合,结扎线不宜过紧、过多、过密。缝合完毕后下胸段病变用带蒂膈肌瓣覆盖,膈肌瓣的制备采用膈肌全层,长12cm,宽5~7cm,其底朝向食管裂孔,膈肌缺损间断缝合,将膈肌瓣盖于裂口上,用间断缝合固定于食管。也可用带蒂胸膜和肋间肌联合瓣做补片修补,或用附近纵隔胸膜瓣缝盖修补处。带蒂胸膜和肋间肌联合瓣基底部近椎旁沟,围绕缝合的断裂口缝合固定;带蒂胸膜瓣基底部连于主动脉侧。

由于穿孔时间超过12小时,已有胸腔内较严重污染、食管壁水肿,直接缝合食管裂口已不可能,可作下列选择:可在食管腔内放入一根T形管,使食管分泌物外流。在穿孔附近及胸腔内各置大号引流管。T形管放置3~4周,使形成窦道后再取出,改成开放引流。患者营养可经胃肠道外营养或空肠造瘘管饲维持。也可放置双气囊导管,胃气囊用于固定导管位置,食管气囊用于压迫穿孔,食管近端放置一根吸引管引流食管腔内分泌物。

关胸前应充分冲洗。置胸腔闭式引流管。术后须经肠道补充营养者,可将患者改为仰卧位,行胃造瘘术。

(七) 术后处理

1. 胃管或胃造瘘管持续减压。

2. 禁饮食,经静脉输液补充营养。10天后口服造影剂证实食管修补处愈合后渐进流质及半流质,有肠饲管者在肠恢复蠕动后可予管饲。

3. 常规应用抗生素防止感染。

(八) 术后并发症

1. 食管胸膜瘘　食管裂口修补后愈合不良者可发生食管瘘,早期应置胸腔管引流,禁饮食,鼻胃管减压,待病情稳定后再行手术修补或食管部分切除食管-胃吻合术,食管胃吻合术,小的瘘口经上述方法处理后常可自愈。期间经静脉高营养或肠饲维持。

2. 脓胸　胸腔污染严重者术后可发生脓胸。保持胸腔引流管通畅,抗感染,并使肺膨胀,常可治愈。

五、胸导管结扎术

胸导管是人体最大的淋巴管,全长30~45cm,直径2~7mm。乳糜胸常由胸部钝性伤或术中误伤引起。乳糜胸常造成大量淋巴液丢失,患者会出现

水电解质紊乱,营养物质缺乏,严重者可导致全身衰竭。因此若不积极处理,并发症和死亡率较高。

（一）适应证

1. 乳糜胸诊断明确,乳糜液>1000ml/d。

2. 乳糜胸诊断明确,经对症支持治疗后 10～14 天后乳糜液仍然 500～1000ml/d。

3. 近年来也有学者主张,胸导管损伤后短期内引流量减少不明显应尽早外科干预。这样可以避免观察等待给患者带来的进一步损伤。

（二）术前准备

1. 积极改善患者全身状况,纠正水电解质平衡失调,必要时输血。

2. 术前 3～4 小时口服或胃管注入牛奶 200ml+芝麻油（或橄榄油）50ml,促进乳糜量增加,色泽变白,易于术中确定胸导管破口。

（三）麻醉选择

静脉复合全身麻醉,双腔气管插管。

（四）体位与切口

一般是健侧卧位。主动脉弓以下胸导管损伤经腋中线第6肋间切口作为胸腔镜观察孔,另外两个操作孔分别位于腋后线第8肋间和腋前线第5肋间。主动脉弓以上胸导管损伤经腋中线第5肋间切口作为胸腔镜观察孔,另外两个操作孔分别选取腋后线第6肋间和腋前线第3或4肋间。

（五）手术步骤

置入胸腔镜后,吸净胸腔积液,将肺牵向前方,充分暴露后纵隔,沿奇静脉用电钩剪开纵隔胸膜,在奇静脉和主动脉之间寻找灰白半透明胸导管。大多数情况下胸导管破口处有白色乳糜液漏出。找到胸导管破口后,结扎或用各种类型的血管夹夹闭胸导管破口远近两端,也可采用内镜切割缝合器处理胸导管上下断裂端。如果术中没有找到胸导管破口,可在膈上较低位置大块结扎胸导管。

六、肺破裂修补术

肺破裂常见于胸部闭合性损伤或胸部贯通伤。临床上肺破裂主要表现为气胸或血气胸,严重者可危及生命,应尽早处理。

（一）适应证

1. 中等量以上气胸（肺萎陷 30%～50%）,胸腔闭式引流短期内未能治愈。

2. 张力性气胸。

3. 血气胸。

（二）禁忌证

重度胸外伤不能耐受单肺通气者。

（三）麻醉选择

全身静脉复合麻醉,气管双腔插管。

（四）体位与切口

健侧卧位。切口应避开肋骨骨折部位。一般选取腋中线第5或第6肋间切口作为胸腔镜观察孔,然后根据损伤部位和有利于操作的原则,在胸腔镜引导下选择操作孔位置。

（五）手术步骤

经胸腔镜吸净积血,可直接钳闭漏气区,对肺裂伤缝合修补。修补可采用传统开胸的重叠褥式缝合,将缝线提出胸腔外打结,方便快捷。严重肺实质损伤最快速有效的方法是使用内镜直线缝合器。修补完成后,胸腔内灌注冲洗液并膨肺,可观察到肺修补后有无漏气的情况。放置胸腔引流管。如果肺损伤范围大且深,达到段支气管或血管水平,为避免产生肺不张或血肿、感染等并发症,则应实行胸腔镜肺叶切除术（具体方法参照本书相关章节）。如果肺损伤面积广泛,或可疑有气管、血管以及胸腔内其他脏器损伤,应及时中转开胸。

（李　辉）

第五节　食管疾病的胸腔镜诊断和治疗

随着腔镜手术器械及手术技术的提高,腔镜下外科手术治疗食管良性疾病已被广泛采用。但无论是国外还是国内,腔镜下食管癌手术一直没有像胸腔镜肺叶切除那样普遍开展。近年来,随着内镜设备、器械和操作技术的进步,腔镜辅助食管癌手术逐渐得到开展。由于操作复杂,一些技术细节尚有争议,目前微创食管癌手术还处在探索阶段,但其应用前景日益受到重视。

一、食管下段肌层切开术

（一）历史回顾

贲门失弛缓症的治疗方法很多,包括药物、食管扩张、内镜下注射肉毒素、外科手术等,其中食管肌层切开术（Heller 手术）是最主要和有效的治疗方法。以往采用的是经胸或经腹入路，但该手术住院时间长、创伤大。1992 年 Pellegrini 等率先报道在胸腔镜下进行食管黏膜外肌层切开术取得了成功。随后 Wiechmann 报道了 58 例胸腔镜下手术的长期随访结果，发现吞咽困难改善率高达 96%，手术效果堪与开胸手术媲美，而在术后住院时间、手术创伤及美容方面却明显优于开胸手术。目前在美国，经胸腔镜或腹腔镜的食管肌层切开术已被越来越多的胸外科医师和患者所接受，基本替代了常规开胸手术。经胸腔镜或腹腔镜食管肌层切开术各有利弊，临床工作中可根据患者情况、手术医师经验和习惯予以选择，本文分别介绍两种入路的手术方法。

（二）适应证

1. 小儿及青少年贲门失弛缓症。

2. 有反复性吸入性肺炎病史。

3. 精神性贲门失弛缓症，长期保守治疗无效者。

4. 无法行扩张者或扩张失败者。

5. 与贲门癌无法鉴别者。

（三）禁忌证

1. 双侧重度肺或胸膜病变者。

2. 贲门失弛缓造成乙状结肠型巨食管者。

3. 严重心肺功能不全。

4. 并发晚期食管癌。

5. 精神性贲门失弛缓症经药物治疗有效者。

（四）术前准备

1. 加强营养，尽量纠正因长期进食困难所造成的负氮平衡，必要时输血；纠正水、电解质平衡紊乱。

2. 充分治疗肺部并发症，防止术后炎症扩大。

3. 术前 3 天开始每日进流质食物，每晚用 3% 盐水或 5% 苏打水冲洗食管一次。

4. 术晨置胃管，应选择较粗和口径较大者，以备术中吸引食管内潴留液；或肌层切开时，经胃管注气使食管黏膜膨胀，以便检查黏膜有无破裂及肌层是否完全彻底切开。此外，有效的胃肠减压，对防止术中、术后呕吐误吸、减少肺部并发症也有一定的作用。

（五）体位与切口

1. 采用胸腔镜入路的患者取右侧 30°～45°俯卧位，纵隔靠重力作用移向前下方，扩大了食管下三角的手术术野。术者站于患者背侧，胸腔镜监视器摆放于患者足端。一般取 4 个 1～2cm 套管切口，观察孔位于第 7 肋间肩胛下角线上，镜头朝向膈肌，与

常规手术方向相反。两个操作孔分别位于第 8 和第 6 肋间腋后线，另于第 5 肋间乳头旁线（女性为乳房下缘）做一切口放入五爪拉钩。

2. 采用腹腔镜入路的患者手术时应置于仰卧位，双臂外展，双下肢置于腿架上。术者站在患者的右侧，助手站在左侧。在前腹壁做 5 个操作孔，与腹腔镜 Nissen 胃底折叠术的入路相似。右上腹做一个 10mm 孔，4 个 5mm 孔分别位于双侧肋缘下、左上腹和右侧腹壁。

（六）手术步骤

1. 经胸腔镜入路　首先切断下肺韧带，并纵行切开下段食管表面的纵隔胸膜。用电钩游离食管全周并套带牵引。用电钩将食管肌层纵行切开，切开长度同常规开胸 Heller 术。必要时可经口置入食管镜直至贲门口下方，向左侧弯曲顶起食管下段，协助显露和肌层切开。切开膈食管膜及部分膈肌脚纤维，向头端牵引食管使贲门上提至胸腔，小心切开肌层，直至看到横行的胃壁静脉丛。以吸引器钝性剥离肌层与黏膜间的疏松粘连。注意此处胃壁菲薄且成角，极易穿孔，操作时应格外细致。术毕于胸腔内注入生理盐水，同时经食管镜充气检查食管黏膜完整性。如有破裂则会出现试水漏气现象，应进行黏膜修补。一般可于镜下用 5-0 可吸收线 8 字缝合。如镜下修补困难，则应及时中转开胸。如无破裂，则结束手术。

2. 经腹腔镜入路　采用头高脚低位，向上牵开肝左叶，解剖从切断肝胃韧带开始，显露双侧膈肌脚。环周解剖食管裂孔，在迷走神经后干的后方打开一些空间，为下一步胃底通过创造条件。超声刀切断胃短血管，为肌层切开后进行部分胃底折叠做准备。提起食管胃连接部（GEJ）前方的脂肪组织，从左向右、从远端向近端游离，同时注意保护迷走神经前干。通过观察食管纵行肌层和胃浆膜层移行部辨认 GEJ。将左右膈肌脚用 0 号不吸收缝线间断缝合，从食管后方重新闭合裂孔。用超声刀或腹腔镜剪刀进行食管肌层切开术。食管前壁肌层切开应尽可能向近端延伸（通常可达 GEJ 上方 6～8cm 处）。使用内镜"花生米"钝性游离，完成食管前壁 180°的肌层切开。肌层切开应延伸至胃贲门下 2～4cm。再次胃镜检查，评估肌层切开是否彻底，同时检查有无黏膜破损。进行部分胃底折叠术（Toupet 术）。将胃底环绕食管后方，用 2/0 涤纶编织线行 3 针间断缝合。头端的一针要包含食管肌层、胃底和右侧膈肌脚，另 2 针包含胃底和食管肌层。同样的，左侧 3

针缝合左侧膈肌脚、胃底和食管肌层。腹腔镜切口用可吸收缝线常规缝合。

（七）术后管理

1. 术后第 1 天行钡剂食管造影检查。确认无食管瘘，开始进清流食。

2. 如术中食管黏膜破裂予以修补则应术后禁食 3～4 天，并观察胸腔引流颜色性状。

（八）术后并发症防治

1. 黏膜破裂　Heller 术后较常见的并发症为黏膜破裂而术中未发现或修补不佳所并发的食管瘘脓胸，约占手术的 10%。这种病例一旦发生则按脓胸处理，除用抗生素外，应早期做闭式引流术，禁食，加强支持治疗，一般黏膜裂口可于 2 周左右愈合。食管瘘如长期不愈，亦可考虑做瘘修补或食管部分切除及胃食管吻合术。

2. 胃食管反流　Heller 术后另一并发症为反流性食管炎，它多于术后晚期发生。造成这种并发症的原因主要为术中较长的肌层切开破坏了食管下括约肌，以及广泛游离贲门周围的支持组织而形成术后裂孔疝。此外，术中损伤迷走神经导致胃排空不良也增加了反流。研究还发现经腹 Heller 手术后胃食管反流发生率较经胸入路为高。此外，肌层切开的长度也与反流的发生有关，长度超过 10cm 反流增加。

3. 症状不解除　约 16% 患者术后吞咽困难症状复发，手术失败的原因有以下几种可能：①肌层切开不完全，长度不够，残留环形肌纤维或黏膜外血管未切断，贲门狭窄部分未完全松解；②肌层切缘剥离的不够宽，没有超过食管周径的 1/3 以上或止血不充分，留有血肿机化，促使切缘粘连愈合，造成术后瘢痕性狭窄；③食管周围炎症后易形成瘢痕；④反流性食管炎长期不愈而并发狭窄；⑤术中误伤迷走神经导致幽门痉挛，产生胃流出道功能紊乱；⑥食管体高度迂曲扩张呈 S 形，因此排空困难，食管清除能力下降。

4. 膈疝　Heller 术后食管裂孔疝发生率为 5%～10%。若术前诊断有食管裂孔疝，则应在贲门肌层切开的同时予以修补。若肌层切开时食管裂孔附着部不予切断，则术后发生膈疝的几率减少。

5. 肺部并发症　可按肺部疾病的性质进行处理。

（九）要点与注意

1. 较长的贲门肌层切开（2～3cm）能够减少术后吞咽困难症状和"复发性"贲门失弛缓的出现。

游离食管前壁的脂肪组织可以精确地辨认 GEJ，并使至少 2cm 长的贲门肌层切开得以完成。

2. 术中内镜检查非常重要，一旦发现黏膜破损，应在腔镜下修补，有时需要中转开胸（腹）手术。应尽量减少缝合修补黏膜的针数（1～2 针），因为缝合操作容易扩大黏膜损伤。如果黏膜穿孔发生在肌层切开的过程中，可以考虑行前壁部分胃底折叠术（Dor 术），既能起到抗反流的作用，又能强化黏膜穿孔修补，减少潜在的术后食管瘘。

3. Dor 或 Toupet 部分胃底折叠术抗反流，应常规作为腹腔镜贲门肌层切开的附加手术；选择何种术式，可视术者偏好。360° 的 Nissen 胃底折叠术不适用于食管蠕动丧失的病例。

二、食管平滑肌瘤摘除术

食管良性肿瘤种类繁多。大多数起源于固有肌层，通常被覆黏膜。绝大多数食管良性肿瘤生长缓慢，无症状而未被发现。经常在内镜或放射学检查时，或抗反流手术中偶然发现。体积大或位置特殊的肿瘤可有症状，其中 90% 位于食管中段和远端 1/3。食管平滑肌瘤是最常见的食管良性肿瘤，发病率占食管良性肿瘤的 67.3%，占所有食管肿瘤的 2.3%。传统的食管平滑肌瘤摘除术均需通过后外侧开胸手术进行，是典型的"小手术、大切口"。胸腔镜手术的应用改变了食管平滑肌瘤的手术径路，在 3～4 个 1cm 套管切口下即可轻松完成平滑肌瘤摘除术，手术安全性高。

（一）适应证

1. 有症状并诊断明确、肿瘤直径超过 2cm 的平滑肌瘤应予手术切除。目前认为，直径小于 5cm 的食管平滑肌瘤是胸腔镜手术的最佳适应证之一。无症状或瘤体小于 2cm 者，建议定期钡餐观察。

2. 无症状但有恶变可能时应考虑手术干预。

（二）禁忌证

1. 双侧胸腔广泛粘连者。

2. 合并其他重要脏器疾病，不能耐受手术者。

3. 既往的手术史并非手术禁忌证；视粘连程度，可考虑施行对侧 VATS 手术。

（三）术前准备

1. 食管平滑肌瘤的诊断需首先排除恶性肿瘤，食管钡餐造影是最常用和简易的诊断及鉴别诊断方法，而食管镜和食管超声内镜检查（EUS）则是确定诊断的"金标准"。镜下可见食管黏膜完整光滑，呈外压性改变。黏膜下肿物质硬光滑,活动度好,超声提示食管肌层内的实性低回声灶,边界清楚,表面黏膜完整。镜检时特别需注意的是,应避免不必要的活检,以免造成黏膜损伤或与黏膜下组织粘连,增加手术难度和黏膜穿孔的发生率。

2. 术日晨留置鼻胃管。

3. 准备食管镜,以备术中协助肿瘤定位,并于手术结束时检查黏膜完整性。

（四）麻醉选择

静脉全麻,双腔气管插管。

（五）体位与切口

1. 体位　根据病变部位而定,中、上段食管平滑肌瘤要取左侧 15°～30°前倾卧位,经右胸入路。下段则左右两侧均可。如经某侧胸腔手术明显有利,可选择该侧。

2. 切口　通常情况下,胸腔镜从肩胛下角线第 8 或 9 肋间置入。操作孔位置取决于病灶定位,并使各操作孔之间构成三角形。10mm 孔位于腋前线第 4 肋间隙。5mm 孔位于肩胛下角后方。

（六）手术步骤

切断下肺韧带,游离食管。术中肿瘤定位困难时,可采用食管镜协助进行肿瘤的定位（图 1-2-5-1）。暂时关闭胸腔镜光源,可清楚地看到胃镜前端的光线。确定肿瘤位置后,纵行切开食管表面纵隔胸膜（图 1-2-5-2）,游离并套带悬吊近肿瘤处食管,显露肿瘤。必要时可用腔镜切开缝合器切断奇静脉,增加术野显露。如果肿瘤较大或位于食管另一侧,则应环周游离食管。注意保护迷走神经干。切开肌瘤表面食管肌层直至肿瘤包膜（图 1-2-5-3）,沿肿瘤和黏膜固有肌层、黏膜下层之间解剖（图 1-2-5-4）,从包膜外钝性分离,将肿瘤完整摘除并装入标本袋取出（图 1-2-5-5,图 1-2-5-6）。必要时可用粗丝线缝穿瘤体牵引以方便操作。最后用食管镜检查黏膜有无破损（图 1-2-5-7）,如有破损,则及时镜下用 5-0 可吸收线 8 字缝合修补。横向缝合食管纵行肌层（图 1-2-5-8）。关闭操作孔,放置胸腔引流。

（七）术后处理

1. 如无食管黏膜破裂可于术后第 1 天拔除胸腔引流管。

2. 术后进行钡餐检查,除外食管瘘（可选择）。

（八）术后并发症防治

1. 食管黏膜穿孔　如术中食管黏膜破裂,术后应禁食 3～4 天,并观察胸腔引流颜色及性状,如无

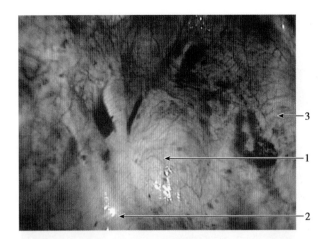

图 1-2-5-1　肿物位于奇静脉弓上水平
1. 食管肿物,2. 奇静脉弓,3 上腔静脉

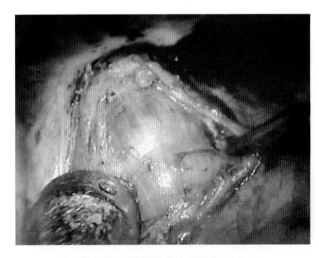

图 1-2-5-2　肿物位于奇静脉弓上水平

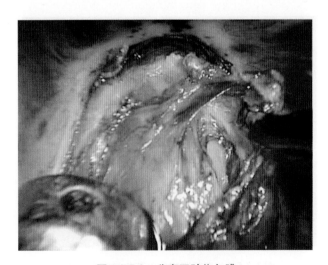

图 1-2-5-3　分离至肿物包膜

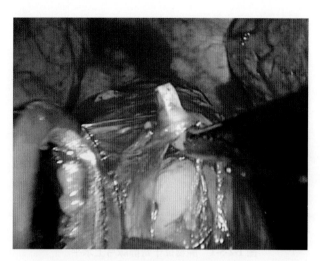

图 1-2-5-4　分离至肿物周围平滑肌

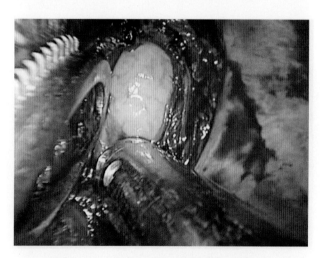

图 1-2-5-5　以吸引器轻推肿物周围纤维组织

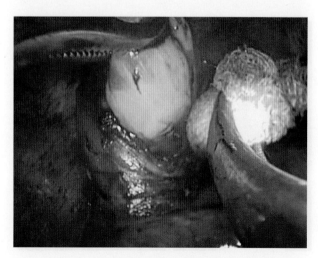

图 1-2-5-6　夹起肿物后以花生米钝性分离

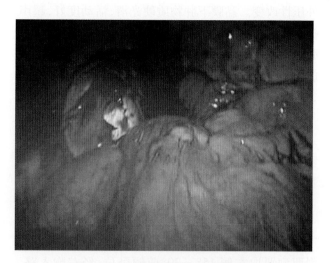

图 1-2-5-7　胃镜检查有无黏膜破损

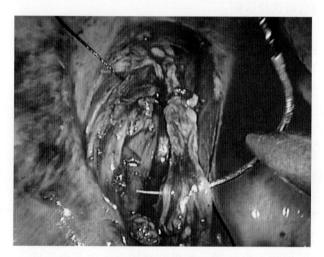

图 1-2-5-8　缝合肌层

异常则逐渐恢复饮食。如无并发症,则术后第一天即可恢复流食。

2. 摘除术后发生食管假性憩室(关闭食管肌层非常重要)。

（九）要点和注意

1. 对肿瘤定位、解剖和结构的认识,远比手术入路的选择重要。

2. 切断奇静脉是增加中段食管暴露的有益手段,需要时应该运用。

3. 切除过程中出现黏膜撕裂不需要紧张。继续完成肿瘤切除,游离食管,通过一根 46～52 French 的食管探条,逐层缝合食管壁。如果不能 I 期缝合,根据所处部位,还可用以下组织来修补食管黏膜缺损:①带蒂的心包脂肪瓣;②胃壁;③胸膜;④肋间肌束;⑤带蒂大网膜;⑥带蒂膈肌瓣。

三、食管憩室切除术

食管憩室是指食管壁的一层或多层由食管腔内向外突出,形成与食管腔相通的囊状突起。食管憩室可根据憩室位置分为咽食管憩室、食管中段憩室、膈上食管憩室和膈下食管憩室(膈下腹段食管)。本文重点讨论食管中段憩室和膈上憩室的胸腔镜治疗。

(一)适应证

1. 憩室较大,排空不畅,有较严重的憩室炎或食管炎的症状,为防止发生出血、穿孔等严重并发症,应予以手术治疗。

2. 食管中段憩室形成食管气管瘘或食管支气管瘘者。

3. 憩室逐渐增大,经 X 线检查或食管镜检查,怀疑有恶变者,应及时手术治疗。

4. 牵引型憩室合并有反流性食管炎、胃炎或胃十二指肠溃疡等疾病,应首先治疗并存的疾病,并仔细观察,不宜急于施行憩室切除术。

(二)禁忌证

1. 体积小、无症状或症状较轻的憩室可保守治疗,定期检查。

2. 全身状况不耐受手术者。

(三)术前准备

1. 钡餐检查是评估和诊断食管憩室的主要依据,并能发现其潜在的病理改变。

2. 无论食管影像学和动力检查有何发现,均建议行内镜检查。可以观察憩室内腔的情况,并除外肿瘤或异位组织。食管测压和 pH 测定用于明确潜在疾病,如食管运动不良和 LES 功能障碍,并有助于抗反流手术的决定。

3. 因为大多数患者为成年人,应进行心肺功能的评估,以确定手术和全麻的风险。

4. 手术前对消耗和营养不良的病例进行改善营养的支持治疗。有肺炎迹象的应行抗生素治疗。

5. 建议术前 2 ~ 3 天进清流食。术前晚完全禁食水。

(四)体位与切口

食管憩室切除术的体位、切口和显露方法基本同胸腔镜食管平滑肌瘤摘除术,多采用右胸入路。

(五)手术步骤

术中在食管镜的协助下首先进行憩室定位。如纵隔胸膜肥厚透光性差,则可循术前钡餐造影位置

打开相应部位胸膜,辨认食管和右主支气管,一般见到黑色质韧的隆突下淋巴结,即可看到食管镜前端的光线。然后于憩室下方正常处游离食管全周并套带牵引。憩室底部常与纵隔淋巴结紧密粘连,需采用钝性加锐性方法仔细分离出整个憩室,注意用电钩时切勿损伤支气管膜部。用卵圆钳提起憩室底部,使用内镜缝合切开器(白色钉夹)自憩室颈部将其完整切除。最后,胸腔内注入生理盐水,确认食管壁无破损,同时食管镜了解管腔有无狭窄。留置胸腔闭式引流管后结束手术。

(六)术后并发症

1. **黏膜损伤**　从周围组织中游离憩室时可能造成黏膜损伤。如果黏膜破口在切割缝合范围内,则破损对预后无显著影响,仅需适当控制术野污染。如果肌层切开或切割缝合处出现食管黏膜穿通,应以细的可吸收缝线做单纯修补。修补处再用肌瓣强化。首选开胸时游离的肋间肌瓣。在无张力的条件下,用细丝线缝合固定于邻近的肌层纤维。有时可用心包片或胸膜片进行强化修补。

2. **迷走神经损伤**　单侧迷走神经损伤常无重要临床意义。双侧迷走神经损伤,可导致胃出口梗阻。有继发症状的病例,应行引流手术治疗(如幽门成形术)。

3. **术后食管瘘**　术后食管瘘是非常严重的并发症。当术后早期出现引流量和(或)性状的改变,或败血症的表现,应警惕食管瘘的存在。当食管瘘口非常小且漏出量也极少时,位置恰当的充分引流有时可以治愈。引流恰在漏出部位,可以防止纵隔弥漫性污染,使患者病情稳定。稀钡造影检查发现明显的食管瘘,或出现败血症表现的病例,应进行急诊再次探查手术。此时,再次探查手术的基本原则是:对纵隔和胸膜腔进行冲洗和充分引流,同时控制污染。可选择的术式有:使用肌肉瓣等对食管瘘部位进行修补,或食管造口、转流术;彻底清创以达健康组织,同时注意保留健康组织。

4. **食管裂孔疝**　大的食管裂孔疝在游离食管和解剖憩室时能够被发现。应将疝内容物复位,游离切除疝囊,修补食管裂孔。

5. **食管狭窄**　切除黏膜过多偶可引起食管狭窄,但只要术中仔细操作,尤其有内镜辅助时,此并发症当可避免。

四、食管裂孔疝修补术

食管裂孔疝是一种常见的食管良性疾病,它是

指胃的一部分或其他腹腔脏器经膈肌的食管裂孔突入胸腔内的情况。食管裂孔疝的临床意义就是造成患者出现严重的胃食管反流，继而导致一系列并发症。当代外科的重点已将单纯对疝解剖性修复转到恢复食管下括约肌功能上。目前主张对食管裂孔疝采用"综合性手术"，包括疝修补术和抗反流手术。

（一）适应证

1. 经内科治疗症状无好转者。

2. 有并发症的食管裂孔疝，如严重的食管炎、溃疡、出血、狭窄、幽门梗阻、十二指肠溃疡、胆石症者和肺部并发症以及出现疝内容物嵌顿、绞窄或扭转者。

3. 巨大的滑动型食管裂孔疝和食管旁疝，引起呼吸循环功能障碍。

4. 食管裂孔疝不能排除恶性病变者。

（二）麻醉选择

全麻或硬膜外麻醉。

（三）体位与切口

常采用腹部切口。

（四）手术步骤

1. 经腹腔镜入路　将贲门部向下牵拉，显露食管裂孔，将疝入的胃完全拉回腹腔后，用粗丝线贯穿缝合食管后方的膈肌裂孔，重建膈食管韧带，以恢复其牵拉功能。将胃底与膈肌缝合固定3针。

2. 经胸腔镜入路　游离食管下段及贲门部，显露食管裂孔，打开膈肌，将疝入的胃完全送回腹腔，用粗丝线贯穿缝合食管后方的膈肌裂孔，重建膈食管韧带，以恢复其牵拉功能。如为食管旁疝，首先探查疝囊与食管及其他纵隔结构的粘连程度。采用钝性和锐性分离的方法剥离疝囊，游离至膈肌裂孔以下。将疝入疝囊内的胃完全送回腹腔，切除疝囊。如食管旁疝已经嵌顿或有梗阻，整复困难，可先切开疝囊，然后再将胃复位。必要时可切开膈肌裂孔，松解嵌顿，再还纳嵌顿的脏器。切除疝囊后，用粗线贯穿缝合膈肌裂孔。

五、食管癌胸腔镜诊断与分期

临床上食管癌患者大多因为出现吞咽困难症状才就诊，诊断时约85%的患者已属晚期，其中近70%~80%切除标本在相关的淋巴引流区域出现转移。外科手术切除仍然是食管癌治疗的主要选择，长期生存取决于患者初诊时的分期。Ⅰ、Ⅱ和Ⅲ期患者有潜在切除的可能。进一步术前分期可以改善

手术患者的选择条件和提高总生存率。因此，对于食管癌患者术前分期非常重要。近年来影像学技术的发展有利于对肿瘤进行更加准确的分期，包括胸（腹）部CT、食管内镜超声（EUS）、PET-CT等使术前分期T和M分期的准确性有了很大提高，但对N分期（淋巴结转移）的诊断仍然有限。淋巴结活检是确定淋巴结是否转移的"金标准"。但开胸行淋巴结活检创伤大、患者难以接受，并且对后期根治性手术有一定影响，因此临床很少使用。胸腔镜技术为食管癌术前淋巴结分期提供了技术保证。一项多机构的前瞻性研究显示，与传统非侵袭性分期方法相比，胸腔镜可明显提高阳性淋巴结检出率。

（一）适应证

1. 拟行食管癌切除、具备手术条件的患者。

2. 因治疗原因需要明确淋巴结是否转移的患者。

（二）禁忌证

不适合进行胸腔镜手术的患者。

（三）麻醉选择

静脉全麻，双腔气管插管。

（四）体位与切口

一般采用经右胸入路。第6肋间腋后线1cm切口作为胸腔镜观察孔，第4肋间腋前线、第7或第8肋间腋后线各一个1cm切口作为操作孔。

（五）手术步骤

将右肺牵向前方，暴露胸顶至膈肌之间的胸壁及纵隔。剪开锁骨下静脉至下肺静脉之间的纵隔胸膜，进行各组淋巴结取样活检。

六、食管切除术

外科切除仍然是可切除食管癌的首选治疗方案。1992年Cuschieri将内镜技术应用到食管外科，总结出胸腔镜标准食管切除和整块扩大切除方法。这种既不需开胸、又能进行直视食管切除的全新食管外科技术，与传统手术比较创伤小、痛苦轻、对肺功能影响小，而且安全可靠，符合食管外科的发展要求，是治疗早期食管癌的又一较理想的手术方法，深受胸外科医师和患者的欢迎。手术一般包括三个步骤：①胸腔镜游离胸段食管和淋巴结清扫；②腹部切口游离胃和切断食管；③颈部切口行食管胃端-侧吻合术。

但腔镜下食管癌切除以及胸腔内胃食管重建仍然开展很少，其原因主要是由于腔镜下手术窗狭小，

做荷包缝合和置入钉砧头十分困难,因此使得胸腔内吻合成为困扰胸外科医师的主要难题。最初阶段,微创手术方式是多种多样的,例如腹腔镜联合胸部小切口、纵隔镜辅助。早期的微创外科食管切除技术主要是三切口手术,包括胸腔镜游离食管,随后腹腔镜下完成管状胃制作,胃上提至颈部行胃食管吻合。随着微创技术的不断提高和外科医师手术经验的积累,Ivor Lewis 食管切除技术逐渐成为微创食管切除的主流技术,其步骤是首先腹腔镜下制作管状胃,而后胸腔镜游离食管,于胸腔内进行胃食管吻合。以下我们将分别介绍这两种术式。

（一）适应证

Ⅰ、Ⅱ期食管癌。

（二）禁忌证

1. 晚期食管癌,已有明显外侵。

2. 患者既往有胸或腹部手术史。

3. 全身情况较差,重要脏器功能障碍,不能耐受手术者。

（三）术前准备

术前除上消化道造影常规检查外,胸部 CT 能够帮助了解食管肿瘤的外侵情况,估计手术难度和选择合适病例。术前准备基本同颈、胸、腹三切口食管大部切除术。术前调试好胸腔镜仪器,准备好胸腔镜手术器械。同时常规备好开胸手术器械等。

两切口术式(Ivor Lewis 术式):

微创 Ivor Lewis 食管切除术的优势在于避免了颈部切口,因此降低了喉返神经损伤的可能性。此外吻合口张力较小,管状胃血运好,进而减少了吻合口瘘的发生率。手术的顺序通常是先腹部,再胸部。

第一步,腹部游离:

【体位及切口】

患者平卧位,双腔气管插管。首先进行内镜检查确定肿瘤位置及长度。胃的状况也一并作出评估。内镜检查期间应注意避免过度充气。腹腔镜手术时术者站在患者右侧,助手站在患者左侧。采用开放技术制作第一个孔,其余 5 孔皆在腹腔镜直视下完成。

【手术步骤】

1. 检查腹膜及肝脏除外转移灶后,打开肝胃网膜囊。确认胃左动脉根部,检查其周围淋巴结。清除所有可疑肿大的淋巴结。

2. 分离右侧膈肌脚,游离食管侧面。进行胃前面和上部的分离,游离食管裂孔前方,并转向左侧膈肌脚,游离胃底。为保证腹腔操作过程中良好的气腹状态,在完成腹腔镜手术前应避免完全切断膈食管韧带。

3. 通过完全游离右侧膈肌脚的下方打开食管后方,然后开始游离胃大弯侧血管(胃结肠血管)。轻轻牵拉胃窦部,在大网膜囊上打开一个小口进入网膜囊开始处理胃网膜血管,但要注意保护好胃网膜右血管。游离沿着胃大弯侧进行直至胃网膜血管弓边缘。游离胃短血管采用超声刀。有时对于直径较大的血管也可采用血管夹处理。

4. 随着胃大弯侧血管的游离,胃底被牵向肝脏一侧,暴露胃后壁结构,继续游离至胃左动脉和静脉,向上游离至食管裂孔,使胃底和末端食管完全游离。然后继续非常仔细小心地向幽门区域游离。胃网膜血管弓或胃十二指肠动脉的损伤将导致胃血供障碍,以至于无法作为食管替代物。胃窦后部和十二指肠周围严重的粘连必须彻底分离,以保证胃的充分游离。

5. 当胃游离到达右侧膈肌脚并且胃没有张力的情况下,幽门部游离即可完成。一旦胃完全游离,应用内镜切割缝合器处理胃左动静脉,但应注意要尽量靠近胃小弯侧根部,并清扫周围的腹腔淋巴结。胃左血管处理完毕后,末端食管、胃底以及胃窦部就彻底游离了。

6. 可先制作管状胃,其优点就是在将管状胃提到胸腔前有充分的时间评估其血运情况。制作管状胃的第一个切割缝合器应采用白色血管钉仓横跨胃小弯血管(但不要在胃窦上)。内镜切割缝合器的方向应平行于大弯侧的胃网膜血管弓。这时使用 4.8mm 钉仓跨过胃窦,最终制作一个 5～6cm 宽的管状胃。采用内镜缝合装置将管状胃最高点与拟切除标本缝合连接,通过缝线保持管状胃的正确方向以便上提到胸腔后不会发生扭转。

7. 完成全部腹腔操作前,分离膈食管膜。然后评估膈肌脚是否需要缝合以防止术后膈疝。

第二步,胸部游离和胃食管吻合:

【体位及切口】

将患者体位改换为左侧卧位。术者站在手术台的右侧(面对患者的背侧),助手站在左侧。胸部手术需要 5 个操作孔,分别是:腋中线前方第 7 或第 8 肋间的 10mm 操作孔用于放置胸腔镜;腋后线后第 8 或第 9 肋间 10mm 操作孔用于术者右手操作;腋前线第 4 肋间 10mm 操作孔用于使用扇形拉钩向前方牵拉右肺以便于暴露食管;肩胛角前方 5mm 操作孔用于术者左手操作;最后一个操作孔位于腋前线第

6肋间用于吸引器和放置吻合器。

【手术步骤】

1. 首先游离下肺韧带至下肺静脉水平,将下肺静脉移向前方,清扫隆突下淋巴结,这时要辨别清楚右主气管膜部以免误伤。随着隆突下淋巴结的清除,左主气管也清晰可见。

2. 于肺门处打开纵隔胸膜至奇静脉弓水平,游离奇静脉弓并用内镜切割缝合器将其切断。将食管套带以便牵引和暴露。继续游离食管后壁和侧壁。对于任何可疑为胸导管的组织或主动脉-食管血管在使用超声刀离断前要用血管夹夹闭。食管侧面的游离要从奇静脉到 GEJ,游离最深处可达对侧胸膜。

3. 食管全周游离完毕后,将拟切除的胃食管组织连同管状胃拉至胸腔。特别重要的是要保证管状胃的方向,其标志就是钉合的一侧朝向侧胸壁。剪断其间的缝线,将拟切除组织牵向前上方,游离其余食管和纵隔之间的结缔组织。在奇静脉弓水平以上游离食管时,其游离层面应紧贴食管壁,以免损伤喉返神经。

4. 在食管拟切除平面切断食管,取出手术标本并送快速冷冻病理确认食管切端情况。于食管断端行荷包缝合,将端-端吻合器钉砧放入食管断端,收紧并结扎荷包线。

5. 将管状胃牵至胸膜顶水平,于管状胃最高点采用超声刀切开胃壁全层。通过后下操作孔将吻合器机身置入管状胃内,然后于管状胃大弯侧将吻合器顶端戳出并与钉砧对接。击发前,应仔细确认胸腔胃的大小。常见的错误是为了减小吻合口张力而将残胃过多地提入胸腔,形成膈肌上方残胃折叠扭曲(呈 S 形),进而造成明显的胃排空障碍。

6. 击发吻合器,完成胃食管吻合。管状胃顶部以及切开部分用内镜切开缝合器切除并关闭。放置胸腔引流管。管状胃与膈肌脚之间潜在的间隙采用间断缝合关闭以预防术后膈疝。切口上下的肋间神经处注射长效镇痛药。胸腔镜直视下将胃管放置到吻合口以下。

7. 如果患者膈肌位置较高,影响术野的显露,可在膈肌中心腱部位缝合牵引线,在前胸壁膈肌水平做一个 1mm 切口将牵引线迁出并将膈肌向下牵拉,以便暴露膈肌裂孔和胃食管交界处。

三切口术式:三切口的手术顺序通常是先胸部,然后腹部和颈部。其中胸部和腹部的手术步骤同 Ivor Lewis 手术。沿左胸锁乳突肌内侧缘切口显露颈段食管,将拟切除食管经切口拉出,胃经胸骨后或纵隔拉至颈部行胃食管吻合术。

机器人手术:机器人技术的应用克服了腹腔镜和胸腔镜的不足。它可以提供更高清晰度的立体视觉和器械设备的足够空间,允许在一个操作空间进行精确的解剖。

【手术步骤】

机器人食管切除可以有两种入路,即食管裂孔入路和经胸入路。

1. 食管裂孔入路时患者取平卧位,头高脚低、左高右低。经腹腔镜游离胃并制作管状胃,清扫腹腔淋巴结,然后继续通过腹腔镜游离胸段食管至胸廓入口处,清除所有食管周围和纵隔的淋巴结送标本。沿左侧颈部胸锁乳突肌前缘作为切口,钝性游离颈段食管并切断,通过颈部切口将手术标本移出。将游离的胸段食管和胃通过胸廓入口缓慢向上牵拉,在腹腔镜的直接观察下,可以直接观察食管的位置,避免食管扭曲。使用 EndoGIA 直线切割缝合器,在贲门处将胃与食管切断。在胸廓出口处,用手工或器械吻合食管和胃。关闭切口前,食管胃吻合术处放置引流管。

2. 经胸入路时采取双腔气管插管,插入左肺,左侧卧位。右肺停止通气,充分暴露食管。打开纵隔胸膜,使用血管闭合器结扎并切断奇静脉,同时结扎胸导管。游离食管,完整清除食管周围的淋巴结。留置两根胸腔闭式引流管后关胸。改为平卧位,腹腔镜游离胃和清扫腹腔淋巴结,于颈部进行胃食管吻合(手术步骤同前)。

【术后护理】

1. 保留胃管直到术后第 6 天或 7 天以上。

2. 术后第 1 天开始从空肠营养管注食。

3. 针对所有的患者进行深静脉血栓的预防,使用肝素和连续加压装置,并鼓励早期下床活动。

4. 术后第 6 天或 7 天进行吞钡检查,如果钡剂能够顺利通过而没有外漏,则可开始进流质饮食。

【术后管理】

1. 术后第 2 天开始于空肠营养管灌注营养液,并于术后第 3 天达到目标量。

2. 术后第 4 ~ 5 天常规进行食管钡餐造影,如果没有发现吻合口瘘,可以拔除胸腔闭式引流管,开始清流饮食。

【术后并发症防治】

1. 出血,必要时及时中转开胸彻底止血。

2. 术后肺不张、肺炎。

3. 其他　气管膜部穿孔,多须中转开胸,妥善修补,外覆周围组织加固。胸腔镜食管切除术后的胸腔感染、吻合口瘘、吻合口梗阻及食管替代物的功能障碍等并发症,处理方法同常规开胸食管手术。

【技术要领和注意事项】

1. 术前评估一定要行 CT、EUS 和 PET 检查。术日手术台上内镜检查确定肿瘤的范围也是必要的。

2. 术中仔细保护胃网膜动脉非常重要,在游离胃的过程中不要损伤血管弓。

3. 胃及幽门的充分游离是必要的。全部游离后幽门部位应达到右侧膈肌脚水平。

4. 在离断胃左动脉与静脉前应清扫所有的腹腔淋巴结。

5. 为避免管状胃上提至胸腔后不扭转,在腹腔操作过程中保证管状胃的正确方向非常重要。

6. 胸部切除的范围应包括心包、对侧胸膜以及主动脉-胸导管。我们不常规切除胸导管。

7. 游离奇静脉弓平面以上时,注意紧贴食管壁进行游离以免损伤喉返神经。

8. 在保证吻合口无张力的前提下避免将残胃过多地提入胸腔。

9. 术后第 2 天开始营养管灌注,术后第 4 ~ 5 天进行食管钡餐造影以决定是否经口进食。

(李　辉)

第六节　胸腔镜交感神经切除/切断术及相关疾病

一、手汗症胸交感神经切断术

(一) 多汗症与手汗症的定义及分类

多汗症(primary hyperhidrosis, PH 或 essential hyperhidrosis, EH)是指身体汗腺分泌亢进的状态,是一种外分泌腺过度分泌的功能性疾病。广义上的多汗症可划分为全身性多汗和局部性多汗两种(表 1-2-6-1)。全身性多汗常继发于一些神经内分泌及其他系统的疾病。局部性多汗又可分为原发性与继发性两种。继发性多汗常由局部炎症或损伤影响自主神经系统所导致。原发局部性多汗为狭义上的多汗症,多无明显器质性病因,出汗部位以手掌、足底及腋窝最为常见,面部及会阴部少见,而身体其他部位则罕见。手汗症是原发局部性多汗症的表现之一,患者常常合并有腋汗、脚汗增多的现象,这主要是因为外分泌汗腺在手掌、足底和腋窝皮肤密度较高。本节以下叙述内容均为手汗症。

(二) 流行病学与发病率

关于手汗症发病率与流行病学调查资料数据,全世界都很稀缺。手汗症常见于东南亚的印尼、泰国、越南等。在东北亚的韩国和日本的九州以南、琉球地区也相当常见,而北海道地区则少见这种病例。美国 Srutton 等于 2004 年在全美进行一次 15 万个家庭的普查,结果为 2.8% 的发病率,引起人们普遍的重视。此外,北欧、南美、中东等地区均有大宗病例报道。

我国青少年中手汗症病例也相当常见,尤以中国台湾、福建、广东、浙江等沿海地区为多。2004 年福建医科大学附属第一医院胸外科对福州市 20 所大中学校 12 803 名大中学生进行手汗症患病情况及其相关因素的调查结果显示:手汗症的发病率为 4.59%,其中重度手汗症的发病率为 0.12%。手汗症一般在儿童或少年期出现,到青春期逐渐加剧,进而影响生活和学习。95.6% 患者首次出现症状的年龄≤16 岁,15.3% 的患者有家族史。

(三) 临床表现

手汗症患者往往主诉儿童或者少年时起出现手掌等部位的多汗,重者呈流淌滴沥状,影响日常生活、工作、社交和职业选择,并容易产生躲避、焦虑和自卑心态。

临床上患者以多个局部同时出汗,出汗部位以手掌、足底、腋窝最为常见,面部多汗较为少见,发病

表 1-2-6-1　多汗症种类划分

种　类	原　因
全身性多汗(继发性)	全身疾病如甲状腺功能亢进、糖尿病、低血糖、中毒、药物、心血管疾病、呼吸衰竭、类癌综合征、霍奇金病
局部性多汗(狭义)	
原发性	无明显原因手汗、腋汗、脚汗等
继发性	局部炎症或损伤影响自主神经系统所导致,包括饮食性多汗、嗅觉性多汗、代偿性多汗

率从高到低的常见组合为:手掌+足底、手掌+腋窝、手掌+足底+腋窝等三种。手汗症症状的出现常因气候、季节以及外界温度、情感变化、剧烈活动等而加重,但也可能不具有任何诱发因素。症状的出现具有突然性和间断性的特点,多数患者夏季症状较重,冬季时症状较轻。手汗症还可合并手部皮肤浸渍感染所导致的各种皮肤病变。

(四) 诊断

1. 手汗症的病史特点 手汗症的诊断很大程度依赖于其病史特点,手多汗症状的出现可有一定的诱因,如情绪波动、焦虑、炎热、剧烈运动等,但有许多病例可在毫无征兆的情况下突然出现症状,每日发作次数不等,每次持续 5～30 分钟,但在睡眠状态下几乎不会出现多汗症状。在体格检查上,除局部大量汗液分泌的表现外,通常无其他明显的阳性体征。必须注意发现一些与继发性多汗相鉴别诊断的阳性体征。如消瘦可能提示慢性全身性消耗疾病,肢端肥大可能与内分泌系统疾病有关,心率加快者应进一步排除甲状腺功能亢进症的可能,血压升高者应注意嗜铬细胞瘤存在的可能性。

2. 手汗症的诊断标准 关于原发性多汗症目前尚无统一的诊断标准。2004 年美国皮肤病协会 John Hornnberger 组织了一个包括 20 多家单位专家组成的协作小组,制定了一个诊断参考标准,如表1-2-6-2 所示。

表 1-2-6-2 手汗症诊断标准

无明显诱因肉眼可见汗腺分泌亢进持续 6 个月以上
并符合以下条件的两项者即可确诊:
　①双侧出汗部位对称
　②1 周至少发作 1 次
　③发病年龄小于 25 岁
　④有阳性家族史
　⑤睡眠时无多汗
　⑥影响日常的工作生活
如果伴有发热、夜汗、体重减轻应注意存在继发性多汗的可能

3. 手汗症症状的分级与量化 手汗症症状在临床上表现为持续变异(continuous variation)的特征,即症状的表现由轻到重、程度不一。轻症者仅表现为手掌面经常性的潮湿,并无明显的汗珠形成,而重度者则可见明显的汗珠从手掌上流淌而下。例如 Lai 等将手汗症病变程度由轻到重分成三级(表1-2-6-3)。其中,中-重度患者才有明确的手术指征。该分级对临床诊断与治疗起到一定的指导作用。

表 1-2-6-3 Lai 手汗症症状分级表

轻度:手掌潮湿
中度:手掌出汗时湿透一只手帕
重度:手掌出汗时呈滴珠状

(五) 胸腔镜下胸交感神经切断术

1. 技术发展简史 胸腔镜胸交感神经切断术(endoscopic thoracic sympathectomy,ETS)是目前治疗手汗症唯一有效的微创方法。胸交感神经切断术的发展与其他胸科手术一样,同样经历了开胸手术、应用传统胸腔镜手术和现代电视胸腔镜手术三个阶段的曲折过程。1920 年 Kotzareff 设计并首次报道了应用开胸手术的方法进行胸交感神经切除治疗手汗症。在这 9 年之后 Adson 提出了经典的后径路手术,即经肩胛间胸膜外切口入路和切除部分肋骨,虽然该入路对胸顶弥漫性致密粘连有一定优势,但术后患者疼痛难忍。1935 年 Telford 又提出经颈锁骨上径路,尽力避免了肋骨切除,但该径路局部解剖复杂,手术难度大,需自颈部做深入解剖且暴露差,有损伤臂丛、膈神经、锁骨下动脉、椎动脉及胸膜顶的潜在危险,易发生严重并发症,尤其易发生 Horner 综合征。此后,Goetz 和 Marr 于 1944 年改为前胸径路,也因创伤大未能普及,直到 1954 年 Atkins 设计出腋下径路,胸交感神经切断术治疗手汗症才得到了初步临床应用。

将传统的直视胸腔镜应用于胸交感神经切除术的概念和设想,最早由 Hugher 于 1942 年提出。Goetz 和 Marr(1944 年)首次将此技术应用于临床并获得成功。直到 36 年后的 1978 年 Kux 才第一次发表了关于胸腔镜下胸交感神经切断术的大宗病例报告。然而,传统胸腔镜因其视野小、照明差,在交感神经干的定位上准确性差,这些缺点限制这一技术的推广。到了 20 世纪 90 年代,随着影像摄影技术的飞速发展,使胸腔镜手术通过电视显像成为可能,电视胸腔镜这一先进的技术出现后不久便应用到了胸交感神经手术中,1992 年 Landreneau 等首先介绍应用电视胸腔镜切除胸交感神经治疗手汗症 10 例获得成功。此后经过 10 余年的实践,现代电视胸腔镜胸交感神经切断术得到飞跃发展,现已到了提高阶段,手术技术已日趋成熟,术式和范围由多样化逐步得到统一。主要特点是采用胸部微创方法,即通过两侧腋下 1～3 个小于 1cm 的切口,置入胸腔镜和电凝钩,电灼切断第 3 或第 4 胸交感神经干,一侧手术仅需数分钟,术后不必置胸引流管,手术达到立竿

见影的效果,术毕手掌温度干燥无汗。由于电视胸腔镜手术创伤小、显露好、定位准确,安全可靠,术后恢复快,疗效满意而持久,可同期完成双侧手术,患者乐于接受。因此,在电视胸腔镜下行 ETS,目前已成为治疗手汗症唯一有效的微创方法。

2. 手术适应证

(1) 已明确诊断的单纯中、重度手汗症患者,轻度不必考虑手术。

(2) 建议小儿接受手术的年龄在 10 岁以上,家属及其小儿具有强烈手术愿望者。

3. 手术禁忌证 继发性多汗、严重心动过缓、胸膜粘连、胸膜肥厚和既往胸腔手术史患者应为视手术禁忌,有神经质者最好不施行手术。

4. 手术前准备

(1) 通过相关检查排除手汗症状继发性于其他疾病。

(2) 术前常规检查包括 X 线胸部摄片或胸部 CT 平扫、心电图、血液学或免疫学等常规化验和临床生化全套。

(3) 近期感冒、咳嗽、发热等上呼吸道疾病;恶心呕吐、腹泻等消化道不适以及其他不明原因不适者均应推迟手术。

(4) 小儿气管较细,术前应常规做 X 线胸部摄片,以选择适当气管插管的型号与规格。

5. 手术技术与方法

(1) 麻醉:根据实际情况和条件选择双腔插管、单腔插管或喉罩通气全身麻醉,不提倡局部麻醉,因为在患者苏醒状态下施行人工气胸致患者气喘胸闷,患者在极度恐惧中忍受胸内手术,一旦术中出现出血等意外,对施救不利。单腔插管或喉罩通气者,手术时可停止通气,使肺尖部呈自然塌陷。严密监护血压、心率及血氧饱和度,若血氧饱和度降低至 95% 以下,术者立即停止操作,等膨肺血氧饱和度上升至 99% ~ 100% 后,再重新停止通气进行手术操作。

(2) 体位:一般采用仰卧 30° ~ 45°,上臂外展与胸壁成 90° 并固定于手架上,暴露双侧腋窝及侧胸壁(图 1-2-6-1)。

(3) 切口:于侧胸壁腋中线第 5 肋间做一个 0.5 ~ 1.0cm 切口,插入 Trocar 后置入 2 ~ 5mm 0° 或 30° 胸腔镜,请麻醉师停止通气,在胸腔镜引导下于腋前线第 3 肋间另做一个 0.5 ~ 1.0cm 切口(图 1-2-6-2),置入 Trocar 为操作孔,经此孔出入电凝钩等相应器械,通过监视器进行操作。

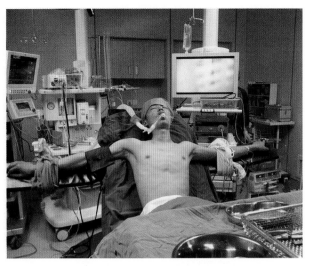

图 1-2-6-1 患者半仰卧位 45°

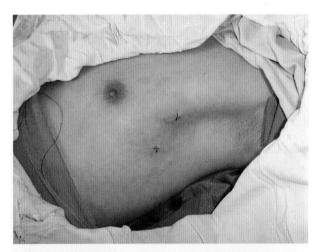

图 1-2-6-2 两孔分别为第 3、5 肋间

(4) 操作:胸腔镜进入胸腔后,先辨认上胸腔解剖结构(图 1-2-6-3,图 1-2-6-4),由于第一肋骨往往被黄色脂肪垫等软组织覆被,故胸顶处明显所见的为第二肋骨,交感神经干位于肋骨小头外侧旁,呈白色索状物,直径为 2 ~ 3mm,用电凝钩轻触滑动可感知。在第 3 或第 4 肋骨表面将相应神经干(即 R3 或 R4)电凝灼断(图 1-2-6-5)。为了消除 Kuntz 束及交通支存在,可在肋骨表面神经干外侧再延长烧灼 2 ~ 3cm 长度。术毕仔细检查术野无活动性出血,确认手掌温度上升 1 ~ 2℃ 后,在胸腔镜监视下,嘱麻醉师膨肺,退出胸腔镜并缝合该切口,另一切口置入 16F 细管,一端伸入胸顶,另一端置胸外浸入水中(也可以直接用吸引器排气),待麻醉师鼓肺充分排气后拔管,缝合第二个切口。一侧术毕,再施行对侧手术,操作相同。只要止血彻底,肺组织未发生损伤,不必留置胸管。

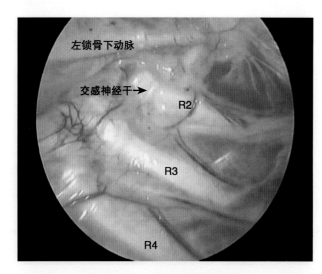

图 1-2-6-3　左侧上胸腔解剖图

左锁骨下动脉

交感神经干➡

R2

R3

R4

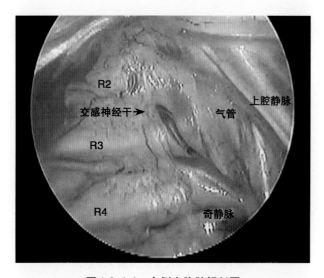

图 1-2-6-4　右侧上胸腔解剖图

R2

交感神经干➡

R3

R4

上腔静脉

气管

奇静脉

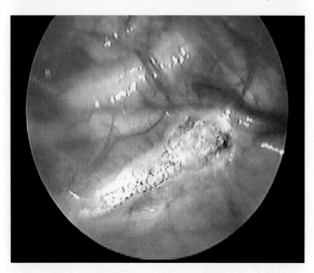

图 1-2-6-5　右侧 R4 切断

以上是标准"二孔法"手术,也可用直径 2～10mm 单孔胸腔镜、经肋间电视纵隔镜或 Y 形胸膜活检镜等腔镜工具施行"一孔法"手术。麻醉与手术方法均与上述相同。究竟选择何种麻醉方法、腔镜直径的粗细或"针型",切口的位置、数目和大小,术者可根据自己的条件、设备和经验选择。

随着手术技术的成熟,为满足患者的美观需求,目前切口的数目已经由最初的"三孔"或"二孔"减为近年的"单孔",切口的部位也由原先的侧胸壁改为现在的"腋窝"(男或女)(图 1-2-6-6)和"乳晕"(男)切口(图 1-2-6-7)。经腋窝和乳晕切口是巧妙地利用人体皮肤自然皱褶和色素沉着扮演着掩盖和隐藏切口的作用,不仅安全、简易和可行,而且确实使向往高品位的青年男女患者获得了极大的心理满足。

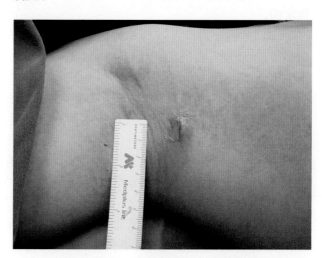

图 1-2-6-6　<1cm 的腋窝单切口,采用医用胶粘合

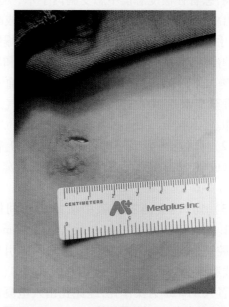

图 1-2-6-7　<1cm 的乳晕单切口(尚未粘合)

必须指出,任何一种手术技术的改良或改进都应该遵循外科原则,即高度重视手术安全性、手术可靠性、改良的合理性和推广的可能性。上述改良后的胸腔镜交感神经切断术,一侧手术从切开皮肤到缝合切口仅需数分钟便可安全完成。如果为了寻找新的切口部位,达到切口所谓无瘢痕的目的(即经自然孔道或肚脐),却使手术路径明显变长,操作明显复杂,时间明显延长,风险明显增加,则这种探索的价值就很值得商榷了。

6. 术式与切断部位 胸腔镜胸交感神经手术的方式主要有切除术、切断术和分支切断术三种。在手汗症治疗中,切除术早已废除,分支切断术因为效果不甚理想未能推广。目前公认交感干切断术为主流术式。阻断交感干的方法可以有电凝灼断、钛夹夹闭或超声刀切断,因后两者方法较繁杂,效果也不理想,不宜推广,应该将简单有效的电凝灼断作为首选。手术切断平面目前已较统一(表1-2-6-4),即主张单一切断加旁路神经烧灼,不提倡多段切断,除头面部多汗外,必须保留第2胸交感干。据2011年"美国胸外科年鉴"刊登的《美国胸外科医师协会多汗症外科治疗专家共识》(The society of thoracic surgeons expert consensus for the surgical treatment of hyperhidrosis)和同年"中华胸心血管外科杂志"刊登的《中国手汗症微创治疗专家共识》两篇报道,其内容参考和总结了国内外1991—2009年共1097篇手汗症相关文献,其中有4点重要共识:①由于ETS手术英文名称繁多和混乱,现统一"交感神经切断术"英文名称为"sympathectomy"(图1-2-6-8)。②由于上胸段交感神经解剖位置的辨认存在差异易导致误判,现统一的表述是将T改为R,如T2、T3、T4切断改为R2、R3、R4切断,分别指在第2、3、4肋骨表面切断交感神经的方法。③保留R2,单一切断R3或R4是推荐的最佳术式。R3和R4的区别在于:前者术后手掌干燥和代偿性多汗发生率高,后者代偿性多汗发生率相对低,但是因为保持手掌一定程度湿

表1-2-6-4 各种局限性多汗症及相应术式

多汗症类型	切断部位
重度头面部多汗或赤面症	R2
轻、中度头面部多汗	R3
重度手汗症	R3 或 R4
中度手汗症	R4
腋汗	R5

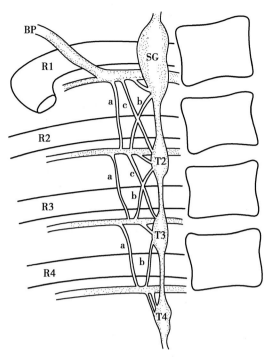

图1-2-6-8 三种术式示意图

润易误诊为复发率高。④医师术前应重点告知病患R3和R4切断各自的优缺点,以便医患共同商讨选择R3或R4。

7. 手术并发症及处理

(1)术中出血:术中出血通常是分离胸交感神经链时来自肋间静脉或奇静脉属支的损伤,但也有来自trocar进胸处的出血,包括肋间血管撕破等。右胸第3交感干(R3)或第4交感干(R4)更贴近奇静脉属支,其表面往往有纵横交错呈爪状的小静脉穿过(图1-2-6-5),操作时要非常小心,应先在靠近神经干的两侧无血管区域(有时仅电凝钩大小区域)电灼壁层胸膜,然后将隐约可见的神经干用电凝钩头挑出,用电灼切断。另一方法是先在神经干的一侧用电凝钩稍用力将神经干向另一侧推移,边电灼边旋转,也可挑出神经干,一旦出血,切不可慌乱盲目烧灼电凝,应立即用内镜钳钳夹电凝止血,或夹取小"花生米"压迫止血,一般均可成功。

(2)心搏骤停:文献中曾有个别报道术中出现心搏骤停或术后出现严重心动过缓需起搏器维持的情况,因此,在开展这一手术时必须有所警惕,尤其是在做左侧交感神经链切断手术时,因为该侧是心脏支配的优势侧,切断后可能对心率有一定的影响,故手术应先在右侧施行。手术时应高度注意患者的心率(律)及血压变化。不过多数研究认为,

尽管该手术对心血管系统的影响存在,但一般均比较微弱。

(3)气胸:高达75%的手术患者术后胸内都有少许气体残留,但通常能被吸收,仅有0.4%~2.3%患者需安置胸引流管排气。张力性气胸罕见。引起气胸的常见原因为:trocar进胸时直接损伤肺组织、肺萎陷时胸膜顶撕裂、肺尖部原有的肺大疱在膨肺时破裂。由于胸交感神经切断术一般不常规作胸腔冲洗,肺破裂漏气较难被发现,若术毕排气时发现气体排之不尽,应放置胸引流管。

(4)皮下气肿:可单独或伴随气胸出现,其发生率为2.7%。它通常出现在切口的周围,并局限于胸部,涉及纵隔、腹膜后,甚至到阴囊的情况相当罕见。轻度的皮下气肿一般不需处理,但提醒注意有无合并气胸,重度的皮下气肿则多需胸引流管或放置皮下引流。

(5)肺不张或肺炎:个别患者术后X线片提示节段性肺不张或肺炎,防治的要点在于术毕彻底鼓肺排气、术后早期下床活动、多做深呼吸和拍背、咳痰等细致护理工作。

(6)霍纳综合征:表现为眼睑下垂、眼球内陷、瞳孔缩小、术侧面部无汗,是上胸段交感神经手术最严重的并发症之一,主要原因为烧灼切断交感神经干时热传导波及星状神经节所致。在传统的R2交感神经切除术中这种并发症的发生率低于1%。随着电视胸腔镜的应用及发展、手术方法的改进及医师的经验积累,尤其是提倡保留R2以来,这种并发症十分罕见。非星状神经节损失所致的霍纳综合征随着时间的推移大多数可以自愈。星状神经节有黄色脂肪垫覆盖可作为术中识别标志,注意勿损伤。

8. 远期并发症或副作用

(1)代偿性多汗(compensatory hyperhidrosis,CH):又称术后副作用(postoperative side effects),是上胸段交感神经手术后最常见的现象,发生机制不明。主要表现为术前无汗的某部位或多部位,如胸部、腹部、背部、臀部、大腿及小腿术后出现多汗。其诱因主要是高温或活动后,有3%~5%患者可能与情绪激动或精神紧张有关。发生率各家报道不一,发生率高低与切断平面的高低有极大关系,重度者并不多见。术后代偿性多汗的分级标准可参考表1-2-6-5。多数患者经过一段时间的适应和心理调整,较容易耐受和接受,并不影响术后生活质量,但是多汗程度不易缓解,个别患者可能因为严重不适和生

活困扰,导致患者不满意甚至后悔手术。因此,如何预防和减轻术后代偿性多汗成为近年手汗症治疗的主要研究热点之一。传统的R2~R4交感神经切除术后代偿性多汗发生率高达28.9%~98%,因而该术式已废弃。目前的对策是保留R2,单一切断R3或R4交感神经干可使其发生率大大降低(表1-2-6-6)。

表1-2-6-5 代偿性多汗的分级参考标准

轻度	出汗量少,汗液不成滴,不流淌,患者可以耐受且不产生明显不适感,一天之内不需因出汗而更换衣服
中度	中等量出汗,汗液可汇成滴并流动,患者有明显不适,但可以耐受,一天之内不需因出汗而更换衣服
重度	出汗量多,呈滴沥流淌,自觉生活尴尬,患者不能耐受,一天之内需一次或多次更换衣服

表1-2-6-6 不同手术平面下重度代偿性多汗的发生率

切断平面	平均发生率(%)
T_2	10~35
T_3	5~20
T_4	<5

(2)术后一过性手掌多汗:严格讲不是并发症,但是临床偶有出现。一过性多汗多发生于术后一周内,表现为手术后手掌多汗症状较术前严重或相似,出现时间不分白昼,持续时间为数分钟至数小时不定,一日可反复发作数次,可以无任何诱因,一周后多自愈。其产生机制未明,可能是汗腺去交感神经支配后,效应器在一周内可能出现"敏感化"或"反跳"而引起汗腺过度分泌。术前应告知患者,否则他们会担心可能是手术失败了。

(3)味觉性出汗:表现为闻到特殊香味或进食辛辣食物时面部会出汗,其发生率各家报道不一,从1%至56%。其发生机制不明。

(4)术后复发:多发生在术后6个月至2年,术后复发的症状一般比术前要轻。其发生率约在1%以下,推测发生的原因是:①术中交感神经切除未彻底,还遗留有侧支或变异的分支,特别是kuntz神经未切除;②神经再生;③神经变异,可能与第一胸交感神经的支配有关。术中手掌皮肤温度的监测可判断交感神经切除的彻底性,应常规使用。对于保留R2的首次手术病例出现术后复发,建议再次手术切

断 R2 治疗。

二、先天性长 QT 综合征胸交感神经切除术

先天性长 QT 综合征(long QT syndrome, LQTS)是一种心律失常疾病,发病率约为 40/10 万,由编码或调节心肌细胞膜上钠、钾和钙离子通道的基因突变引起,导致心肌细胞动作电位复极时间延长,从而诱发尖端扭转性室速。临床上患者多为青少年,表现为反复发作的晕厥或心搏骤停。静态心电图上有明显的 QT 间期延长。有症状的患者若不经有效的治疗,多数会因反复的晕厥发作或心搏骤停而死亡,是年轻人心源性猝死的首要原因。

LQTS 患者晕厥发作与交感神经活动突然增加直接相关,出现心源性猝死常见诱因有体育锻炼、游泳、声音刺激、突然的精神刺激,包括惊吓、疼痛、生气、恐惧等,也有患者晕厥发生在睡眠或静息时。LQTS 的首选治疗是口服 β 受体阻滞剂,如普萘洛尔等。后者可使 75% ~ 80% 的患者获得长期疗效。但有部分患者在用药期间可并发严重的窦性心动过缓或房室传导阻滞。另外,有约 13% 的患者在应用 β 受体阻滞剂治疗中仍发生心搏骤停,30% 患者仍有晕厥发作。

对于药物治疗效果不佳,或存在禁忌的患者,采用植入式心脏除颤起搏器(ICD),可转复 LQTS 患者的室速或室颤,避免心源性猝死的发生,近年临床应用日趋增多,但它只能缓解症状,不能很好地预防心律失常的发生,且需定期更换,价格昂贵,多数患者很难长期承受;另外,很重要的一个问题是,除颤本身引起的痛苦以及对此的恐惧可能使患者长期处于一个紧张和焦虑的精神状态中,交感兴奋性增加,由此可能诱发室速,并再次触发除颤。如此反复循环,可最终导致除颤器的电池耗竭和患者死亡,这种现象也称"电风暴"。多中心研究表明,"电风暴"对于患者生理和心理上产生的不良影响有时是灾难性的(表 1-2-6-7)。

1971 年,美国医师 Moss 首次报道采用左心交感神经切除术(left cardiac sympathetic denervation, LCSD)治疗长 QT 综合征。长期以来,人们对于手术切除交感神经的范围和方法进行了一系列探索,过

表 1-2-6-7　先天性 LQTS 的诊断标准

诊断依据	记分
ECG 表现(无影响 ECG 的药物服用史及疾病史)	
QTc* >480ms	3
460 ~ 470ms	2
>450ms(男)	1
TdP**	2
T 波交替	1
T 波切迹(3 导联以上)	1
静息心率低于正常 2 个百分位数	0.5
临床表现	
晕厥:紧张引起	2
非紧张引起	1
先天性耳聋	0.5
家族史	
家庭成员中有肯定的 LQTS	1
直系亲属中有 <30 岁的心脏性猝死	0.5

注: * QTc 又称矫正的 QT 间期,$QTc = QT \times RR^{1/2}$; ** 除外继发性 TdP;得分 >4 分可确诊 LQTS,2 ~ 3 分为疑似 LQTS。

去曾经尝试的方法包括左侧星状神经节切除术、左侧颈、胸交感神经切除术等,但均因治疗效果不够理想及并发严重的 Horner 综合征而被弃用。近年认为,高位左胸交感神经切除术(high thoracic left sympathectomy, HTLS)切除范围包括左侧星状神经节下 1/3 及胸 2 ~ 5 交感神经节和节间束纤维,是长 QT 综合征治疗的标准术式,既可达到治疗目的,又可有效防止出现 Horner 综合征。胸腔镜技术应用于这一手术大大降低了手术创伤,增加了患者的依从性和对治疗的信心。

(一) 手术原理

左侧胸交感神经链切除手术治疗长 QT 综合征的原理与应用 β 受体阻滞剂相似,即抑制交感张力而防止室速或室颤的发作。在动物和人体的实验中都发现,切除右侧星状神经节会大大降低室颤阈值而易引发室颤,而切除左侧星状神经节可明显提高室颤阈值,二者作用恰好相反。Schwartz 等认为,LQTS 患者左、右交感神经之间存在先天的不平衡,且常常是右侧的原发性活动降低,从而导致左侧活动的相对过度,加上心肌细胞膜离子通道的变异降低了心电的稳定性,使心脏对交感神经释放冲动的

敏感性增加,若遇交感神经活动突然增强,就可诱发严重心律失常。这就是左侧交感神经切除的理论基础。

（二）手术适应证

目前,胸腔镜左胸交感神经切除术治疗长 QT 综合征的手术适应证主要是口服 β 受体阻滞剂无效或存在禁忌者,另外,植入 ICD 后的患者,如除颤频繁,为减少电击次数,减轻患者的身心负担,也可考虑采用胸腔镜左胸交感神经神经切除术。

（三）手术方法

全身麻醉,单腔或双腔气管插管。患者取30°前倾右侧卧位。胸腔镜观察孔选择在左侧腋中线第6肋间,操作切口分别选择在腋中线第3肋间和腋后线第5肋间。置入内镜及器械后首先全面探查,多数情况下可清晰地看到位于脊柱旁,肋骨小头附近的交感神经链,肥胖患者交感神经链有时显示不清,应细加辨认。打开神经链表面的纵隔胸膜,进一步辨认并定位交感神经链。一般在胸腔镜内能够看到的胸顶部最高的一根后肋是第2肋骨,交感干神经节位于相应的肋间隙水平,亦即 T_2 神经节位于第2、3 肋间隙,星状神经节则位于第2肋骨以上1、2肋间隙,并向上延伸到第1肋骨以上,胸腔镜下难以看到。首先以电钩打开 $T_1 \sim T_5$ 交感神经链表面的肋胸膜,游离交感神经链与周围组织之间的结缔组织,即可清楚显露星状神经节下半部分及 $T_2 \sim T_5$ 神经节。需要注意,有时神经节形成的膨大并非特别明显。于第6肋骨上缘(即 T_5 神经节下缘)切断交感神经链,以抓钳提起神经链,逐渐向近端游离,依次切断 $T_5 \sim T_2$ 神经节与脊神经间的灰白交通支纤维,将交感链游离至星状神经节下缘,于第2肋上缘,星状神经节下 1/3 处以内镜剪刀剪断交感神经链,完成切除。此时注意不宜使用电刀,另外切勿伤及来自 T_1 脊神经的交通支,否则可能引起 Horner 综合征。术后一般不需要留置胸腔闭式引流管。创面彻底止血后留置临时胸引管接水碗,彻底膨肺,确认无漏气后拔除。

（四）疗效

关于该手术的疗效,2004 年,在长 QT 综合征手术治疗方面独具盛名的意大利学者 Schwartz 教授在 Circulation 杂志上发表了荟萃世界范围内 7 个国家的 162 例交感神经链切除手术治疗的长 QT 综合征患者的远期(平均 7.8 年)随访结果。其中包括了

2001 年中国的北京大学人民医院心内科与胸外科合作完成的 4 例患者。这是迄今为止关于长 QT 综合征交感神经链手术治疗最经典、最有说服力的结果。这组患者中有 75% 是术前接受药物治疗效果不好的,术前有症状者占 99%。结果显示,交感神经链切除手术能显著降低长 QT 综合征患者出现晕厥和可复性心搏骤停等心脏事件的发生率和发生频度,手术后 QTc 明显缩短。有 48% 的患者在术后平均 7 年多的随访期内没有出现过任何心脏事件。结果还显示,术前仅表现为晕厥而没有心搏骤停的患者其术后发生各类心脏事件的几率和频率都低于术前有过心搏骤停发生的患者;另外,术后 QTc 明显缩短,<500 毫秒者,其发生心脏事件的几率明显低于手术前后 QTc 变化不明显的患者。这两方面信息提示,患者术前症状的严重程度以及术后 QTc 的变化水平可能是预测手术效果和患者预后的重要参考。需要注意的是,手术未能完全避免这些心脏事件,包括心源性猝死的发生。31% 的患者在术后随访期间都曾有晕厥发生,16% 的患者出现过可复性心搏骤停,7% 的患者出现了心因性猝死,手术后 5 年生存率为 95%。

三、雷诺综合征

雷诺综合征(Raynauds syndrome)以往称为雷诺病和雷诺现象,是血管神经功能紊乱所引起的肢端小动脉痉挛性疾病。以阵发性四肢肢端(主要是手指)对称的间歇发白、发绀和潮红为其临床特点,常为情绪激动或受寒冷所诱发。多见于女性,男、女发病比例约为 1:10。发病年龄多为 20~30 岁。大多数见于寒冷的地区。好发于寒冷季节。

（一）病因

雷诺综合征的病因目前仍不完全明确。寒冷刺激、情绪激动或精神紧张是主要的激发因素。其他诱因如感染、疲劳等。由于病情常在月经期加重,在妊娠期减轻,因此,有人认为本症可能与性腺功能有关。

（二）病理

病变初期,指、趾脉无显著病理变化可见。后期可见动脉内膜增生、弹力膜断裂和肌层增厚等变化,使小动脉管腔狭小、血流减少。少数患者最后可有

血栓形成,管腔闭塞,伴有局部组织的营养性改变,严重者可发生指(趾)端溃疡,偶有坏死。根据指动脉的病变状况,本征可分为梗阻型(62.6%)和痉挛型(37.4%)两大组。梗阻型有明显的掌、指动脉梗阻,多由免疫性疾病和动脉粥样硬化所伴随的慢性动脉炎所致;由于有严重的动脉梗阻,故室温时指动脉压明显降低;梗阻型对寒冷的正常血管收缩反应就足以引起发作。痉挛型无明显掌、指动脉梗阻,在室温时指动脉正常,在临界温度时(18~20℃)才引起发作;痉挛型有异常的肾上腺能受体改变,血管α2-受体活性明显增加,致使血管对冷刺激的敏感性增高。

本病的发作过程,先是指(趾)动脉发生痉挛或功能性闭塞,其后毛细血管和小静脉亦痉挛,因而局部皮肤呈现苍白。动脉痉挛较小静脉痉挛消退快,而造成毛细血管内血液淤滞、缺氧,出现发绀。血管痉挛解除后,局部循环恢复,并出现反应性充血,故皮肤出现潮红,然后转为正常色泽。

(三)症状

发病一般见于手指,小指和环指常最先受累,以后波及其他手指,拇指因血供较丰富多不受累。也可见于足趾,偶可累及耳鼻部皮肤。患者常在受冷或情绪激动后,手指皮色突然变为苍白,继而发紫。发作常从指尖开始,以后扩展至整个手指,甚至掌部,伴有局部发凉、麻木、针刺感和感觉减退。持续数分钟后逐渐转为潮红、皮肤转暖、并有烧灼、刺痛感,最后皮肤颜色恢复正常。局部加温、揉擦、挥动上肢等可使发作停止。一般地,皮色由苍白、青紫、潮红阶段到恢复正常的时间为15~30分钟。少数患者开始即出现青紫而无苍白阶段,或苍白后即转为潮红,并无青紫。发作时桡动脉搏动不减弱。发作间歇期除手指皮温稍冷和皮色略苍白外,无其他症状。症状发作呈对称性为雷诺综合征的另一重要特征。两侧手指皮肤颜色改变的程度、范围往往相同。少数患者最初发作为单侧,以后转为两侧。病程一般进展缓慢,少数患者进展较快,发作频繁、症状严重、伴有指(趾)肿胀,每次发作持续1小时以上,环境温度稍降低、情绪略激动就可诱发。严重的即使在温暖季节症状也不消失,指(趾)端出现营养性改变,如指甲畸形脆裂、皮垫萎缩、皮肤光薄、皱纹消失、指尖溃疡偶或坏疽。但桡动脉始终未见减弱。

(四)实验室检查

1. 激发试验

(1)冷水试验:将指(趾)浸于4℃左右的冷水中1分钟,可诱发上述典型发作。

(2)握拳试验:两手握拳1分半钟后,在弯曲状态下松开手指,也可出现上述变化。

2. 指动脉压力测定　用光电容积描记法测定指动脉压力同指动脉造影一样精确。如指动脉压低于肱动脉压>5.33kPa(40mmHg),则指示为梗阻型。

3. 指温与指动脉压关系测定　正常时,随着温度降低只有轻度指动脉压下降;痉挛型,当温度降到触发温度时指动脉压突然下降;梗阻型,指动脉压也随温度下降而逐渐降低,但在常温时指动脉压则明显低于正常。

4. 指温恢复时间测定　用光电容积描记法测定。浸冰水20秒后,指温恢复正常的平均时间为5~16分钟,而本征患者常延长至20分钟以上。

5. 指动脉造影和低温(浸冰水后)指动脉造影此法除能明确诊断外,还能鉴别肢端动脉是否存在器质性改变,但此法不宜作为常规检查。

6. 其他　血液抗核抗体、类风湿因子免疫球蛋白电泳、补体、抗DNA抗体,冷球蛋白以及Coombs试验检查;测定上肢神经传导速度有助于发现腕管综合征,手部X线检查有助于发现类风湿关节炎和手指钙化症。

(五)诊断和鉴别诊断

本病的诊断主要根据典型的临床表现:①发作由寒冷或情绪激动所诱发;②两侧对称性发作;③无坏死或只有很小的指(趾)端皮肤坏死。结合激发试验和指动脉压测定可鉴别痉挛型和梗阻型;通过特殊血液检查,部分患者可找到发病的原因。本征主要与手足发绀症、网状青斑、红斑性肢痛症和正常人暴露于冷空气中体表血管暂时痉挛的状况相鉴别。

(六)治疗

雷诺综合征药物疗法临床上采用妥拉唑林(苄唑啉)、利血平、硝苯地平、胍乙啶、甲基多巴等。近来,一些专家报道前列腺素、司坦唑醇等药物治疗雷诺征也可获得良好疗效。局部涂擦205硝酸甘油软膏,能明显减少雷诺征发作次数,麻木和疼痛减轻。祖国医学中药、针灸等对本病的治疗有一定价值。

外科手术适于药物治疗无效、病情恶化、症状严重影响工作和生活或指端皮肤存在营养性改变者。上肢雷诺综合征传统上主张行 $T_2 \sim T_3$ 交感神经链切除术。目前认为，$T_3 \sim T_4$ 切断术也能达到同等治疗效果，且副作用轻。手术方法及并发症同一般的交感神经链手术，多数患者手术后症状都能得到改善，患者上肢疼痛症状明显缓解，部分合并上肢皮肤溃疡的病例还会出现溃疡愈合。但症状缓解时间不长，很多患者术后 2 年内症状都会复发。即便如此，手术也能起到延缓或避免截肢的作用。由于该病最终往往缺乏更有效的治疗措施，一些作者认为此方法作为短期姑息治疗手段值得推荐。对于复发原因，有作者认为可能是由于支配毛细血管前括约肌的是肾上腺素能交感神经，而支配汗腺的是胆碱能交感神经，前者在去交感手术后会逐渐出现受体敏感性上调所致。

（涂远荣　刘彦国）

参 考 文 献

1. 涂远荣. 手汗症现代微创治疗. 福州:福建科技出版社,2007.

2. Stutton DR,Kowalski JW,Glaser DA,et al. US prevalence of hyperhidrosis and impact on individuals with axillary hyperhidrosis:Results from a national survey. J Am Acad Dermatol,2004,51:241-248.

3. Tu YR,Li X,Lin M,et al. Epidemiological survey of primary palmar hyperhidrosis in adolescent in Fuzhou of People's Republic of China. Eur J Cardiothorac Surg,2007,31(4):737-739.

4. 涂远荣,姚志雄,李旭,等.喉罩麻醉和胸膜活检镜在手汗症手术中的应用. 中华胸心血管外科杂志,2009,25(3):203-204.

5. 林敏,涂远荣,李旭,等.胸腔镜下胸交感神经干切断术治疗手汗症 200 例近远期随访报告. 中国微创外科杂志,2005,12:995-996.

6. Li X,Tu YR,Lin M,et al. Endoscopic thoracic sympathyectomy for palmar hyperhidrosis:a randomized control trial comparing T3 and T2-4 ablation. Ann Thorac Surg,2008,85(5):1747-1752.

7. Li X,Tu YR,Lin M,et al. Minimizing Endoscopic Thoracic Sympathectomy for Primary Palmar Hyperhidrosis:Guided by Palmar Skin Temperature and Laser Doppler Blood Flow. Ann Thorac Surg,2009,87(2):427-431.

8. Liu YG,Yang J,Liu J,et al. Surgical treatment of primary palmar hyperhidrosis:a prospective randomized study comparing T3 and T4 sympathicotomy. Eur J Cardiothorac Surg,2009,35:398-402.

9. 涂远荣,杨劼,刘彦国.中国手汗症微创治疗专家共识. 中华胸心血管外科杂志,2011,27(8):449-451.

10. Cerfolio RJ,De Campos JR,Bryant AS,et al. The Society of Thoracic Surgeons expert consensus for the surgical treatment of hyperhidrosis. Ann Thorac Surg,2011,91(5):1642-1648.

11. Lyra RM,Campos JR,Kang DW,et al. Guidelines for the prevention,diagnosis and treatment of compensatory hyperhidrosis. J Bras Pneumol,2008,34(11):967-977.

12. 杨劼,刘彦国,谭家驹,等.不同位置胸交感链切断治疗手汗症与术后代偿性出汗的关系.中国胸心血管外科临床杂志,2006,13(5):33-35.

13. 刘彦国,石献忠,于恩华,等.上胸段交感神经链切断手术的应用解剖研究. 中华胸心血管外科杂志,2005,21(2):75-77.

14. 涂远荣,李旭,林敏,等.胸交感神经干切断术治疗手汗症 588 例. 中华外科杂志,2007,45(22):1527-1529.

15. Moss AJ,McDonald J. Unilateral cervicothoracic sympathetic ganglionectomy for the treatment of long QT interval syndrome. N Engl J Med,1971,285(16):903-904.

16. Schwartz PJ,Locati EH,Moss AJ,et al. Left cardiac sympathetic denervation in the therapy of congenital long QT syndrome. A worldwide report. Circulation,1991,84(2):503-511.

17. Schwartz PJ,Priori SG,Cerrone M,et al. Left cardiac sympathetic denervation in the management of high-risk patients affected by the long-QT syndrome. Circulation,2004,109(15):1826-1833.

18. Li J,Wang L,Wang J. Video-assisted thoracoscopic sympathectomy for congenital long QT syndromes. Pacing Clin Electrophysiol,2003,26(4 Pt 1):870-873.

19. Li J,Liu Y,Yang F,et al. Video-assisted thoracoscopic left cardiac sympathetic denervation:a reliable minimally invasive approach for congenital long-QT syndrome. Ann Thorac Surg,2008,86(6):1955-1958.

20. Collura CA,Johnson JN,Moir C,et al. Left cardiac sympathetic denervation for the treatment of long QT syndrome and catecholaminergic polymorphic ventricular tachycardia using video-assisted thoracic surgery. Heart Rhythm,2009,6(6):752-759.

21. Coveliers HM,Hoexum F,Nederhoed JH,et al. Thoracic sympathectomy for digital ischemia:a summary of evidence. J

Vasc Surg,2011,54（1）:273-277.

22. Kim YH,Ng SW,Seo HS,et al. Classification of Raynaud's disease based on angiographic features. J Plast Reconstr Aesthet Surg,2011,64（11）:1503-1511.

23. Maga P,Kuzdzał J,Nizankowski R,et al. Long-term effects of thoracic sympathectomy on microcirculation in the hands of patients with primary Raynaud disease. J Thorac Cardiovasc Surg,2007,133（6）:1428-1433.

24. Thune TH,Ladegaard L,Licht PB. Thoracoscopic sympathectomy for Raynaud's phenomenon-a long term follow-up study. Eur J Vasc Endovasc Surg,2006,32（2）:198-202.

第二篇 纵隔镜、支气管内超声引导针吸活检术及硬质气管镜外科

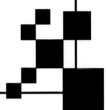

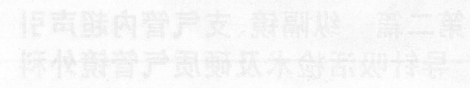

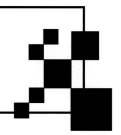

第一章 纵 隔 镜

第一节 纵隔镜手术概述

一、纵隔镜手术的历史

颈部纵隔镜术（cervical mediastinoscopy，CM）是瑞典医师 Carlens 于 1959 年首先正式介绍的用于上纵隔探查和活检的一种手术技术，又称之为标准或传统纵隔镜术。该方法问世后很快在欧洲大陆推广，后又传播到北美及世界各国，并在北美进一步发展到扩大的颈部纵隔镜术（extended cervical mediastinoscopy，ECM）及胸骨旁纵隔镜手术。20 世纪 90 年代初电视纵隔镜手术开始用于临床。迄今为止，纵隔镜仍是纵隔淋巴结、纵隔肿瘤及纵隔感染等疾病诊断和治疗以及肺癌术前病理 N 分期的最重要检查方法之一。如同其他广泛使用的实用技术一样，纵隔镜手术在其半个多世纪的历程中也经历了探索、成熟和提高三个不同阶段。

（一）纵隔镜手术的探索阶段

纵隔镜手术的发展历史可追溯到 19 世纪初，当时已有零星的经颈部进入上纵隔的手术报道；这时的手术方法尚不成熟，主要用于颈深部的感染和脓肿的引流，而这种感染的播散路径与现代纵隔镜手术使用的颈纵隔血管后"隧道"在同一解剖层面上。这就为纵隔血管后"隧道"的发现和进一步认识以及后来纵隔镜手术的发展奠定了基础。

1949 年，Daniels 首次报道了规范化局麻下前斜角肌脂肪垫活检术，使其广泛应用于纵隔疾病的诊断。特别重要的是，他同时指出：斜角肌脂肪垫切除后，可以继续沿着锁骨下静脉和颈内静脉向上纵隔分离，切除所遇到的结节送病理（图 2-1-1-1）。从而

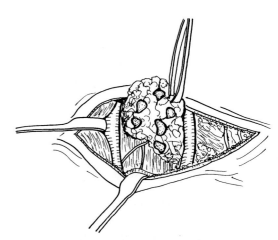

图 2-1-1-1 向上纵隔继续分离

为纵隔镜手术的发展扫清了技术上的障碍。

1954 年 Harken 等利用 Daniels 的斜角肌脂肪垫活检术，在局麻下从斜角肌术野用示指分离上纵隔，然后用喉镜作为带灯光的牵拉器行气管旁纵隔淋巴结活检术，大大提高了淋巴结活检的阳性率。事实上，这就是原始的纵隔镜手术，是向现代纵隔镜手术迈出的又一重大步骤（图 2-1-1-2）。

（二）纵隔镜手术的成熟阶段

1959 年，Carlens 在总结前人经验的基础上，首次正式描述和命名了纵隔镜术（图 2-1-1-3）。

该手术的主要特点包括：①单一颈部正中小切口；②示指沿气管前解剖间隙分离出血管后颈纵隔"隧道"；③使用带光源的纵隔镜置入颈纵隔"隧道"，直视下分离气管旁淋巴结并行活检术；④在全麻下完成整个手术。这标志着经典颈部纵隔镜手术的完善。Carlens 的颈部纵隔镜手术很快从瑞典传

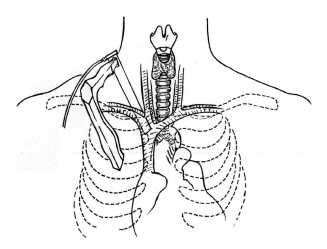

图 2-1-1-2 用喉镜作为牵拉器

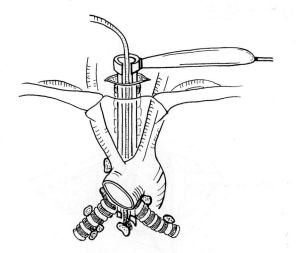

图 2-1-1-3 纵隔镜示意图

遍了世界；尤其是在欧洲，它很快成为确诊纵隔疾病的常用手段，初步显示了很好的应用前景。

这一时期，纵隔镜手术的器械得到了进一步完善。纵隔镜本身也在喉镜的基础上发展成为独立的检查系统，有了特制的活检钳、抓钳和带电凝的吸引器；尤其是专用冷光源的使用，显著提高了手术清晰度和活检的成功率。同时，纵隔镜手术的适应证也日趋完善；已开始将其分为诊断性适应证和治疗性适应证两类。前者包括：①纵隔淋巴结活检，主要用于原发性肺癌、转移癌、食管癌、头颈部癌、淋巴瘤、炎性和肉芽肿病、结节病、结核病、肺尘埃沉着症等诊断和分期；②纵隔肿瘤、囊肿、移位器官的诊断，如胸腺和胸腺瘤、支气管源性囊肿、畸胎瘤、皮样囊肿、胚胎细胞或其他肿瘤、移位的颈部器官、甲状旁腺、纵隔甲状腺肿等。后者包括：①胸腺切除术治疗重症肌无力；②纵隔探查治疗甲状旁腺瘤；③纵隔囊肿的摘除；④纵隔积存物的引流或清除（血肿、乳糜、脓肿）等。

然而，在当时医疗技术已领先世界的北美洲（美

国和加拿大），由于认识不够及受传统观念的影响，很少医师使用这一新技术，纵隔镜技术迟迟未能得到应用和普及。直到 10 年后（20 世纪 60 年代），为推动该技术在北美的普及和发展，北美现代胸外科的开拓者和教育家 Pearson 教授，同时他也是 Carlens 教授的学生，首先积极开展纵隔镜手术，并进一步拓宽了其在胸外科领域的应用范围，尤其是确立了纵隔镜在肺癌术前病理分期上的历史地位；他同时利用会议和办学习班等机会积极传授纵隔镜手术，使之成为当时北美各大医学中心争先开展的胸外科新技术。又过 10 年后（20 世纪 70 年代），纵隔镜手术开始在北美得以广泛应用，并为后来的进一步提高打下了坚实的基础。

（三）纵隔镜手术的提高阶段

在纵隔镜手术的临床应用中，医师们发现，颈部纵隔镜术存在一定的盲区，主要是无法对主肺动脉窗、主动脉弓旁及前纵隔淋巴结实施活检。为解决这一问题，北美的数名医师在积累了丰富纵隔镜手术经验的基础上开始了扩大纵隔镜手术探讨和临床实践。1976 年 Deslauriers 等报告了扩大的胸骨后血管前纵隔镜手术（图 2-1-1-4）。

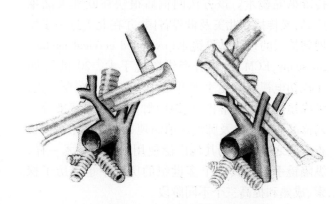

图 2-1-1-4 扩大的胸骨后纵隔镜手术

1987 年 Ginsberg 等介绍了一种扩大的颈部纵隔镜手术（图 2-1-1-5）。

这两种术式都是在 Carlens 的颈部纵隔镜手术的基础上发展起来的，弥补了常规纵隔镜手术的缺陷；尤其是后者，已成为临床常用的扩大纵隔镜术式。另外，1966 年 McNeil 和 Chamberlain 报道的胸骨旁前纵隔镜切开，也是对颈部纵隔镜手术的重要补充，它对于一些前纵隔肿瘤的诊断具有重要的作用。1980 年 Jolly 等正是在 Chamberlain 手术的基础上，辅以纵隔镜进行前纵隔肿瘤及淋巴结的活检，并称之为前侧纵隔镜手术，又叫胸骨旁纵隔镜术（图 2-1-1-6）。对于

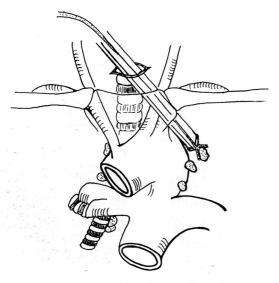

图 2-1-1-5 扩大的颈部纵隔镜手术

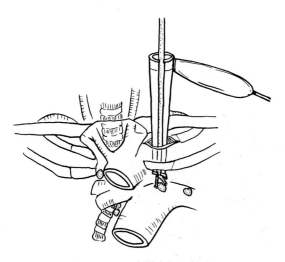

图 2-1-1-6 胸骨旁纵隔镜术

一些前纵隔肿瘤的诊断和鉴别诊断,对于肺癌切除可行性的评估以及左上叶肺癌的分期具有重要的作用,显著扩大了纵隔镜手术的临床应用范围。这些扩大纵隔镜手术临床应用的成功,进一步丰富了经典颈部纵隔镜手术方法,扩大了手术适应证,使纵隔镜手术的发展进入了一个更高的阶段。

(四) 电视纵隔镜手术阶段

20 世纪 90 年代初,随着电视胸腔镜手术的临床应用,设计者和医师们开始对传统纵隔镜进行了改进,设计出带镜头的纵隔镜,并将其与电视胸腔镜的摄像显像系统连接起来,从而产生了电视纵隔镜和电视纵隔镜手术。电视纵隔镜的问世,不仅显著扩大了手术者的视野和手术操作的舒适性,而且大大提高了手术野的清晰度,使手术的安全性和活检的准确性有了明显提高,同时极大地方便了术中的

整体配合和临床教学(图 2-1-1-7)。电视纵隔镜的手术器械、基本操作方法和适应证及禁忌证与常规纵隔镜手术相同。

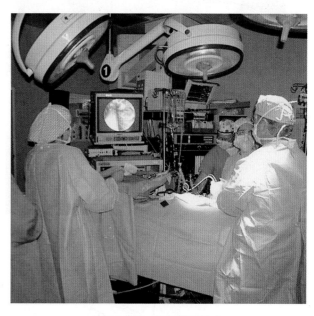

图 2-1-1-7 电视纵隔镜术

(五) 我国纵隔镜手术的历史

1964 年,傅尧箕医师在我国首先开展纵隔镜手术并取得良好效果,从而揭开了我国纵隔镜手术历史的一页。但由于我国胸外科医师对该技术缺乏足够的认识,技术、设备受限,早期严重并发症的困扰,以及多种因素的影响,一直未能很好地得到发展。几十年来,仅有少数医院开展了例数有限的纵隔镜手术;只有近年,才有几组较大样本的颈部纵隔镜手术病例的报告。近十余年来,王俊医师等在我国积极倡导、开展和推广纵隔镜技术;并于 1999 年完成了我国首例胸骨旁纵隔镜手术;于 2001 年 7 月在国内率先开展了经纵隔镜斜角肌淋巴结活检术和纵隔镜支气管囊肿摘除术。2001 年 9 月王俊医师首先将电视纵隔镜手术介绍并应用到国内(图 2-1-1-8)。通过近几年的努力,加快了我国纵隔镜技术与国外接轨的步伐,缩短了与发达国家的差距。但是,目前我国纵隔镜技术无论是手术难度和数量,还是普及程度都还远远滞后于发达国家。

二、纵隔镜手术的解剖基础

(一) 纵隔的分区与解剖间隙

纵隔是位于两侧纵隔胸膜之间、胸骨之后、胸椎以前的一个间隙,下达膈肌,向上与颈部相通(图 2-1-1-9)。

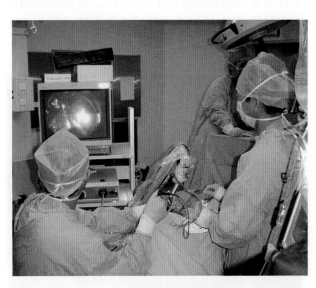

图 2-1-1-8　王俊医师进行电视纵隔镜手术

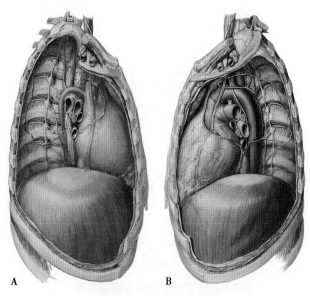

图 2-1-1-9　纵隔解剖彩图
A:右侧观;B:左侧观

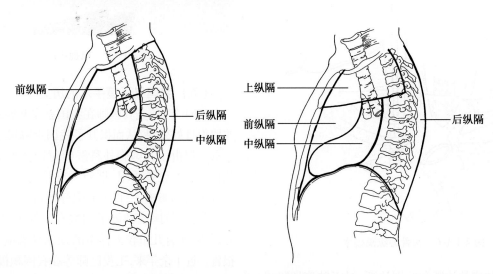

图 2-1-1-10　纵隔分区　三分法及四分法

　　为了便于临床的诊断和鉴别诊断,常将纵隔划分为若干个区。已有的分区方法包括四分法、三分法及六分法等(图 2-1-1-10)。

　　其中最为简便实用的是 Shields 于 1972 年提出的纵隔三分法,包括前纵隔、内脏纵隔(中纵隔)及椎旁沟(后纵隔)(图 2-1-1-11)。

　　其中前纵隔可经胸骨后血管前间隙与颈部相通;中纵隔可经气管前筋膜深层的血管后气管前间隙与颈部相通。颈部纵隔镜手术正是利用了这些潜在的间隙,经手指钝性分离扩大后,进行前纵隔及中纵隔病变的探查与活检(图 2-1-1-12)。

（二）纵隔淋巴结分布

　　了解淋巴引流渠道及淋巴结分布对于手术中的淋巴结定位和纵隔疾病的鉴别诊断具有重要意义。纵隔淋巴结大体可分为两部分:前纵隔区域和中纵隔区域淋巴结。其中中纵隔区域淋巴结接受肺与食管的淋巴回流,对于肺癌与食管癌的诊断和分期非常重要。

　　1978 年日本学者 Naruke 等对肺癌的纵隔淋巴结分布进行了定位及命名。而后,美国胸科协会(ATS)又在这一基础上进行了修改,并为全世界广泛接受。2009 年,国际肺癌研究协会(International Association for the Study of Lung Cancer,IASLC)提出新的肺癌淋巴结分布图,目的是折中 Naruke 与美国胸科协会在淋巴结分区上的差异,并且改良了每一区淋巴结解剖界限的定义。

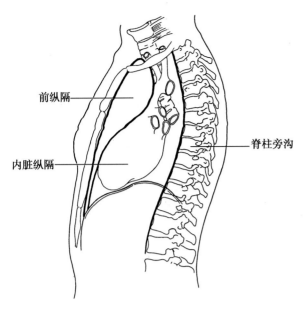

图2-1-1-11 纵隔分区 三分法

标注：前纵隔、内脏纵隔、脊柱旁沟

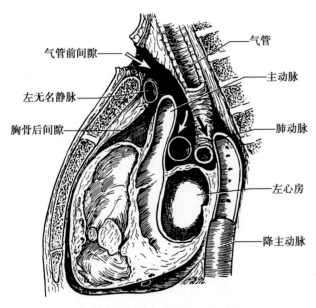

图2-1-1-12 胸骨后间隙及气管前间隙

标注：气管前间隙、左无名静脉、胸骨后间隙、气管、主动脉、肺动脉、左心房、降主动脉

1. 1区 锁骨上淋巴结。下颈部、锁骨上与胸骨颈静脉切迹淋巴结，自环状软骨下缘至锁骨、胸骨柄上缘。气管中线是1R与1L的分界线。

2. 2~4区 上纵隔淋巴结。

（1）2R区：上气管旁，自胸骨柄上界至无名静脉下缘与气管交汇处。2R淋巴结向气管左外侧缘延伸。

（2）2L区：上气管旁，胸骨柄上缘至主动脉弓上缘。2L淋巴结位于气管左侧缘的左侧。

（3）3A区：血管前间隙淋巴结。

（4）3P区：椎前淋巴结，位于食管之后椎体之前。

（5）4R区：下气管旁，自无名静脉与气管交界处至奇静脉下界。4R淋巴结自右侧至气管左侧缘。

（6）4L区：下气管旁，自主动脉弓上缘至左侧主肺动脉上缘。

3. 5~6区 主动脉淋巴结。

（1）5区：主肺动脉窗或主动脉弓下淋巴结。位于纵隔胸膜内，动脉韧带外侧。

（2）6区：主动脉旁淋巴结。位于升主动脉与主动脉弓前方或外侧。

4. 7~9区 下纵隔淋巴结。

（1）7区：隆突下淋巴结。位于气管隆突下，右侧向下延伸至中间段支气管，左侧延伸至下叶支气管开口上缘。

（2）8区：食管旁淋巴结。位于隆突下延伸至横膈。

（3）9区：下肺韧带淋巴结。位于下肺韧带内。

5. 10~14区 肺门及叶内淋巴结，属N1淋巴结。

（1）10区：肺门淋巴结，包括邻近主支气管和肺门血管淋巴结。右侧自奇静脉下缘至叶间区域，左侧自肺动脉上缘至叶间区域。

（2）11区：叶间淋巴结，位于叶支气管开口之间。

（3）12区：叶支气管旁淋巴结。

（4）13区：段支气管旁淋巴结。

（5）14区：亚段支气管旁淋巴结。

IASLC在日本Naruke淋巴结分布图和美国Mountain-Dressler的ATS淋巴结分布图的基础上，颁布了新的淋巴结分区图谱，使得肺癌淋巴结分区系统更加简明、清楚。其主要不同有：①明确1~10区淋巴结的上下界，从而避免了定义上的交叉重叠；②胸膜返折不再作为4区和10区的分界，取而代之的是影像学、内镜下及术中可见的更为可靠的解剖学标记；③锁骨上和胸骨切迹淋巴结在新分区图谱中被明确定义为1区淋巴结；④考虑到纵隔淋巴引流以右侧为主并延伸超过气管中线，故将2R区和2L区、4R区和4L区分界由气管中线更改为气管的左侧壁；⑤根据不同区域淋巴结受累患者的预后差异，可将预后相似的淋巴结区归为"zone"。建议未来的预后分析采用"zone"的定义。新的淋巴结分区图谱对淋巴结区域的划分更为细致、精确，更有利于指导精确放疗中纵隔淋巴结靶区的勾画。

除了各种纵隔淋巴结转移癌以外，尚有多种良恶性疾病可累及纵隔淋巴结系统，如纵隔淋巴结结核、结节病、纵隔巨大淋巴结增生症以及原发性纵隔淋巴瘤等。由于这些疾病多缺乏特征性临床表现，且影像学改变相类似，如肺门及纵隔淋巴结肿大，因此单纯依靠临床及影像学表现常难以明确诊断。又因纵隔特殊的解剖结构，没有腔道与外界相通，常用的内镜方法不能发挥作用，致使这类疾病成为临床工作中的难点，易导致误诊误治。B超或CT引导下的针吸活检术虽可获得细胞学诊断，但由于本身操作技术的限制，获取标本量过少，假阴性较高，尤其是对纵隔淋巴瘤的诊断和分期十分困难。而纵隔手术因安全可靠、取材满意，在这一方面有其不可替代的优势。术中结合胸部CT表现，根据病变不同部位选用颈部或胸骨旁纵隔镜检查。

（三）纵隔肿瘤的类型和分布

纵隔内结构复杂，组织来源多样，是人体结构中发生肿瘤类型最复杂的部位，目前已知的良恶性肿瘤多达数十种。由于多数纵隔肿瘤有其一定的好发部位，临床医师常可根据病变部位、患者年龄以及局部或全身症状和体征做出初步诊断。其中前纵隔中常见肿瘤包括胸腺瘤、生殖细胞肿瘤、淋巴瘤以及胸内甲状腺肿、甲状旁腺肿瘤等；中纵隔常见肿瘤包括淋巴瘤、淋巴结转移癌、淋巴结肉芽肿性病变以及纵隔囊肿等；发生于后纵隔的肿瘤大多数为神经源性肿瘤（表2-1-1-1）。

表2-1-1-1　纵隔肿瘤类型和常见分布

前纵隔	中纵隔	后纵隔
胸腺瘤	淋巴瘤	神经纤维瘤
畸胎瘤	淋巴结转移癌	神经鞘瘤
生殖细胞肿瘤	心包囊肿	神经节瘤
淋巴瘤	支气管囊肿	副神经节瘤
胸内甲状腺肿	淋巴结肉芽肿	神经母细胞瘤
甲状旁腺肿瘤	巨大淋巴结增生症	恶性施万瘤
淋巴管瘤	间皮瘤	纤维肉瘤
血管瘤		淋巴瘤
脂肪瘤		嗜铬细胞瘤
纤维瘤		肠源性囊肿
胸腺囊肿		胸导管囊肿

三、纵隔镜的手术设备和器械

手术技术的长足发展和广泛普及很大程度上得益于手术设备和手术器械的进步。纵隔镜手术的完成需要特殊的手术设备和器械。几十年来，纵隔镜手术器械基本没有大的改进，而设备却经历了几代的更新。尤其是20世纪90年代以来电视纵隔镜的应用，极大地方便了外科医师的操作，结束了传统纵隔镜手术时代操作者"管中窥视"的窘迫做法，手术视野被清晰放大展现在高清晰的屏幕上，医师们通过共同观看监视器屏幕上清晰放大的手术视野进行配合操作，极大地方便了教学，缩短了纵隔镜医师的成长时间。这对于纵隔镜技术迅速普及有着重要的意义。本节将详细介绍纵隔镜和电视纵隔镜设备和器械的技术特点。

（一）手术设备

1. 纵隔镜　纵隔镜是整套设备中最具特征性的一个设备，也是拟开展纵隔镜手术的外科医师首先应该熟悉和掌握的一个设备。不同生产厂商制造的纵隔镜其结构略有不同，但基本上都是由一个扁圆形金属镜管和一个与之垂直的用于把持的手柄两部分构成。纵隔镜根据其镜身横径可分为10.8mm镜、11.8mm镜和12.8mm镜等几种；根据镜身长度，又可分为9.5cm、14.5cm、16cm及18cm镜。目前临床上最常用的是口径12.8mm，镜长16cm的纵隔镜。较短、较细的纵隔镜适用于儿童和身材较小的患者。按照是否可以外接显像设备，将纵隔镜分为传统纵隔镜和电视纵隔镜两大类。

（1）传统纵隔镜：如图2-1-1-13，镜管呈扁圆形，尾端与之垂直的L形金属手柄仅做作者把持之用，另外在尾端还有一个用于连接光源光导纤维的接头，光源镜头则"暗藏"安装于镜管内侧壁。乍看如支撑喉镜一样。传统纵隔镜由于无法外接图像显示设备，外科医师只能通过镜管尾端开口直接"窥

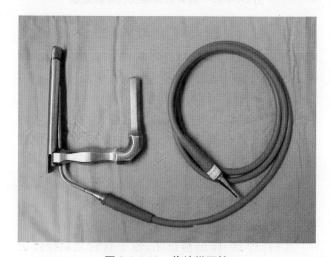

图2-1-1-13　传统纵隔镜

视"手术野(图 2-1-1-14)。在有良好的光源照明条件下术野比较清楚,能够完成基本的纵隔镜手术操作。几十年来,胸外科医师们正是利用这样一个器械开创了纵隔镜手术的光辉历史。但通过长长的镜管观察术野清晰度会受到很大影响,外科医师需要在一个很不舒服的姿势下完成手术。由于空间限制,镜管中一般只能容许放入一个器械,术者一手把持镜柄,一手操持单一器械进行单手操作,所能完成的操作种类和灵活程度因此大打折扣。另外,此种器械一个最大的缺点则是在于它只能保证操作者一人看到手术野情况,其余参与手术的助手们只能在术者显露好之后偶尔窥视一下,如此很不利于技术交流和临床教学。

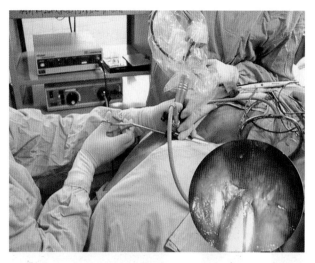

图 2-1-1-15　电视纵隔镜下清晰放大的手术视野

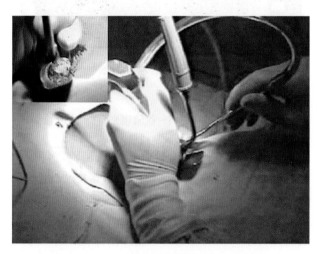

图 2-1-1-14　传统纵隔镜术中狭小的视野

(2)电视纵隔镜:电视纵隔镜是医用电视成像技术出现之后,紧随电视胸腔镜出现的新型设备。与传统纵隔镜最大的区别在于,融合安装在金属镜管的内侧壁的不再只是一个冷光源镜头,而是一个带有冷光源的透镜。透镜的尾端与手柄成为一体,并且有专用的连接头与图像偶联器及导线相接,藉此将手术野图像传导至摄像机,再由摄像机输出至显示器上,形成清晰放大的实时动态手术图像。另外在手柄末端还有一个与冷光源机相连的导光束纤维,用以提供纵隔镜手术中的术野照明。电视纵隔镜将狭小的纵隔腔术野空间由深在的镜管里"拉"了出来,并实时清晰地再现在数十倍放大的监视器屏幕上,外科医师可以舒适地通过观看屏幕完成手术(图 2-1-1-15)。

由于不需要经镜管末端窥视,这里可以放入两把器械。助手把持纵隔镜手柄,并通过观看屏幕上的手术图像随时调整镜管位置和角度;术者则充分

利用两把器械自如地实施各种操作。由传统纵隔镜的单手操作到电视纵隔镜的双手操作,极大地提高了纵隔镜所能完成的技术难度,丰富了纵隔镜的技术内涵,并在一定程度上扩大了适应证。

目前临床常用的电视纵隔镜依据镜管结构之不同可分为"鸭嘴式"和"管筒式"两大类。

1)"鸭嘴式"纵隔镜:如图 2-1-1-16,镜管由可以部分开启的扁片状两叶组成,形如鸭嘴,或似于妇科所用的阴道窥器。手柄末端连接图像偶联器;光源接口则位于镜管尾端,手柄与镜管的连接处。"鸭嘴式"纵隔镜的优点在于镜管的两叶可以撑开,能够在一定程度上扩大手术视野,有利于术野显露;其缺点在于光源接口及光源线位于手柄侧面,手术操作以及调整镜身位置及角度时会受到一定干扰。

2)"管筒式"纵隔镜:如图 2-1-1-17,镜管为一扁圆筒形金属筒,头端呈一舌样斜面,后多半份镜管

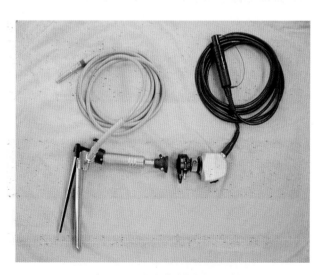

图 2-1-1-16　"鸭嘴式"电视纵隔镜

侧面则有一缺口,便于术中器械头部变换方向;这种纵隔镜手柄设计先进轻便,易于把持;摄像连线和导光束的接口平行地连于手柄末端的同一方向,便于术者随意调整镜身角度,减少了对术者的干扰。另外,此型纵隔镜的摄像镜头以及图像偶联器均为可轻易拆卸的组件,体积小,重量轻,易于清洗消毒。

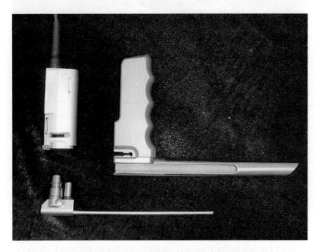

图 2-1-1-17　"管筒式"电视纵隔镜

2. 冷光源　和所有的电视内镜技术一样,冷光源同样是电视纵隔镜必不可少的重要设备之一。它由冷光源机和与之配套相连的导光束纤维两个部分组成。目前常用的冷光源机是配备 300W 氙灯的全自动冷光源,能够提供纵隔镜手术时足够的术野亮度。导光束纤维连接光源机与纵隔镜,也是整个光源系统的重要组成部分。使用时应当加以小心,切勿使其打"死折",以免造成光纤断裂影响照明效果。一般当光纤断裂超过总根数的 20% 时,就很难再保证纵隔镜手术中照明需求了,应当及时加以更

换。此外,冷光源机中的灯泡也是有额定使用寿命的,超过使用寿命的灯泡有时也可继续使用一段时间,但照明效果会受到影响,应当及时购置备货并学会更换方法,以免造成手术中不必要的麻烦。多数生产纵隔镜的厂家都同时生产胸腔镜,二者的冷光源机和导光束纤维往往都可以互通使用;而不同厂家的设备则不一定能够互通。这一点在购置设备时应当加以了解,以便节约成本(图 2-1-1-18)。

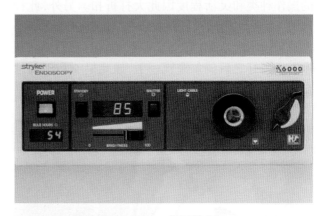

图 2-1-1-18　纵隔镜光源

3. 摄像机　摄像机是电视纵隔镜较之传统纵隔镜最具标志性的一个设备。多数情况下,电视纵隔镜的摄像系统可以与胸腔镜设备中的同类设备通用。摄像机成像的清晰程度取决于其分辨率,常用的有分辨率 560 线以上的单晶片摄像机和分辨率可达 900 线的三晶片摄像机(图 2-1-1-19)。均可满足纵隔镜手术的清晰度要求。

4. 监视器和录像机　清晰的图像还需要有一个配套的有较高分辨率的监视器加以再现。监视器是电视纵隔镜手术设备必不可少的组成部分。目前

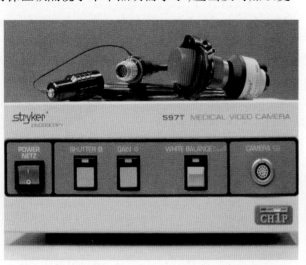

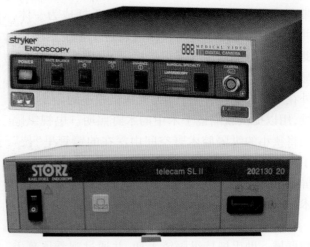

图 2-1-1-19　纵隔镜摄像机

常用的监视器分球管监视器和液晶监视器两大类，都可满足临床使用。

如果希望保存手术视频资料，还需选配一套录像设备，以往使用较多的是普通的全制式家用录像机，可基本满足需要，但缺点是后续的剪辑整理工作较为烦琐，且采集得到的视频图像清晰度较低。近年来出现了带有高容量硬盘存储功能和光盘刻录功能的视频采集装置，可以直接将手术视频存储为数字信号，能够方便地进行录像剪辑和数据刻盘，且明显提高存留下来手术视频的清晰度，简化后续资料整理的手续（图2-1-1-20）。

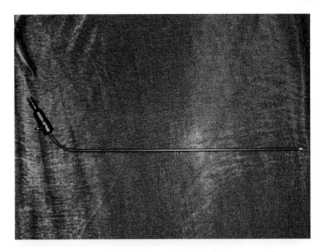

图 2-1-1-21　电凝吸引器

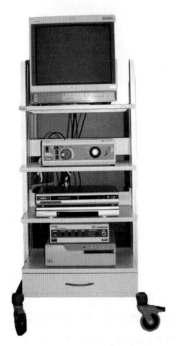

图 2-1-1-20　纵隔镜监视器和光盘刻录机

（二）手术器械

1. 电凝吸引器　电凝吸引器是纵隔镜手术必不可少且十分常用的一样器械。它可在吸净积血、积液的同时完成止血和分离，这对于操作空间狭小的纵隔镜手术是十分便利和重要的（图2-1-1-21）。

2. 活检钳　纵隔镜手术的主要目的即为纵隔淋巴结的活检，因此活检钳是该手术必备的常用器械。纵隔镜配套的活检钳钳柄细长，非常符合纵隔镜操作空间狭小的特点；活检钳头部有不同大小和不同弧度之分，适于不同大小淋巴结组织的活检之用（图2-1-1-22）。

3. 抓钳和分离钳　应用较少，主要用于填塞纱布压迫止血（图2-1-1-23，图2-1-1-24）。

4. 特制穿刺针　纵隔间隙内大血管多，有淋巴结粘连或压迫时正常结构常辨认不清，故在抓取组

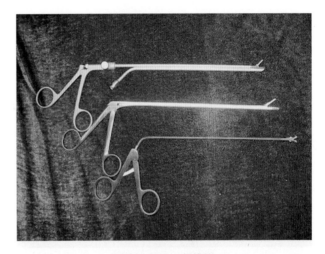

图 2-1-1-22　活检钳

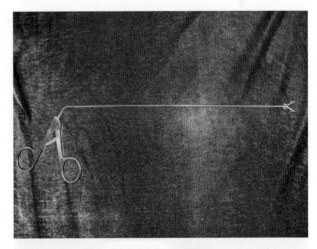

图 2-1-1-23　分离钳

织活检前都最好先以细针穿刺抽吸，以除外是血管的可能。纵隔镜成套器械中往往都配备有特制的穿刺针。一般提倡手术中在拟活检的范围内多点穿刺抽吸以保证手术的安全；穿刺针使用后要尽快以清水冲洗，以防堵塞（图2-1-1-25）。

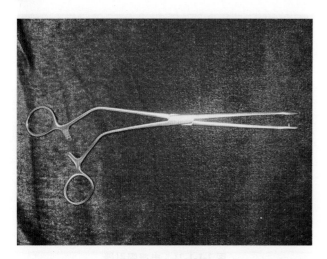

图 2-1-1-24　抓钳

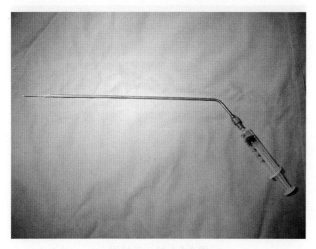

图 2-1-1-25　特制穿刺针

5. 钛夹钳　一般纵隔镜手术中很少应用钛夹钳,有公司生产纵隔镜手术特制钛夹钳可用于小的淋巴结滋养血管破裂出血,效果较好(图 2-1-1-26)。

6. 常规准备开胸手术包及胸骨锯　所有纵隔

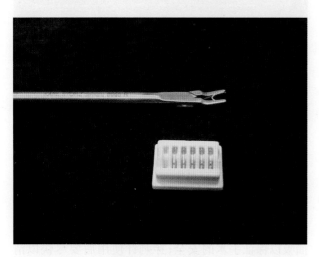

图 2-1-1-26　钛夹钳

镜手术开始之前都应常规准备好开胸手术器械和胸骨锯。虽然纵隔镜手术创伤小,并发症和死亡率较低,但仍然有一定潜在危险。为确保手术安全,应常规备好开胸手术包,并备好胸骨锯(图 2-1-1-27)。

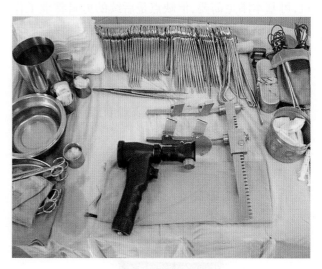

图 2-1-1-27　常规开胸手术包

四、纵隔镜手术的适应证和禁忌证

(一) 适应证

纵隔镜手术的适应证可分为诊断性适应证和治疗性适应证。

1. 诊断性适应证

(1) 纵隔淋巴结活检:

1) 原发性肺癌的诊断和分期:这是纵隔镜最重要的适应证之一。对于原发性肺癌进行纵隔镜检查术,主要目的在于获取纵隔淋巴结转移与否的病理学证据,为肺癌的 N 分期以及进一步治疗措施提供准确的依据。肺癌的病理分期,尤其是纵隔淋巴结的病理分期(N_2 或 N_3)对于制订合理的治疗方案至关重要,精确的术前分期不仅能使部分不适合手术的患者(如 N_3 或多组 N_2 病变)免受开胸之苦,而且也为制订最佳的治疗方案提供依据。但目前的影像学检查对于肺癌的淋巴结术前分期并不令人满意,CT 的敏感性和特异性分别为 63% 和 57%,PET 的敏感性和特异性只有 64% 和 77%,而磁共振在这方面亦无独到优点。所以,单纯依靠影像学手段进行术前分期有可能产生假阳性或是假阴性。纵隔镜手术在肺癌术前病理分期中,其敏感性和特异性可分别达到 90% 以上和 100%,且安全性高。因此,对于肺癌患者,纵隔镜检查是目前最理想的纵隔检查手段之一,主要用于 CT 扫描纵隔淋巴结最短径

≥1.0cm者。另外,纵隔镜还可以用于肺癌患者新辅助化疗后的再分期。

2)转移癌:如乳腺癌或头颈部肿瘤等胸腔外恶性肿瘤患者常合并纵隔淋巴结肿大(最短径≥1.0cm),当怀疑纵隔淋巴结转移时,可行纵隔镜检查明确分期。

3)下段食管癌或贲门癌出现气管周围肿大淋巴结考虑转移的患者,不能通过手术切除获得治愈,单纯切除肿瘤后很快就会复发、转移,压迫侵犯气管和食管,明显缩短患者的生存期。对于这部分患者需首先行纵隔镜检查,明确是否存在淋巴结转移,以确定是否直接手术抑或放化疗。

4)淋巴瘤患者通常会出现纵隔内多个区域淋巴结肿大,不同类型淋巴瘤的治疗方案有所不同,因此取得精确的病理学诊断对治疗意义重大。单纯的影像学检查无法获得病理学诊断;而细针穿刺抽吸细胞学检查获得的往往只是少量细胞,阳性率低,缺乏组织形态,无法进行免疫组织化学检查,让病理学医师往往无法确定诊断并进行临床分型,影响患者及时有效的治疗。纵隔镜检查可以取得足够的大块组织进行检查,敏感性和特异性高,可以满足病理诊断和分型的需要。

5)炎症性或肉芽肿性病变:结节病、结核、肺尘埃沉着症等。这些病变通常会出现气管旁肿块或纵隔内多区域淋巴结肿大,曾有误诊为肺癌、淋巴瘤而进行化放疗的误治病例。这些患者的淋巴结通常明显增大,但界限清晰,彼此之间没有融合。穿刺获得的细胞学标本往往不能确诊,组织形态学对于判断病变性质意义重大。纵隔镜检查是这部分患者最佳的诊断方法。

(2)纵隔内肿物性质的诊断和鉴别诊断:纵隔因其无生理性体腔存在,周围重要脏器多,缺乏有效的诊断手段,因此纵隔内病变多为临床上的疑难疾病,给治疗方案的制订带来了极大的困扰。纵隔镜在直接观察病变的同时可切取足够的组织标本,可获得准确的病理学诊断。纵隔镜手术可用于下列纵隔肿瘤的诊断和鉴别诊断:

1)胸腺或胸腺瘤。

2)胚胎细胞或其他肿瘤:如精原细胞瘤。

3)畸胎瘤,包括皮样囊肿、畸胎瘤、畸胎癌等。

4)囊肿性病变(肠源性、支气管源性)。

5)异位的颈部纵隔器官:如纵隔甲状腺肿、甲状旁腺。

2. 治疗性适应证 传统的纵隔镜手术以诊断为主要目的,在胸部疾病治疗中应用很少。近年来电视纵隔镜的出现和普及,不仅提高了传统纵隔镜手术的安全性和准确性,同时也显著扩大了纵隔镜的适用范围,电视纵隔镜手术正逐步成为部分胸部疾病更加微创的治疗手段。

(1)胸腺切除治疗重症肌无力:在纵隔镜临床应用早期,曾有人报道经颈部切口利用纵隔镜,对无胸腺瘤的重症肌无力患者进行胸腺切除治疗。随着人们对于重症肌无力发病机制的深入了解,扩大的胸腺切除术逐渐成为重症肌无力外科治疗的标准术式,而纵隔镜胸腺切除范围有限,难以达到扩大切除的要求,因此这一术式目前已很少应用。

(2)纵隔囊肿切除:气管周围区域、直径3cm以下的囊肿性病变,与周围粘连不重,可在纵隔镜下进行明确诊断并试行切除。

(3)纵隔积聚物的引流或清除:如乳糜、血肿、脓液。

(4)全肺切除术后支气管胸膜瘘残端修补术:目前临床应用及报道很少,文献中偶有个案介绍。主要适用于左侧全肺切除术后支气管胸膜瘘(支气管残端较长,便于操作)、纵隔内气管及主支气管周围无明显粘连者。

(5)气管周围孤立肿块或肿大淋巴结(直径小于3cm)的切除:经电视纵隔镜明确诊断的同时可行病变的完整切除,避免了传统的开胸手术摘除。

(6)肺癌纵隔淋巴结切除:临床影像学分期cN$_0$或N$_1$的可能手术切除的肺癌患者,通过电视纵隔镜,完整切除纵隔气管周围淋巴结及脂肪组织,用于明确肺癌的病理N分期,提高传统纵隔镜纵隔淋巴结活检术的准确性,减少假阴性率。同时,对于可能手术的左侧肺癌,电视纵隔镜纵隔淋巴结切除可提高肺癌切除纵隔淋巴结清扫的完整性。

(7)纵隔镜辅助食管切除术:所有适合非开胸食管剥脱术的患者均为电视纵隔镜辅助食管切除术的适应证,如食管瘢痕狭窄、早期食管癌、颈段食管癌以及喉癌、下咽癌等侵犯颈段食管等。

(8)经肋间电视纵隔镜:目前主要用于双侧胸交感神经链切断治疗手汗症、恶性胸腔积液的诊断和治疗。

(9)纵隔内异位甲状旁腺切除。

(二)禁忌证

纵隔镜手术创伤小、操作简单,安全性很高,其绝对禁忌证很罕见。

1. 严重颈椎病变,限制颈椎活动度,使颈椎强直不能后仰者。

2. 小儿或身材十分矮小者，其颈纵隔"隧道"不能置入纵隔镜。

3. 颈部气管切开造口者。

4. 既往纵隔感染、纵隔炎或曾行纵隔放疗的患者，纵隔内严重粘连和纤维化，不易分离，分离后渗血多，影响纵隔隧道的制作，并影响纵隔镜的视野。

5. 胸主动脉瘤特别是主动脉弓的动脉瘤，经颈或经胸途径的纵隔镜检查都是绝对禁忌的，因瘤体发生破裂危及生命的可能性较大。

6. 严重的贫血或凝血机制不良。纵隔镜下止血措施少，多数靠电凝或压迫止血，因此严重的凝血障碍的患者不适宜进行纵隔镜检查。

7. 严重的呼吸功能不全或心功能不全，不能耐受全身麻醉者。

五、纵隔镜手术的麻醉和体位

（一）麻醉

一般采用静脉复合全身麻醉，单腔螺纹气管插管，从一侧口角引出（图2-1-1-28）。

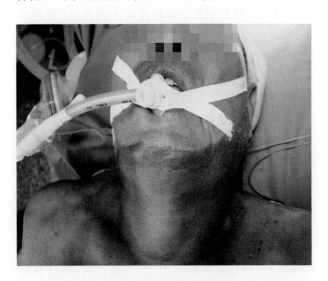

图2-1-1-28　静脉复合全身麻醉

由于纵隔镜手术创伤较小、安全性高、并发症少，因此有人主张可在局麻下完成纵隔镜检查，但考虑到分离气管周围时会刺激气管引起咳嗽，检查操作不便，并可能招致血管的损伤，故一般均主张采用全身麻醉更为安全。另外，在纵隔镜手术时，由于患者的头面部被铺单覆盖，术者位于患者头侧，麻醉师无法持续观察气管插管情况，普通的气管插管容易

受压打折，甚至脱落而不易及时发现，因此必须采用带有钢丝内衬的螺纹插管，以免发生气道梗阻的危险（图2-1-1-29）。

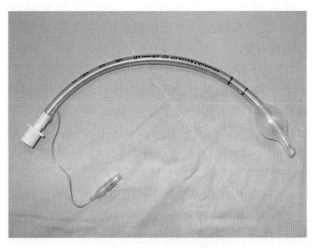

图2-1-1-29　螺纹插管

（二）体位

仰卧位，肩部以软垫垫高，头部后仰，颈部过伸。这一体位既方便操作又可使胸段气管上提。一般成人胸段气管长约6cm，当头部后仰时可使气管上提约1cm，这样胸段气管缩短为5cm，手术中以示指探查或纵隔镜检查胸段气管时容易到达隆突部位；同时，这种体位减少了患者下颌对手术操作的影响，方便了术者操作（图2-1-1-30）。

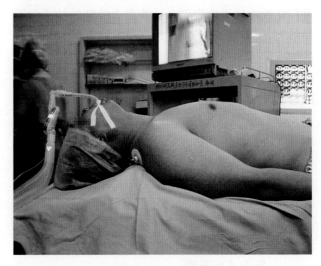

图2-1-1-30　仰卧位

消毒范围和铺巾方法完全同于胸骨正中开胸术（图2-1-1-31）。

手术组人员包括术者，助手和器械护士各一名。去除麻醉头架等患者头侧一切可能遮拦影响操作的物件，术者坐于手术床头端座椅上进行手术操作，调

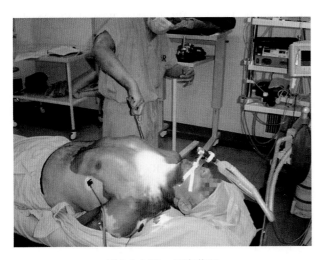

图 2-1-1-31 消毒范围

整手术床高度至平手术者的剑突水平。助手和器械护士站于患者一侧,纵隔镜监视器置于患者另一侧(图 2-1-1-32)。

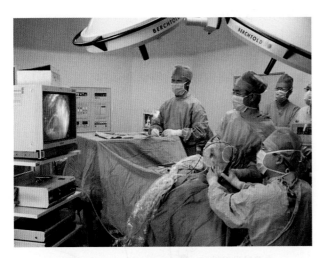

图 2-1-1-32 电视纵隔镜手术操作外景

(赵辉 王俊)

参 考 文 献

1. Daniels AC. Method of biopsy useful in diagnosing intrathoracic diseases. Dis Chest,1949,16:360.

2. Harkens DE,Black H,Claus SR,et al. A single cervicomediastinal exploration for tissue diagnosis of intrathoracic disease. N Engl J Med,1954,251:1041.

3. Carlens E. Mediastinoscopy:A method for inspection and tissue biopsy in the superior mediastinum. Dis Chest,1959,36:343.

4. Pearson FG. An evaluation of mediastinoscopy in the management of presumably operable lung cancer. J Thorac Cardiovasc Surg,1968,55:617.

5. Pearson FG. Staging of the mediastinum:role of mediastinoscopy and computed tomography. Chest,1993,103:S346-S384.

6. 王俊.纵隔镜术的发展历史.中华医史杂志,2001,31(3):93-95.

7. Deslauriers J,Beaulieu M,Dufour C,et al. Mediastino-pleuroscopy:a new approach to the diagnosis of intra-thoracic disease. Ann Thorac Surg,1976,22:265.

8. Ginsberg RJ. Extended cervical Mediastinoscopy. Chest Surg Clin North Am,1996,6:21.

9. McNeill TM,Chamberlain JM. Diagnostic anterior mediastinotomy. Ann Thorac Surg,1966,2:532.

10. Jolly PC,Li W,Anderson RP. Anterior and cervical mediastinoscopy for determining operability and predicting resectability in lung cancer. J Thorac Cardiovasc Surg,1980,79:366-371.

11. 傅尧箕.纵隔镜检查术.中华外科杂志,1965,13:760-761.

12. 吴一龙,黄植蕃,戎铁华.胸部疑难疾病的纵隔镜检查.中华胸心血管外科杂志,1998,14:26-28.

13. 王扩建,赵福元,韩洪利,等.纵隔镜检查术在胸部疾病中的诊断价值:附127例临床分期.中国肿瘤临床,1998,25:487-488.

14. 王俊.胸骨旁纵隔镜手术的临床应用.中华胸心血管外科杂志,2000,16:318.

15. 王俊,赵辉,刘军,等.电视纵隔镜在临床应用中的初步体会.中华外科杂志,2002,40(11):840-842.

16. Shields TW. Mediastinal Surgery. Lea & Febiger,Philadelphia,1991.

17. Naruke T,Suemasu K,Tshikawa S. Lymph node mapping and curalibility at various level of metastasis in resected lung cancer. J Thorac Cardiovasc Surg,1978,76:832.

18. American Thoracic Society. Clinical staging system for lung cancer. Am Rev Respir Dis,1983,127:1-6.

19. 段德溥,秦文瀚.现代纵隔外科学.北京:人民军医出版社,2001.

20. 王俊.胸腔镜和纵隔镜手术图谱.北京:人民卫生出版社,2003:212-215.

21. Venissac N,Alifano M,Karmdjee BS,et al. Video-mediastinoscopy in management of patients with lung cancer:a preliminary study. Surg Lapa Endo Per Tech,2000,10:71-75.

22. 王俊,赵辉,刘军,等.电视纵隔镜临床应用的初步体会.中华外科杂志,2002,40(11):840-842.

23. 赵辉,王俊,刘军,等.电视纵隔镜与传统纵隔镜在临床应用中的比较.中华胸心血管外科杂志,2003,19(3):145-147.

24. Kirschner PA. Cervical mediastinoscopy. Chest Surg Clin N Am,1996,6:1-20.

25. 王俊,赵辉.纵隔镜术及其在肺癌分期中的应用价值.中华胸心血管外科杂志,2002,18(3):190-192.

26. Pop D, Venissac N, Leo F, et al. Video-assisted mediastinoscopy:a useful technique for paratracheal mesothelial cysts. J Thorac Cardiovasc Surg,2005,129:690-691.

27. Witte B, Wolf M, Hürtgen M, et al. Video-assisted mediastinoscopic surgery:clinical feasibility and accuracy of mediastinal lymph node staging. Ann Thorac Surg,2006,82:1821-1827.

28. Buess G, Becker HD. Minimally invasive surgery in tumors of the esophagus. Arch Chir Suppl Ii Verh Dtsch Ges Forsch Chir,1990,118:1355-1360.

29. 杨劼,王俊,谭家驹,等.经肋间电视纵隔镜手术的临床应用.中华胸心血管外科杂志,2004,20(3):148-150.

30. Azorin JF, Francisci MP, Tremblay B, et al. Closure of a postpneumonectomy main bronchus fistula using video-assisted mediastinal surgery. CHEST,1996,109(4):1097-1098.

31. Ohno K. Mediastinoscopic extirpation of mediastinal ectopic parathyroid gland. Ann Thorac Surg,1997,64(1):238.

32. Vakkueres E, Page A, Verdant A. Ambulatory mediastinoscopy and anterior mediastinotomy. Ann Thorac Surg,1991,52:1122.

33. Bonadies J, D'Agostino RS, Ruskis AF, et al. Outpatient mediastinoscopy. J Thorac Cardiovasc Surg, 1993, 106:686-688.

34. Cybulsky IJ, Bnenett WF. Mediastinoscopy as a routine out patient procedure. Ann Thorac Surg,1994,58(1):117.

第二节　纵隔镜手术的基本方法

在纵隔镜手术不断发展的几十年历史中,人们在传统纵隔镜的辅助下,陆续探索并掌握了多种纵隔镜手术入路,总结了一系列纵隔镜检查的方法和技巧,用于对不同形态、不同部位的纵隔病灶进行检查和处理,这些早期经验无疑已成为当代纵隔镜手术基本方法的基石。时至今日,历史的发展已经步入了电视纵隔镜时代,手术设备和器械发生一系列根本性的变化,一批灵巧而方便的纵隔镜器械应运而生,加之电视内镜设备对手术野清晰的放大再现,以及外科医师的双手操作,为丰富纵隔镜手术方法创造了理想的条件。新时期的纵隔镜外科医师充分利用这些有利条件,创造性地提出了一系列能够提高手术质量、降低手术风险的有效方法和技术细节。本节介绍不同入路的纵隔镜手术,并单独介绍电视纵隔镜手术及其方法特点,最后介绍纵隔镜手术的常见并发症及其防治方法。

通常,按照入路和检查部位之不同,将纵隔镜手术分为标准的颈部纵隔镜手术和扩大的纵隔镜手术两大类。其中,标准的颈部纵隔镜手术是纵隔镜检查的最常用方法;扩大的纵隔镜手术则是对标准颈部纵隔镜手术的有益补充,用于后者无法企及部位的纵隔病灶的检查和处理,包括扩大的颈部纵隔镜手术、胸骨旁纵隔镜手术以及纵隔镜斜角肌淋巴结活检术等三种。

一、标准的颈部纵隔镜手术

标准的颈部纵隔镜检查术是上纵隔探查和肿物活检最常用的方法,也是学习纵隔镜手术首先应该掌握的基本方法。

(一) 手术适应证

主要用于纵隔第2、3、4和7组甚至第10组淋巴结以及气管周围病变的辨认和活检(图2-1-2-1)。

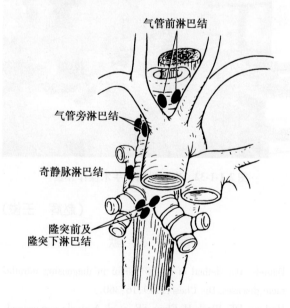

图 2-1-2-1　纵隔淋巴结

(二) 手术步骤

1. 皮肤切口选择胸骨切迹上一横指处,做一长3~5cm沿皮纹方向的横行切口(图2-1-2-2)。

逐层切开皮肤、皮下组织及颈阔肌,适当向切口上、下方游离颈阔肌皮瓣,后以乳突拉钩撑开,显露颈前肌群及左右侧颈前肌交界处形成的颈白线(图2-1-2-3)。

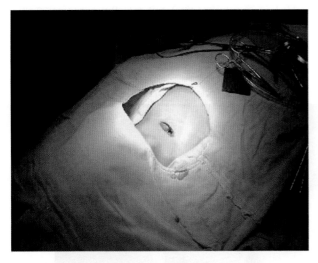

图 2-1-2-2　皮肤切口

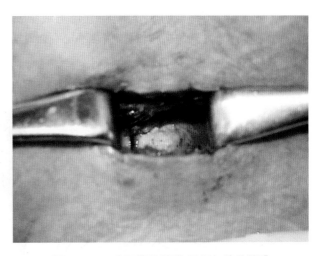

图 2-1-2-4　牵开颈前肌群,显露气管前筋膜

膜(图 2-1-2-4)。

3. 剪开菲薄的气管前筋膜,并做适当游离,提起该筋膜,紧贴气管表面以示指向下做钝性分离,分离气管前壁及侧壁与气管前血管以及病灶组织之间的粘连,直至隆突水平,左右两侧至主支气管旁。遇到分离困难时,切勿使用暴力强行推挤。应注意分离的层次是否正确,一般情况下,气管前筋膜与气管之间的粘连往往是比较疏松的,紧贴气管软骨分离容易且安全;相反,如果没有完全打开气管前筋膜,与其外侧进行分离,则十分困难,且容易造成无名动脉和左无名静脉等大血管的撕裂而引起大出血。钝性分离时,注意用手指探查和感知纵隔内的正常解剖结构和病灶的情况。一般可明显感觉到触及气管、无名动脉、主动脉弓和异常肿块。纵隔淋巴结探查时,应注意有无气管前、气管旁和隆突下淋巴结肿大,同时应探查淋巴结与大血管的关系。因静脉在

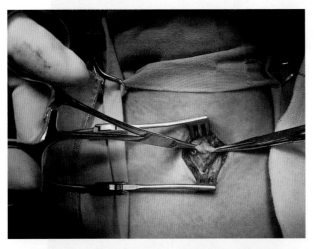

图 2-1-2-3　以乳突拉钩牵开两侧皮缘,显露颈白线

2. 纵向切开颈白线,用甲状腺拉钩向左右两侧牵开双侧的颈前肌群,显露颈白线深方的气管前筋

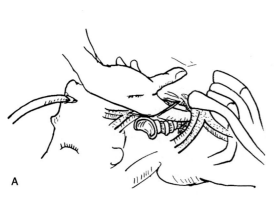

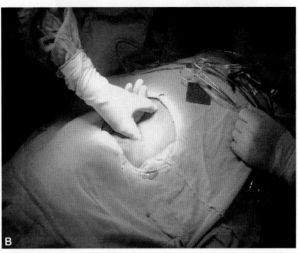

图 2-1-2-5
A、B. 手指探查静脉

手指探查分离时不易被明确分辨,而且也是最易发生出血意外的部位,术中分离时要倍加小心(图2-1-2-5A,B)。

4. 分离完成血管后隧道后,沿气管前壁将纵隔镜插入气管前间隙(图2-1-2-6A,B)。

遇到插入困难时,可在纵隔镜直视下,用钝性吸引器头或小"花生米"纱球进一步分离,且分且进,直至气管隆突水平(图2-1-2-7A,B)。

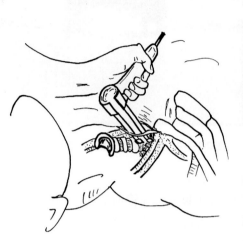
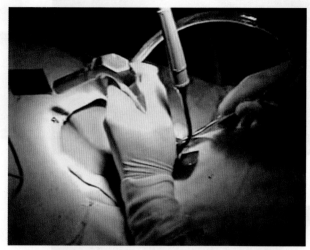

图2-1-2-6　沿气管前壁置入纵隔镜

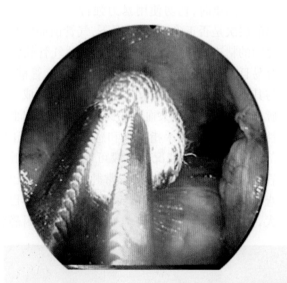
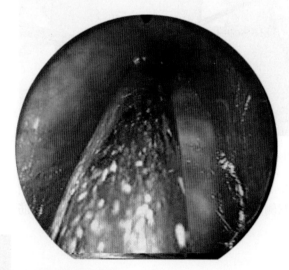

图2-1-2-7　用"花生米"及钝性吸引器头分离

在置入纵隔镜的同时,可顺序观察气管周围、隆突下以及左右主支气管等部位,仔细辨认正常结构与病变组织。气管软骨环可作为纵隔镜深入的引导标记,绝对不能将纵隔镜强行插入未经分离和探查过的区域。

5. 组织活检是纵隔镜手术中最重要也是相对危险的步骤。一切操作必须在直视下进行。病变组织的辨认和定位需要有一定经验。部位、质地和颜色都是确定病灶的重要参考依据,对可疑为病灶组织的结构,应以吸引器头做进一步适当游离,基本确定其范围和轮廓,并在此过程中进一步确认,以排除为正常结构,尤其是大血管的可能,切忌盲目活检。决定活检前,必须先用特制的穿刺针穿刺抽吸以排除为大血管的可能。有时对于一些色泽发黑、已明确肯定是淋巴结的结构,在活检前也最好先行穿刺,因为其可能是一个被血管挤压后形成的扁片状淋巴结,以活检钳贸然钳夹活检可能造成其深方大血管的撕裂出血(图2-1-2-8A,B)。

穿刺确定后,首先结合钝锐性方法分离开肿物表面的结缔组织和包膜,清楚显露出肿瘤或淋巴结,

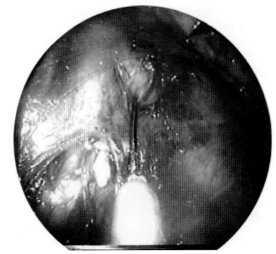

图 2-1-2-8 活检前穿刺

用活检钳进行肿块的部分活检或完整摘除（图 2-1-2-9A，B）。

对于纵隔镜取活检的顺序并没有严格的规定；一般情况下，主张由深及浅，即先取隆突下等较深处的组织，再取靠近胸廓口的病变，以避免由于先取活检的部位出血而影响深方病变的取材。取活检的标本量要足够，以满足冷冻病理和石蜡病理切片的需要（图 2-1-2-10）。

6. 止血也是纵隔镜手术的重要步骤之一。活检完成后，可先以生理盐水冲洗整个手术野（用 50ml 注射器抽吸盐水自纵隔镜镜管尾端注入），吸尽冲洗液后仔细检查，一般出血点可用电凝止血即可（图 2-1-2-11）。

但值得注意的是，在进行左侧第四组淋巴结活检时应尽量避免使用电凝，以免损伤左侧喉返神经。

对于活检部位或淋巴结残面的渗血，在电凝止血不奏效时，可自镜管内置入小纱布，填塞压迫数分钟后即可自止。对于压迫止血后仍然存在的小的渗血，可留置止血纱布或止血海绵压迫止血（图 2-1-2-12）。

7. 在冷冻病理报告已取得确凿的病变组织、创面止血彻底后，从纵隔镜填塞一块适当大小的干纱布至活检手术创面，纱布尾端留在颈部切口外（图 2-1-2-13）。

然后轻巧地退出纵隔镜；观测 3～5 分钟切口无渗、出血后，将填塞之纱布缓慢从切口中取出（图 2-1-2-14）。

进一步检查手术隧道及切口有无出血，确定止血满意后逐层缝合切口；切口的缝合方法基本同甲状腺手术；气管前筋膜不需要缝合，颈白线可间断缝

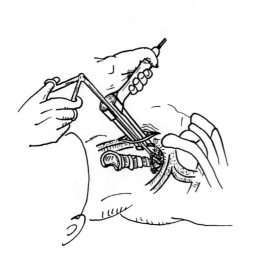

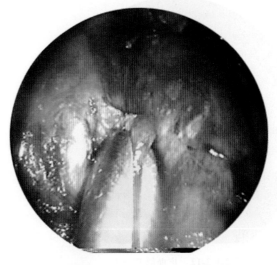

图 2-1-2-9 用活检钳进行活检

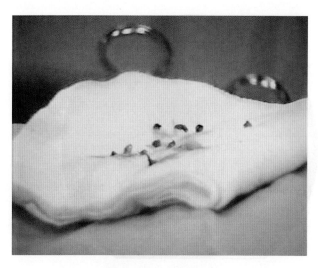

图 2-1-2-10　活检标本

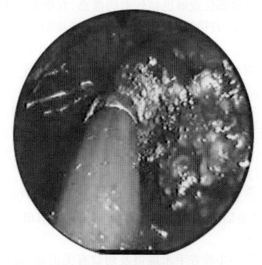

图 2-1-2-11　电凝止血

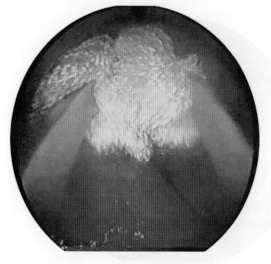

图 2-1-2-12　止血纱布止血

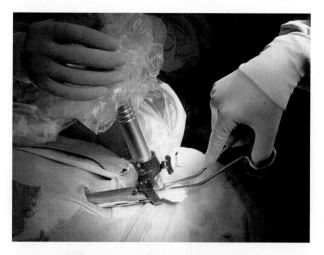

图 2-1-2-13　填塞干纱布至活检创面

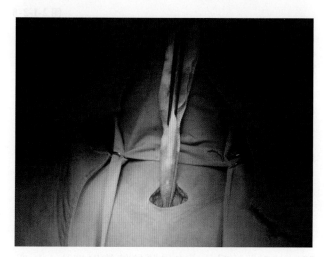

图 2-1-2-14　缓慢取出纱布

合数针;颈阔肌连同皮下组织一并缝合一层,最后缝合皮肤。一般不常规放置引流物,伤口不需要加压包扎(图 2-1-2-15)。

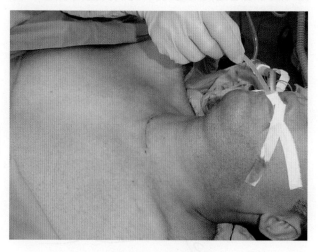

图 2-1-2-15　逐层缝合

二、胸骨旁纵隔镜手术

胸骨旁纵隔镜手术（parasternal mediastinoscopy，PM）又称前侧纵隔镜手术（anterior mediastinoscopy，AM），也是目前纵隔镜手术常用的方法之一。

（一）手术适应证

1. 左肺上叶癌第 5、6 组淋巴结肿大的活检。

2. 评估肺门肿瘤的可切除性（是否 T_4）。

3. 穿刺活检失败的前纵隔肿物的活检。

4. 上腔静脉梗阻综合征（superior vena canal obstructive syndrome，SVCOS）的诊断。

（二）手术步骤

1. 根据病灶位置决定切口选择胸骨左缘或胸骨右缘；切口位置的高低也要取决于病灶部位，通常选择胸骨旁 2cm 处第 2 或第 3 肋间，做一长 3～5cm 的横切口（图 2-1-2-16）。

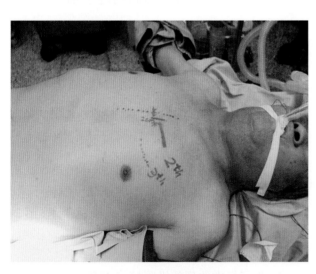

图 2-1-2-16　胸骨旁横切口

女性患者为了避免损伤乳腺组织，也可采用胸骨旁 2cm 的纵行切口（图 2-1-2-17），出于进一步的美观考虑，也有作者报告对于年轻女性患者采用沿乳晕的弧形小切口，分离皮下隧道至第 2 肋间后置入纵隔镜。

2. 沿胸大肌筋膜表面适当游离乳腺并用拉钩拉开皮肤及皮下组织，钝锐性分离开胸大肌至肋骨表面，经第 2 或第 3 肋间，切断肋间肌和胸横肌，必要时可切断并切除部分第 2 或 3 肋软骨。注意勿损伤胸骨旁肋软骨深方的乳内动脉，以免造成不好处理的出血；如果需要，可结扎切断该动脉。然后用示指自胸膜外向胸骨后纵深分离，建立胸骨旁纵隔镜

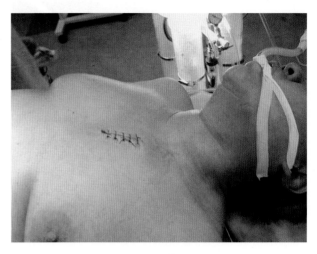

图 2-1-2-17　胸骨旁纵切口

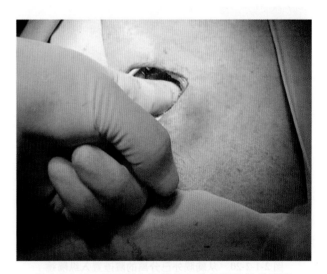

图 2-1-2-18　用示指自胸膜外向胸骨后钝性分离出检查隧道

检查的隧道（图 2-1-2-18）。

3. 用窄的深拉钩将纵隔胸膜推向外侧，从胸膜外已分离的间隙置入纵隔镜，直视下用吸引器头或小"花生米"纱球进一步游离前纵隔间隙，同时探查第 5、6 组淋巴结或纵隔肿物，明确活检部位后，同样以特制穿刺针穿刺以除外血管，于典型病灶处多点抓取病变组织送病理检查。若前纵隔肿物紧邻切口，可不使用纵隔镜，在直视下直接取活检。如果手术中未穿破胸膜，一般不放置引流管或引流条。若胸骨旁纵隔镜手术是用于肺门肺癌的可切除性估计，或纵隔肿瘤与胸膜粘连紧密时，则需要进入胸膜腔，手术结束前多需要留置胸腔闭式引流管（图 2-1-2-19，图 2-1-2-20）。

4. 若同时进行颈部纵隔镜手术，则可用双手示指分别从颈部切口和左前胸切口对合探查主动脉旁

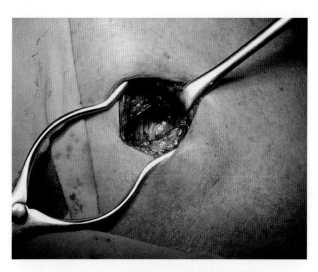

图 2-1-2-19　用深拉钩将纵隔胸膜推向外侧

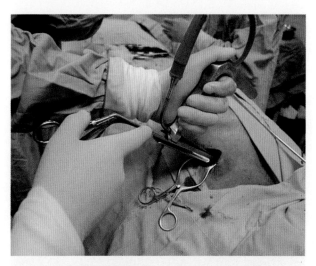

图 2-1-2-20　从胸膜外已分离的隧道置入纵隔镜

及主肺动脉窗,有助于发现和鉴别淋巴结肿大及肿瘤(图 2-1-2-21)。

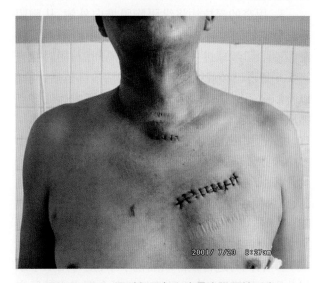

图 2-1-2-21　同时行颈部和胸骨旁纵隔镜手术

5. 活检完成后仔细止血,根据术中情况决定是否留置胸引管(图 2-1-2-22)。

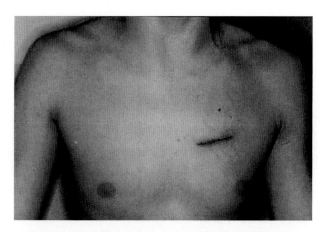

图 2-1-2-22　活检后仔细止血,根据术中情况决定是否留置胸引管

三、扩大的颈部纵隔镜手术

扩大的颈部纵隔镜手术是对标准颈部纵隔镜手术的有益补充。然而由于手术难度相对大,风险较高,目前仅为少数胸外科医师所掌握,临床应用很少,在多数单位,已基本被更为简单易行的胸骨旁纵隔镜手术所取代。

(一) 手术适应证

主要用于常规纵隔镜手术难以抵达的第5、6组淋巴结活检。通常是先做标准的颈部纵隔镜手术,若活检为阴性则再行扩大的颈部纵隔镜手术(图 2-1-2-23)。

(二) 手术步骤

1. 先行标准的颈部纵隔镜探查和活检,具体操作同前。

2. 颈部纵隔镜探查活检为阴性后,拔除纵隔镜,再次置入示指,于胸骨柄后区可触及斜向右上方走行的无名动脉,顺其下行即可达主动脉。仔细触摸无名动脉及主动脉弓,如发现动脉壁钙化或动脉粥样硬化斑块,则为手术禁忌(图 2-1-2-24)。

3. 经无名动脉三角,以示指尖紧贴主动脉弓表面向前下方分离,于主动脉弓前,无名静脉后分离形成一隧道,至第5、6组淋巴结区域(图 2-1-2-25)。

退出示指后,在钝头吸引器的引导下,沿该隧道放入纵隔镜进行这两组血管前淋巴结的分离与活检,基本方法同前述标准的颈部纵隔镜手术(图 2-1-

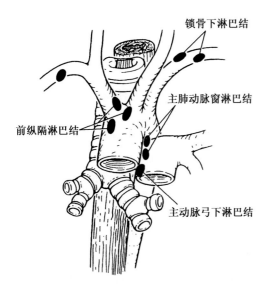

图 2-1-2-23　第 5、6 组淋巴结

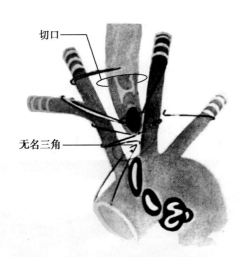

图 2-1-2-24　仔细触摸无名动脉及主动脉

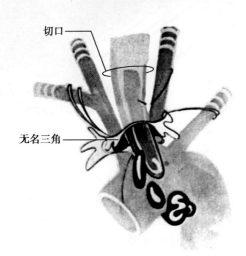

图 2-1-2-25　于主动脉弓前无名静脉后
分离成一隧道

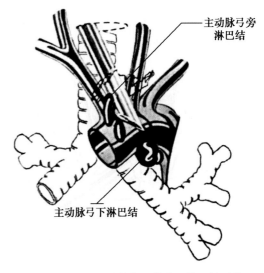

图 2-1-2-26　沿所分离隧道放入纵隔并活检

2-26)。

4. 活检完毕后,仔细止血,一般出血点可用止血纱布压迫或银夹止血。尽量避免使用电凝,以免损伤邻近的迷走神经和膈神经。

5. 冲洗伤口,彻底止血并确认无活动性出血后,拔除纵隔镜,缝合切口,通常不需放置引流管。

四、纵隔镜斜角肌淋巴结活检术

纵隔镜斜角肌淋巴结活检术是对标准颈部纵隔镜手术的进一步补充和发展。首先进行标准的颈部纵隔镜手术,根据活检结果,选择性的对部分患者经纵隔镜行双侧斜角肌淋巴结活检。实践证实其对精确肺癌分期及减少无意义的开胸探查手术是有价值的。据 1996 年 Lee 和 Ginsberg 医师报道,在 15.4% 的 N_2 及 68.4% 的 N_3 期肺癌患者中发现斜角肌淋巴结隐性转移,并且所有阳性患者均为中心型、非鳞状细胞性肺癌。

（一）手术适应证

主要适用双侧斜角肌淋巴结触诊阴性,N_2、N_3 期的中心型、非鳞状细胞性肺癌患者(图 2-1-2-27)。

（二）手术步骤

1. 先行标准的颈部纵隔镜手术,具体操作方法同前。

2. 完成标准的颈部纵隔镜手术后,沿气管前方将纵隔镜拔出至胸廓入口处,并向后外侧旋转,于颈动脉鞘后方进入锁骨上窝(图 2-1-2-28)。

3. 经纵隔镜用吸引器头或分离钳仔细分离斜角肌脂肪垫,注意避免损伤喉返神经,将所有能辨认的淋巴结完整游离并摘除;确实找不到病变组织或

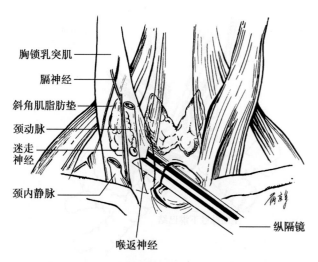

图 2-1-2-27　纵隔镜斜角肌淋巴结活检示意图

（图中标注：胸锁乳突肌、膈神经、斜角肌脂肪垫、颈动脉、迷走神经、颈内静脉、喉返神经、纵隔镜）

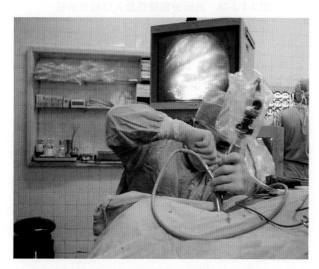

图 2-1-2-28　电视纵隔镜斜角肌淋巴结活检

淋巴结时，可取多处可疑部位的脂肪、结缔组织送病理检查（图 2-1-2-29）。

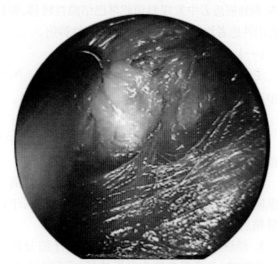

图 2-1-2-29　将淋巴结完整游离并摘除

4. 同法完成对侧斜角肌淋巴结活检。

5. 活检完成后仔细止血，拔出纵隔镜，缝合切口，通常不需放置引流管。

五、电视纵隔镜手术

20 世纪 90 年代，随着电视胸腔镜手术的临床应用，纵隔镜器械厂家开始设计带镜头的纵隔镜，并将其与电视胸腔镜的摄像显像系统连接起来，从而产生了电视纵隔镜和电视纵隔镜手术，这是纵隔镜外科学发展史上的又一次革命性进步。我国胸外科医师在 21 世纪初引进了这一技术，近年来在国内逐渐普及，已有逐步取代传统纵隔镜之势。就手术的基本方法和适应证而言，电视纵隔镜手术基本同于传统纵隔镜手术。

（一）手术适应证

与传统纵隔镜相同，可根据需要完成标准的颈部纵隔镜手术以及各种扩大的纵隔镜手术。

（二）手术步骤

1. 切口方法同传统纵隔镜手术，沿气管前间隙置入电视纵隔镜，注意如使用"鸭嘴式"电视纵隔镜，置镜时镜管上下两叶应处于闭合状态，以免造成置镜困难（图 2-1-2-30）。

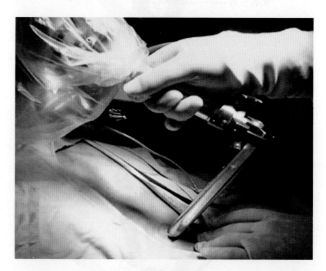

图 2-1-2-30　"鸭嘴式"纵隔镜置镜时上下叶片应处于闭合状态

2. 在监视器直视下用钝头吸引器或小"花生米"纱球进一步分离气管前隧道至隆突水平，扩大纵隔镜的观察范围，顺序观察气管前、两侧、隆突下及左右主支气管旁的可疑肿块或肿大淋巴结，通过监视器上看到的清晰放大的纵隔解剖画面，一般很容易识别气管、上腔静脉、无名动脉以及右侧主肺动脉等邻近的主要结构，有时还可看到奇静脉、左右主支气管以及左侧喉返神经等更为深在或细微的结构（图 2-1-2-31～图 2-1-2-34）。

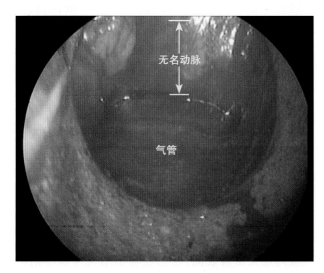

图 2-1-2-31 无名动脉

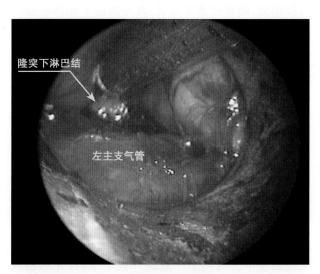

图 2-1-2-32 隆突下淋巴结

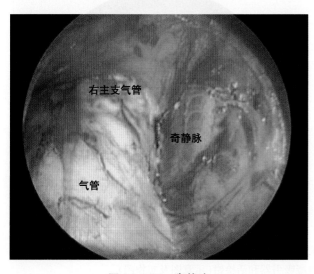

图 2-1-2-33 奇静脉

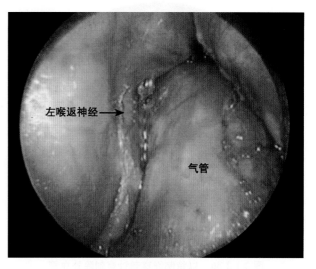

图 2-1-2-34 左侧喉返神经

3. 明确病变或活检部位后,可适当打开"鸭嘴式"纵隔镜的镜管下叶,以便更好地显露纵隔内结构,同时也可增加手术操作空间(图 2-1-2-35)。

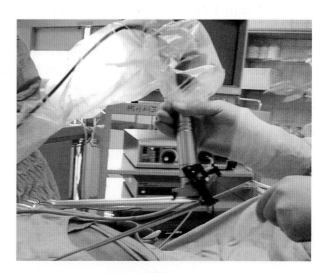

图 2-1-2-35 "鸭嘴式"电视纵隔镜的下叶可以打开,增加显露和操作空间

为避免对大血管的损伤,一般先以特制的细穿刺针穿刺除外血管后方可活检(图 2-1-2-36)。

4. 至此,术者可将纵隔镜手柄交由助手把持,助手与术者共同观看监视器屏幕上的术野图像,根据手术需要随时调整镜管位置和角度;术者则得以双手进行操作,通常同时应用电凝吸引器和活检钳进行协调配合操作,便利地完成对病变组织的游离、淋巴结的完整摘除以及术中止血等各种比较复杂的操作(图 2-1-2-37A,B)。

5. 淋巴结活检完成后冲洗伤口并严密止血,方法同前,一般亦不需要留置引流管。

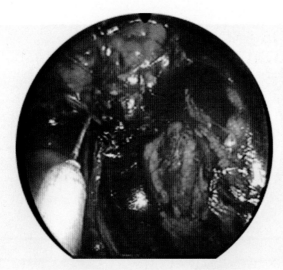

图 2-1-2-36 以特制细穿刺针穿刺除外血管

六、纵隔镜手术并发症及其防治

纵隔镜手术是一种主要以诊断为目的的有创检查方法,加强围术期并发症的防治意义非同寻常。气管前间隙空间狭小,邻近结构重要而复杂,因此手术具有一定风险,但事实上只要熟悉纵隔解剖,操作技巧掌握得当,同样具有很高的安全性。据国外大宗临床资料统计结果显示,手术并发症通常不超过2.5%,死亡率低于0.5%。北京大学人民医院胸外科胸部微创中心在2000—2006年先后开展完成230多例纵隔镜手术,术中大出血1例(0.4%),无一例气管或支气管损伤、气胸、纵隔感染等并发症发生,无一例围术期死亡病例。

现将纵隔镜手术的常见并发症及其防治方法总结如下:

(一)大出血

大出血是纵隔镜手术中最严重的并发症,也是导致初学者"望而却步"的主要原因。一般认为,一次出血量充满整个镜管即为大出血。2003 年 Park 等报告了一组 3391 例纵隔镜手术,术中大出血发生率为 0.44%(14/3391),其中 8 例需要开胸止血。从发生原因上讲,纵隔镜手术出现大出血多为粗暴分离或盲目活检造成的前纵隔大血管撕裂。已有的文献报道显示,纵隔镜手术中最容易发生损伤的大血管是奇静脉,一般是在对右侧第 4 组淋巴结活检时误伤,其次是无名动脉、上腔静脉与肺动脉干。

1. 纵隔镜大出血的预防 为预防术中大出血的发生,手术中分离粘连时要轻柔,尽量采用锐分离法(应用电凝吸引器电灼切开粘连条索),但要避免直接灼烧大血管表面,切忌在解剖结构辨认不清的情况下强行钝性撕开;对于淋巴结增大明显或肿块直径很大,明显压迫大血管,甚至造成上腔静脉综合征者,分离时更应倍加小心,有时大血管受压呈一扁片状贴附于增大的淋巴结表面,易被误为淋巴结被膜而在活检时被撕裂造成严重大出血。对于这种情况,即便细针穿刺未抽出鲜血,也应当小心。纵隔镜手术一旦发生大出血,一般都无法在镜下彻底止住。如果确系大血管损伤,多数都需紧急开胸止血并做修补。因此,为防止出现难以收场的被动局面,所有颈部纵隔镜手术都需常规准备胸骨锯,手术前的备皮铺巾时也应完全按照胸骨正中切开手术的方法准备。

2. 纵隔镜大出血的处理 纵隔镜手术大出血处理的基本原则同于一般胸外科手术,首先切忌慌

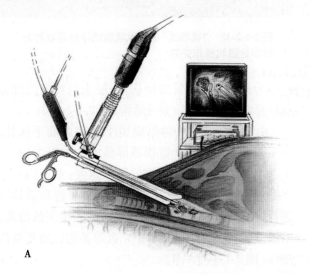

A

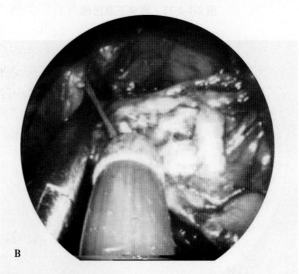

B

图 2-1-2-37
A、B. 助手把持纵隔镜手柄,术者同时引用电凝吸引器和活检钳(示意图及实物图)

乱,切忌盲目钳夹,切忌贸然拔出纵隔镜。正确的做法是迅速自纵隔镜镜管中填塞入小纱布,严实地压迫至出血位置的表面,一块不行可陆续塞入多块,直到完全控制出血为止。在此过程中可由助手适当打开纵隔镜镜管的两叶,以保证纱布压迫更为牢靠确实。一般小的血管破口在压迫数分钟后可能自行闭合。但在没有做好充分的开胸手术准备和足够的输血准备之前,决不可存在侥幸心理轻易去除纱布压迫。为保证医疗安全,在出血基本稳定后应当机立断地实施开胸手术,彻底控制出血并修补血管破口。

(二) 喉返神经损伤

对左侧第 4 组淋巴结活检时如操作不慎可能损伤左侧喉返神经,右侧喉返神经损伤可能性极小。2006 年 Lemaire 等报告了一组 2145 例颈部纵隔镜手术,喉返神经损伤是术后最常见的并发症,发生率 0.55%(12/2145)。为预防左侧喉返神经损伤,手术在进行左侧 2、4 组淋巴结活检时应格外小心,尽量减少或避免使用电凝,以预防热传导损伤。

(三) 气胸

通常发生在右侧,胸骨旁纵隔镜手术更容易发生,常由钝性分离、探查时动作过大过猛、活检时损伤胸膜或肺组织而引起。如术中明确发现胸膜破裂或肺损伤,应常规留置胸腔闭式引流管。

(四) 切口或纵隔感染

纵隔镜检查属清洁手术,术后感染多是由于器械或术中消毒不当所致。切口感染多表现为局部的红肿热痛、分泌物增多,治疗上需加强局部换药处理、口服抗生素。纵隔内发生感染时,患者可出现胸痛、高热伴血常规白细胞升高,部分患者可有胸骨叩击痛,治疗需加强静脉应用抗生素,必要时行纵隔引流。

(五) 气管或支气管损伤

很少见,据 Lemaire 等报告,纵隔镜手术中气管损伤的发生率为 0.09%。肿瘤致密粘连或侵犯大气道分离困难时应避免使用暴力操作,一旦发生气管或支气管损伤需开胸处理。

(六) 食管穿孔

罕见,见于对隆突下淋巴结进行过度的分离活检时。损伤严重者需开胸手术修补。

(七) 切口肿瘤种植

是纵隔镜术后一种潜在可能的并发症,但临床上十分少见。1970 年 Ashbaugh 等回顾性分析了 6490 例纵隔镜手术,有 8 例发生切口种植转移,发生率 0.1%。一般只要手术中注意遵循无瘤操作原则,活检后最好用无菌蒸馏水反复冲洗纵隔隧道和切口,以减少切口种植的可能。这样即可基本避免切口肿瘤种植转移的发生。

(八) 偏瘫

罕见,常发生在左侧肢体,可能由于纵隔镜压迫无名动脉导致右侧脑缺血所致。术中常规将血压计袖带(或动脉测压管)及指端血氧饱和度监测仪置于右侧上肢,通过术中实时观测右上肢的血压和血氧饱和度情况,可提示纵隔镜镜身对无名动脉是否存在过度压迫。

(九) 其他

乳糜漏、膈神经损伤、空气栓塞等。这些并发症十分少见。但临床观察和处理上也不可忽视。

(赵辉 黄宇清)

参 考 文 献

1. 王俊,赵辉.纵隔镜术及其在肺癌分期中的应用价值.中华胸心血管外科杂志,2002,18(3):190-192.

2. 王俊.纵隔镜术的发展历史.中华医史杂志,2001,31(3):93-95.

3. Carlens E. Mediastinoscopy:a method for inspection and tissue biopsy in the superior mediastium. Chest,1959,36:343.

4. 王俊,张诗杰,李金锐,等.胸骨旁纵隔镜手术的临床应用.中华心胸血管外科杂志,2000,16:318.

5. Jolly PC,Li W,Anderson RP. Anterior and cervical mediastinoscopy for determining operability and predicting resectability in lung cancer. J Thorac Cardiovasc Surg,1980,79:366-371.

6. Ginsherg RJ,Rice TW,Goldberg M,et al. Extented cervical medastinoscopy:a single staging procedure for bronchogenic carcinoma of the left upper lobe. J Thorac Cardiovasc Surg,1987,94:673-678.

7. Lee JD,Ginsberg RJ. Lung cancer staging:The value of ipsilateral scalene lymph node biopsy performed at mediastinoscopy. Ann Thorac Surg,1996,62:338-341.

8. 王俊,赵辉,刘军,等.电视纵隔镜临床应用的初步体会.中华外科杂志,2002,40(11):840-842.

9. Kirschner PA. Cervical mediastinoscopy. Chest Surg Clin N Am,1996,6:1-20.

10. Hammoud ZT,Anderson RC,Meyers BF,et al. The current role of medastinoscopy in the evaluation of thoracic disease. J Thorac Cardiovasc Surg,1999,118:894-899.

11. Luke WP,Pearson FG,Todd TRJ,et al. Prospective evaluation of mediastinoscopy for assessment of carcinoma of the lung. J Thorac Cardiovasc Surg,1986,91:53-56.

12. Weissberg D. Mesiastinal staging of lung cancer:The changing role of mediastinoscopy. Isr J Med Sci,1995,31:122-

124.

13. Puhakka HJ. Complication of mediastinoscopy. J Laryngul Otol,1989,103:312-315.

14. Park BJ,Flores R,Downey RJ,et al. Management of major hemorrhage during mediastinoscopy. J Thorac Cardiovasc Surg,2003,126(3):726-731.

15. Lemaire A,Nikolic I,Petersen T,et al. Nine-year single center experience with cervical mediastinoscopy:complications

and false negative rate. Ann Thorac Surg,2006,82(4):1185-1189.

16. Hoyer ER,Leonard CE,Hazuka MB,et al. Mediastinoscopy incisional metastasis:a radiotherapeutic approach. Cancer,1992,70:1612-1615.

17. Al-Sofyani M,Maziak DE,Shamji FM. Cervical mediastinoscopy incisional metastasis. Ann Thorac Surg,2000,69:1255-1257.

第三节 纵隔镜手术的临床应用

一、纵隔镜在肺癌分期中的应用

纵隔镜手术的临床应用已有50余年,是一种比较老的纵隔诊疗技术;因其具有创伤小、操作简便、安全可靠、显露清楚、尤其是取材满意等优点,在肺癌术前病理分期中的地位十分重要,其敏感性和特异性分别稳定在90%以上和100%,是肺癌术前纵隔淋巴结病理分期的最重要和最可靠的检查方法,被称为"金标准"。

(一)肺癌术前分期的意义

肺癌的预后与其病理分期密不可分,各期患者的生存率相差很大。其中,对于可能手术的NSCLC患者,术前纵隔淋巴结病理分期具有十分重要的临床指导意义。但是,术前准确病理分期十分困难,传统的放射学诊断方法(CT、MRI)准确性较低,存在较高的假阳性率(约50%)及假阴性率(约20%);PET在肺癌分期中的敏感性、特异性及准确性虽均超过CT,但仍存在较高的假阳性和假阴性,同时价格昂贵,尚难以在国内普及。

目前认为,I期(N_0)或II期(N_1)患者可以直接手术切除治疗。I期肺癌术后5年生存率为70%左右。II期(N_1)肺癌术后的5年生存率也可达

40%~50%。对于III期(N_2、N_3)期肺癌,单纯手术治疗的效果比较差;术后辅助治疗,如术后放、化疗、生物学治疗等,同样不能显著改变III期肺癌手术后的不良预后(5年生存率10%~15%)。

从治疗学的角度上看,在各期肺癌的治疗中,目前研究最多也是争论最大的集中在III$_A$期非小细胞肺癌,这主要是因为III$_A$期是一个异质性非常明显的组合。它既包括了术后才发现纵隔淋巴结镜下转移的N_2,也包括了影像学上纵隔淋巴结肿大的单站N_2或多站N_2,更包括了多站纵隔淋巴结已融合成团的N_2。不同的N_2有不同预后,2000年Andre等报道702例NSCLC的手术结果显示,仅镜下单站转移的N_2,术后5年生存率为34%(244例);镜下多站转移的N_2,术后5年生存率为11%(78例);临床单站转移的N_2,术后5年生存率为8%(188例);临床多站转移的N_2,术后5年生存率仅为3%(122例)。对III$_A$期细分的结果提示,预后不同需要不同的治疗策略。

前些年,几组小样本III$_A$(N_2)NSCLC术前新辅助治疗加手术与单纯手术的随机对照研究似乎给人们带来了新的希望,研究结果提示术前新辅助化疗能够使患者术后5年生存率提高2倍左右(表2-1-3-1)。

表2-1-3-1 两组III$_A$(N_2)NSCLC术前新辅助化疗与单纯手术疗效的随机对照研究

	单纯手术组			术前化疗加手术切除肿瘤		
	例数	3年	5年	例数	3年	5年
Roth组(1998)	32	19%	15%	28	43%	36%
Rossel组(1999)	30	5%	0	30	20%	17%

尽管这一结论在随后一些较大宗的RCT研究中未能得到充分证实,尤其是新辅助化放疗对于镜下纵隔淋巴结转移的N_2患者的价值尚不明确,但国

内外多数学者认为,对于单站N_2的III$_A$期患者,目前推荐的治疗策略为新辅助治疗+手术或放射治疗,而对于多站N_2或巨大固定N_2的III$_A$期非小细胞肺癌,

应选择非手术治疗。

由此可见,肺癌的术前分期,尤其是纵隔淋巴结的病理分期(N_2或N_3)对于制订合理的治疗方案至关重要。纵隔镜是目前实现这一目标的最佳手段之一,它不仅能避免一些不必要的开胸探查(如N_3或多站N_2病变,或肿瘤侵犯纵隔脏器等);同时更有助于指导临床制订正确的治疗方案,如新辅助化放疗等。

(二)纵隔镜手术的敏感性、特异性和安全性

纵隔镜手术是迄今术前判断肺癌纵隔淋巴结是否转移的最准确方法。已有的大量临床研究结果均显示,纵隔镜手术在肺癌术前病理分期中,其敏感性和特异性可分别达到90%以上和100%(表2-1-3-2)。同时,纵隔镜检查非常安全,手术并发症通常不超过2.5%,死亡率低于0.5%。因此,有人主张可以在门诊行常规纵隔镜手术。北京大学人民医院胸外科在1999—2006年先后为135例已明确诊断或可疑肺癌患者进行了纵隔镜手术,无一例手术死亡,发生并发症2例(1.5%),其中暂时性声音嘶哑1例,术后2周逐渐恢复;术中无名动脉破裂1例,需中转开胸修补。在本组肺癌患者中,纵隔镜纵隔淋巴结分期的敏感性、特异性和准确性分别为97.5%、100%和98%(表2-1-3-3)。

表2-1-3-2 纵隔镜在肺癌N分期中的敏感性、特异性和准确性

	例数	敏感性	特异性	准确性
Van Schil 等(1989)	48	91%	100%	95%
Gdeedo 等(1997)	100	89%	100%	97%
Hammoud 等(1999)	1369	97%	100%	99%
北京大学人民医院(2006)	99	97.5%	100%	98%

表2-1-3-3 纵隔镜在肺癌分期中的安全性

	例数	并发症	手术死亡
Weissberg 等(1995)	936	0.5%	1
Luke 等(1986)	1000	2.3%	0
Hammoud 等(1999)	2137	0.6%	1
Coughlin 等(1985)	1259	1.7%	0
北京大学人民医院(2006)	135	1.5%	0

随着手术经验的积累,纵隔镜的手术适应证也在不断扩展。一些探索性手术的成功,打破了部分纵隔镜术的禁区,比如用于上腔静脉梗阻的诊断。近年来的临床研究结果显示,纵隔镜检查术作为诊断上腔静脉梗阻综合征的手段,有着较高的敏感性、特异性及安全性(表2-1-3-4)。

表2-1-3-4 几组上腔静脉综合征的纵隔镜诊断

	例数	纵隔镜阳性	并发症
Jahangiri 等(1993)	14	13	1
Lewia 等(1981)	15	15	0
Yellin 等(1990)	15	14	1
Schraufnagel 等(1981)	14	10	1
李剑锋等(2006)	12	11	0

目前有关新辅助治疗在可能手术NSCLC中的应用研究越来越多,初步研究结果提示这一治疗模式有可能提高ⅢA(N_2)患者的生存率。是否所有接受术前新辅助治疗的ⅢA(N_2)患者都适合开胸手术切除呢?多数的临床研究显示,新辅助治疗后的开胸手术可能只适于治疗后纵隔淋巴结发生降期(由N_2降至N_0/N_1)的患者,纵隔淋巴结降期是预测生存最有力的独立预后因素。Bueno等和De Waele等分别报告,ⅢA(N_2)肺癌接受新辅助化放疗后,纵隔淋巴结发生降期(N_0/N_1)者与未发生降期(N_2)者,预后有显著差异,前者明显优于后者。因此,新辅助治疗后需要对患者的纵隔淋巴结进行重新评价,以判断疗效并决定进一步的治疗(手术或更换放化疗方案)。

那么,新辅助治疗后纵隔镜检查的安全性和准确性又如何呢?2003年Lardinois等报道一组共219例纵隔镜检查,其中有术前化疗史者24例,其敏感性、特异性和准确性分别是81%、100%和91%,无手术死亡及并发症;比较而言,其他无化疗史的195例的敏感性、特异性和准确性分别是87%、100%和95.6%。由此可见,单纯化疗并未显著增高纵隔镜检查的风险,对于仅接受新辅助化疗的患者的纵隔评估同样是安全准确的。

新辅助化疗前曾做过纵隔镜诊断,化疗后再次纵隔镜检查评估的安全性和准确性又如何呢?由于担心初次纵隔镜手术后造成的纵隔内粘连,尤其是气管与无名动脉等大血管的致密粘连,可能增加操作困难并导致严重并发症的发生,再次纵隔镜手术的准确性和安全性一直受到质疑。1992 年 Meersschaut 等报告了 140 例再次纵隔镜手术,其中 82% 的病例完成了检查,敏感性和准确性分别达 74% 和 94%,并发症发生率 7.13%,无严重并发症及手术死亡,术中因致密粘连未能完成检查者仅占 18%。随着新辅助治疗的开展,人们对于可能手术 NSCLC 患者接受治疗前与治疗后纵隔淋巴结状态的准确评估要求日益严格,因此新辅助治疗后再次纵隔镜检查在临床中的应用也越来越多。近年来,几组小样本的临床研究显示,新辅助治疗后再次纵隔镜检查与初次纵隔镜手术相比较,虽然操作困难有所增加,但绝大多数病例可以顺利完成(表 2-1-3-5)。由此可见,再次纵隔镜手术不仅在技术上可行,同时具有较高的安全性和准确性。毋庸置疑,再次手术的难度显著增高,手术无法施行的比例较高,并且存在严重的潜在手术风险。因此,只有具备十分丰富纵隔镜手术经验的胸外科医师才可以尝试开展该项检查。

表 2-1-3-5　几组新辅助治疗后再次纵隔镜检查结果

	例数	敏感性	准确性	特异性	并发症
Mateu-Navarro 等(2000)	24	70%	80%	100%	1
Van Schil 等(2002)	27	73%	85%	100%	2
De Waele 等(2006)	32	71%	85%	100%	2

(三) 典型病例
【典型病例一】

1. 病例资料　患者男性,69 岁,主因"间断性咳嗽伴发热 1 个月余"入院。患者 1 个月前无明显诱因出现间断性咳嗽伴低热,咳嗽时可见少量白黏痰,无痰中带血、胸闷、心悸等,体温最高 38℃,无盗汗、乏力等症状,曾自行口服抗生素治疗,但症状无明显好转。患者自发病以来精神食欲尚可,体重无明显减轻。入院查体一般情况可,生命体征平稳,双侧锁骨上淋巴结未触及肿大。双肺呼吸音清,左下肺呼吸音稍弱,余未见异常。患者入院后完善各项辅助检查,血、尿、便常规正常。肝肾功能及各项生化检查正常。心电图:窦性心律,大致正常。胸部 CT 提示左下肺占位,气管旁及主肺动脉窗淋巴结肿大(图 2-1-3-1,图 2-1-3-2)。

临床诊断:左下肺癌伴对侧纵隔淋巴结转移(N₃)。痰找瘤细胞以及纤维支气管镜检查、头颅 CT、全身骨扫描以及腹部 B 超检查未见异常。肺功能检查示:通气及弥散功能正常。为明确患者肺癌诊断和分期,拟行标准的颈部纵隔镜手术。

2. 术前准备　同常规开胸手术前准备。

3. 手术经过

(1) 麻醉和体位:全麻,单腔螺纹气管插管,仰卧位,肩部垫高,头部后仰。按胸骨正中开胸术消毒铺巾。

(2) 手术步骤:于颈部胸骨切迹上一横指行一长约 3cm 小切口,沿颈白线向两侧分离牵引颈前肌群显露气管,剪开气管前筋膜,以示指钝性分离气管

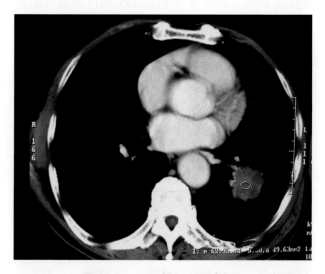

图 2-1-3-1　CT 提示左下肺占位

前间隙直至隆突,沿该间隙置入纵隔镜,直视下探查气管周围及隆突下,术中可见 R2、R4 组淋巴结肿大,质软,包膜完整,余未见异常,以穿刺针穿刺除外血管后,以活检钳于 R2、R4 以及第 7 组淋巴结多处取活检(图 2-1-3-3),术中病理提示:纵隔淋巴结反应性增生,未见肿瘤细胞(图 2-1-3-4)。

遂结束纵隔镜手术,更换气管插管(双腔),行常规左侧开胸左肺下叶切除术及纵隔淋巴结清扫术。术后病理证实左下肺鳞癌,纵隔淋巴结未见转移(N₀),与纵隔镜检查结果相符。

【典型病例二】

1. 病例资料　患者男性,49 岁,主因"刺激性咳嗽 1 个月,胸片发现右肺占位半个月"入院。患者 1 个月前无明显诱因出现刺激性咳嗽伴少量白黏痰,

无咯血,无胸闷、心悸,无发热、盗汗等症状。1个月来患者咳嗽症状逐渐加重,半个月前于当地医院拍胸片发现右肺占位,为进一步诊疗入我科。患者自发病来,无声音嘶哑、胸背部疼痛,精神食欲可,体重无明显变化。既往吸烟史20余年,平均20支/天。入院查体无明显阳性体征。胸部CT示:右下肺占位伴气管右侧R4组淋巴结肿大(图2-1-3-5,图2-1-3-6)。

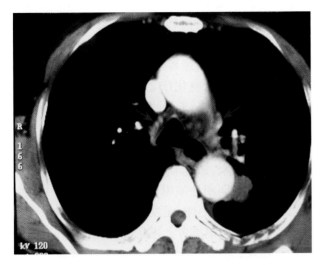

图 2-1-3-2　CT 提示气管旁及主肺动脉窗淋巴结肿大

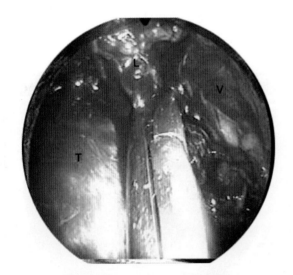

图 2-1-3-3　纵隔镜下活检钳活检

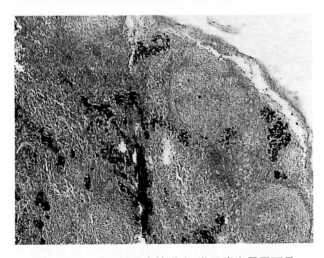

图 2-1-3-4　淋巴结反应性增生,淋巴滤泡周围可见灶状碳末沉着(40×)

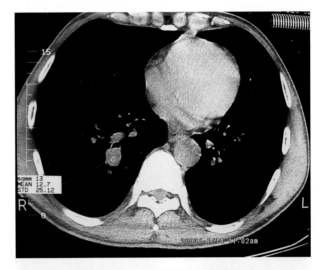

图 2-1-3-5　CT 提示右下肺占位

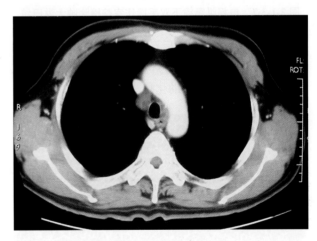

图 2-1-3-6　CT 提示右侧 R4 组淋巴结肿大

临床诊断:右肺下叶癌伴纵隔淋巴结转移(N2)。纤维支气管镜检及痰找瘤细胞均未见异常。患者入院后完善各项辅助检查,无明确手术禁忌,为明确病理诊断及分期拟行标准的颈部纵隔镜手术。

2. 术前准备　同常规开胸手术前准备。

3. 手术经过

(1)麻醉和体位:全麻,单腔螺纹气管插管,仰卧位,肩部垫高,头部后仰。按胸骨正中开胸术消毒铺巾。

（2）手术步骤：于胸骨切迹上一横指行一长约3cm颈部弧形小切口，沿颈白线向两侧分离牵引颈前肌群显露气管，剪开气管前筋膜，以示指紧贴气管前壁钝性分离气管前间隙直至隆突，沿该间隙置入纵隔镜，直视下探查气管周围及隆突下，可见R4组淋巴结明显肿大，质硬，包膜尚完整，余未见异常，以穿刺针穿刺除外血管后，术中以活检钳与电凝吸引器配合，通过双手操作，仔细分离肿大淋巴结与周围粘连，完整摘除之（图2-1-3-7）。

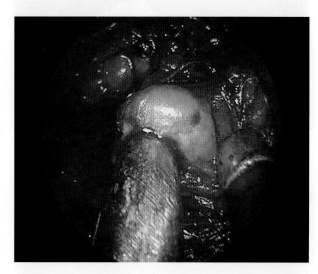

图2-1-3-7　电视纵隔镜下双手操作完整摘除肿大淋巴结

术中快速冷冻和术后石蜡病理均证实气管右侧淋巴结为转移性鳞癌（N₂）（图2-1-3-8）。暂不考虑根治性手术，予以新辅助化疗。

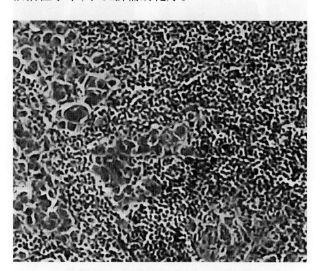

图2-1-3-8　纵隔淋巴结转移性鳞癌（100×）

该患者纵隔镜术后1周开始给予紫杉醇+卡铂方案的新辅助化疗，2个周期后复查胸部CT提示右

肺下叶占位较化疗前明显缩小。全身骨扫描检查及头颅CT检查未见肿瘤转移征象。遂于颈部纵隔镜手术8周后于全麻下行右肺下叶切除，纵隔淋巴结清扫术。手术顺利，患者恢复顺利。术后继续以术前相同化疗方案全身化疗2个周期，并行纵隔适形放疗，术后随访3年，未见肿瘤复发和转移。

【典型病例三】

1. 病例资料　患者女性，32岁，主因"间断性咳嗽伴咯血5周余，加重半月余"入院。患者自述5周前受凉后出现间断性咳嗽，少量白黏痰伴痰中带血丝，无气促、胸闷、心悸，无发热、盗汗等，当时未予特殊诊治。半个月前患者上述症状逐渐加重并痰中出现少量血块，为进一步明确诊治就诊于我院。患者自发病以来精神较差，食欲尚可，体重下降约5kg。入院查体未见异常，胸部CT示：右下肺占位伴偏心空洞，气管周围及主动脉弓旁可见肿大淋巴结（图2-1-3-9，图2-1-3-10）。

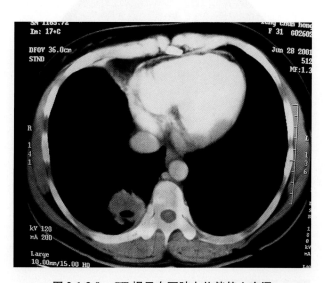

图2-1-3-9　CT提示右下肺占位伴偏心空洞

纤维支气管镜检示：右肺下叶支气管开口可见菜花样新生物，触之易出血，活检病理示右下肺中心型腺癌。临床诊断：右肺下叶中心型腺癌伴纵隔淋巴结转移（N₃）。为明确分期，拟行左侧胸骨旁纵隔镜检查以证实主动脉弓旁肿大淋巴结性质。完善各项辅助检查，无明确手术禁忌。

2. 术前准备　同常规开胸手术前准备。

3. 手术经过

（1）麻醉和体位：全麻，单腔气管插管，仰卧位，肩部垫高，头部后仰。按胸骨正中开胸术消毒铺巾。

（2）手术步骤：于胸骨左缘第二肋间行一长约

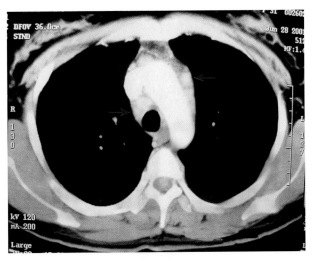

图 2-1-3-10　气管周围及主动脉弓旁可见肿大淋巴结

3cm 纵切口，经第二肋间于胸膜外分离胸骨后间隙，注意保护左侧乳内血管。以示指探查并注意辨别纵隔内结构，明确主动脉弓旁肿大质韧淋巴结部位及其与周围大血管关系，小心钝性分离淋巴结与周围组织间疏松粘连，切忌暴力分离，以避免损伤胸膜肺组织和血管。而后沿该间隙置入纵隔镜，在监视器下以穿刺针穿刺除外血管后，活检钳多处取活检（图 2-1-3-11）。

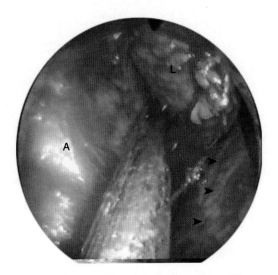

图 2-1-3-11　纵隔镜下活检钳多处取活检

术中病理提示：纵隔淋巴结转移性腺癌（N_3）（图 2-1-3-12）。严密止血，术中检查胸膜无破损，逐层缝合伤口，不需要留置引流。术后给予常规化放疗。

【典型病例四】

1. 病例资料　患者男性，70 岁，主因"刺激性咳嗽伴左胸痛 1 个月余"入院。患者 1 个月前无明显

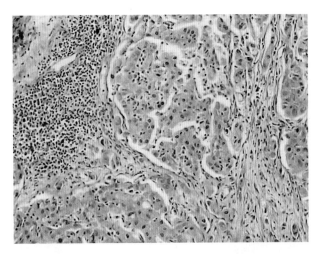

图 2-1-3-12　淋巴结转移性低分化腺癌（100×）

诱因出现刺激性咳嗽伴左侧针刺样胸痛，无胸闷、气促、心悸，无发热、盗汗，无声音嘶哑等，曾于外院行胸部 X 线检查发现左肺下叶占位，为进一步诊治就诊于我院。入院查体双侧锁骨上未触及肿大淋巴结，左下肺呼吸音减弱，余无异常。胸部 CT 示：左肺下叶占位伴肺不张，气管右侧 R4 组纵隔淋巴结肿大（图 2-1-3-13，图 2-1-3-14）。

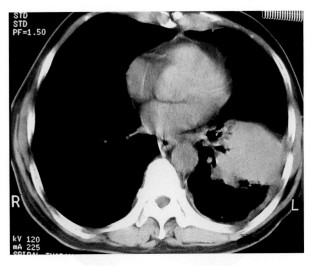

图 2-1-3-13　CT 提示左下肺占位伴肺不张

纤维支气管镜检示：左肺下叶中心型腺癌。临床诊断：左肺下叶腺癌伴纵隔淋巴结转移（N_3）。为明确分期，拟行颈部纵隔镜手术。

2. 术前准备　同常规开胸手术前准备。

3. 手术经过

（1）麻醉和体位：全麻，单腔螺纹气管插管，仰卧位，肩部垫高，头部后仰。按胸骨正中开胸术消毒铺巾。

（2）手术步骤：沿颈部皮纹于胸骨切迹上一横

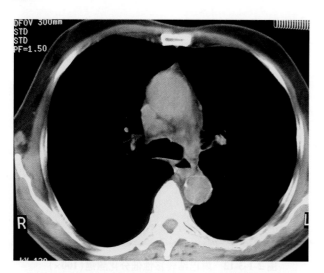

图 2-1-3-14 CT 提示气管右侧 R4 组纵隔淋巴结肿大

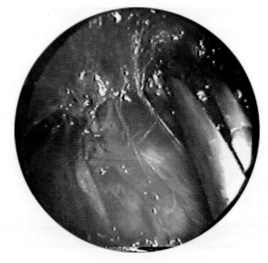

图 2-1-3-16 以活检钳对前斜角肌脂肪垫多处活检

指,行一长约 3cm 颈部弧形小切口,沿颈白线向两侧分离牵引颈前肌群以便显露气管,剪开气管前筋膜,以示指紧贴气管前壁钝性分离气管前间隙直至隆突,沿该间隙置入纵隔镜,探查可见 R4 组淋巴结明显肿大、质硬,包膜尚完整,余未见异常,以穿刺针穿刺除外血管后,以活检钳多处取活检,术中病理报告:纵隔淋巴结可见腺癌转移(N₃)(图 2-1-3-15)。

完成后仔细止血,拔出纵隔镜,逐层缝合切口,不需要放置引流管。

术后石蜡病理证实,左侧斜角肌脂肪垫内淋巴结可见恶性肿瘤细胞(N₃)。常规给予化放疗(图 2-1-3-17)。

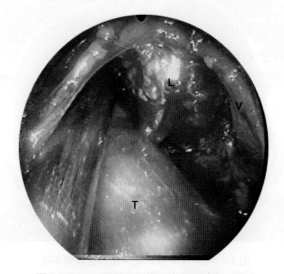

图 2-1-3-15 可见 R4 淋巴结明显肿大、质硬

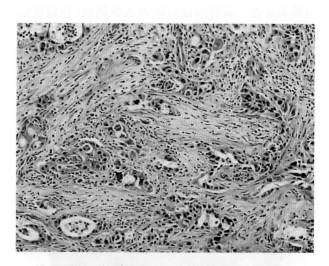

图 2-1-3-17 纤维结缔组织可见腺癌浸润,细胞具有明显异型性(100×)

严密止血后,将纵隔镜退至胸廓入口处,并向右侧上后外方旋转,于右侧颈动脉鞘后方进入锁骨上窝。以电凝吸引器配合分离钳仔细分离斜角肌脂肪垫,注意避免损伤喉返神经,术中未发现明确淋巴组织,遂以活检钳咬取多处怀疑部位的脂肪、结缔组织送病理检查,注意避免损伤颈横动脉、膈神经等结构(图 2-1-3-16)。

同法完成对侧斜角肌脂肪垫淋巴结活检。活检

【典型病例五】

1. 病例资料 患者女性,70 岁,主因"查体发现左肺上叶占位 1 个月"入院。患者 1 个月前常规体检行胸部 X 线检查发现左肺占位,无咳嗽、咳痰,无胸闷、胸痛,无发热、盗汗等不适。为进一步明确诊治就诊于我院。患者自发病以来精神食欲可,体重无明显变化。入院查体未见异常,胸部 CT 示:左上肺占位伴纵隔内多发淋巴结肿大(图 2-1-3-18)。

纤维支气管镜检未见明显异常。临床诊断:左肺上叶占位伴纵隔淋巴结肿大,肺癌? 为明确诊断

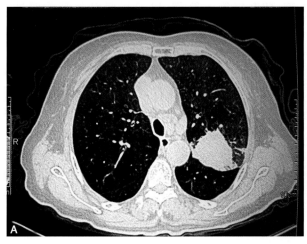 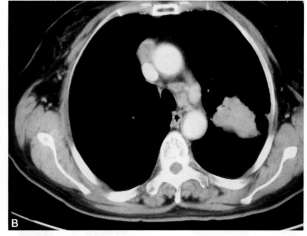

图 2-1-3-18 CT 提示左上肺占位伴纵隔内多发淋巴结肿大
A:肺窗;B:纵隔窗

及分期,拟行右侧胸骨旁纵隔镜检查以证实上腔静脉前肿大淋巴结(3A 组)性质。完善各项辅助检查,无明确手术禁忌。

2. 术前准备 同常规开胸手术前准备。

3. 手术经过

(1) 麻醉和体位:全麻,单腔气管插管,仰卧位,右肩背部垫高,按右前外侧开胸术消毒铺巾。

(2) 手术步骤:于胸骨右缘第三肋间行一长约3cm 纵切口,经第三肋间于胸膜外分离胸骨后间隙,注意保护右侧乳内血管。以示指探查并注意辨别纵隔内结构,明确肿大淋巴结部位及其与周围大血管关系,小心钝性分离淋巴结与周围组织间疏松粘连,切忌暴力分离,以避免损伤胸膜肺组织和血管。而后沿该间隙置入纵隔镜,术中探查发现 3A 组肿大淋巴结大小约 2cm×2cm,质韧,包膜完整,其后壁与腔静脉及主动脉致密粘连,难以完整游离,遂在监视器下先以穿刺针穿刺除外血管后,以电凝吸引器打开肿大淋巴结包膜,活检钳多处取活检(图 2-1-3-19)。

术中病理提示:纵隔淋巴结转移性腺癌(N3)(图 2-1-3-20)。严密止血,术中检查胸膜无破损,逐层缝合伤口,不需要留置引流。术后给予常规化放疗。

【典型病例六】

1. 病例资料 患者男性,46 岁,主因"间断性咳嗽 2 个月余,低热半月余"入院。患者 2 个月前无明显诱因出现刺激性咳嗽,少量白黏痰,无痰中带血,无胸闷、心悸,无发热盗汗,无声音嘶哑的症状。半月前患者自觉受凉后出现发热,体温波动在 37 ~ 38℃,曾就诊于当地医院给予抗感染治疗,症状无明显好转,行胸部 X 线检查发现左肺下叶结节状阴影,

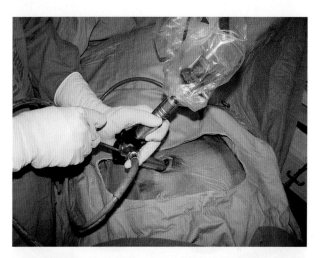

图 2-1-3-19 经右侧第三肋间胸骨旁纵隔镜术中照片

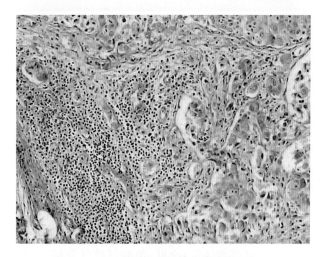

图 2-1-3-20 纵隔淋巴结转移性腺癌(100×)

为进一步明确诊治就诊于我院。患者自发病以来精神稍差,食欲尚可,体重无明显变化。入院查体未见明显异常,胸部 CT 示:左肺下叶实性占位,大小约

3cm×4cm，边界欠光滑，可见浅分叶及毛刺征，纵隔内淋巴结肿大（图2-1-3-21，图2-1-3-22）。

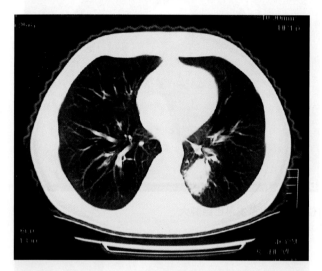

图2-1-3-21　CT提示左肺下叶占位

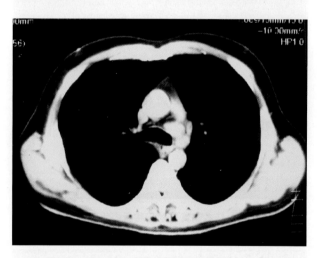

图2-1-3-22　CT提示纵隔淋巴结肿大（L4组）

纤维支气管镜检提示左肺下叶支气管开口狭窄，局部黏膜充血水肿，活检病理报告：低分化腺癌。腹部B超、全身骨扫描以及头颅MRI等检查未见异常。临床诊断：左肺下叶腺癌（$T_2N_2M_0$）。为进一步明确病理N分期，以决定下一步治疗方案，拟行颈部电视纵隔镜纵隔淋巴结活检术。完善各项辅助检查，无明确手术禁忌。

2. 术前准备　同常规开胸手术前准备。

3. 手术经过

（1）麻醉和体位：全麻，单腔螺纹气管插管，仰卧位，肩部垫高，头部后仰。按胸骨正中开胸术消毒铺巾。

（2）手术步骤：于胸骨切迹上行一长约3cm切口，沿颈白线向两侧分离牵引颈前肌群显露气

管，剪开气管前筋膜，以示指紧贴气管前壁钝性分离气管前间隙直至隆突，沿该间隙置入纵隔镜，顺序探查气管周围及隆突下，可见L4组淋巴结明显肿大，质硬，包膜尚完整，余未见异常，以穿刺针穿刺除外血管后，利用活检钳与电凝吸引器双手配合操作，仔细分离肿大淋巴结与周围粘连，并多处取活检，术中注意应尽量避免使用电凝止血，以避免损伤左侧喉返神经，活检后淋巴结创面以纱布压迫止血，观察3～5分钟，确认无活动性出血后，退镜，逐层缝合切口，不需要留置引流（图2-1-3-23）。

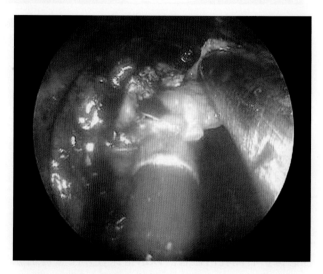

图2-1-3-23　电视纵隔镜下双手操作分离L4组淋巴结并多处取活检

术中快速冷冻和术后石蜡病理均证实纵隔L4组淋巴结内转移性腺癌（N_2）（图2-1-3-24）。暂不考虑根治性手术，予以新辅助化疗。

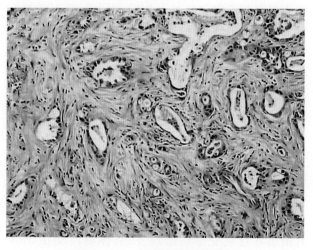

图2-1-3-24　转移性腺癌（100×）

二、纵隔镜在纵隔疑难疾病
诊断中的应用

纵隔内解剖结构复杂，组织来源多样，是多种良恶性病变的好发部位，同一病变可能发生于纵隔的不同部位，而同一部位又可能发生多种病变，放射学所提供的影像学诊断资讯有限。又因其没有腔道与外界相通，常用的内镜方法不能发挥作用，致使纵隔病变成为临床诊断上的难点，给临床上治疗方案的确定带来极大的困扰，而不正确的诊断性治疗和不必要的剖胸探查，大大增加了患者的痛苦。

随着影像学技术的不断发展，胸部 CT、MRI 目前已广泛应用于临床，大大提高了纵隔肿物的检出率，但仍难以取代病理检查确定病变的性质，且单纯依靠影像学诊断误诊率较高，尤其是对于纵隔内淋巴系统来源的良恶性病变，如恶性淋巴瘤、纵隔淋巴结转移癌以及纵隔淋巴结结核、结节病等，由于它们的影像表现有许多类似之处，仅靠影像学临床上往往难以确诊。北京大学人民医院胸外科曾总结报告了一组 81 例常规方法无法明确诊断的纵隔疑难疾病资料，经纵隔镜检查后除 1 例外全部获得明确病理诊断，确诊率 98.8%（80/81）。在该组 80 例获得明确诊断的患者中，术前术后诊断符合率为 50%（40/80），术前误诊率高达 50%（40/80）。在术前误诊的病例中以良性病变多见，有 60.5%（26/43）的良性病变术前被误诊为恶性肿瘤，其中 3 例结节病患者因术前误诊淋巴瘤或肺癌，已在外院接受了化疗。近年来 PET 在临床中的应用，虽提高了影像学鉴别良恶性肿瘤的准确性，但仍存在一定的假阳性率和假阴性率，尤其是对于低度恶性肿瘤与纵隔淋巴结结核、结节病等慢性肉芽肿性炎症的鉴别诊断难以令人满意。内镜 B 超或胸部 CT 引导下的针吸活检术虽可获得细胞学诊断，但由于本身操作技术的限制，获取标本量过少，假阴性率较高，尤其是对纵隔淋巴瘤的诊断和分型十分困难。

为避免误诊误治给患者带来的危害，指导合理的治疗，应采取一切可能的方法获得明确的病理诊断，纵隔镜手术在这一方面有其不可替代的优势。大量临床实践证实，纵隔疑难疾病经纵隔镜检查后，明确诊断率超过 90%。颈部纵隔镜手术主要用于气管周围、隆突下及双侧主支气管旁肿大淋巴结及肿物的活检；但主肺动脉窗和主动脉旁，即第 5、6 组淋巴结以及前纵隔肿物则为其盲区。扩大的颈部纵隔镜手术或胸骨旁纵隔镜手术可很好地解决上述问题，弥补颈部纵隔镜手术的不足。然而，纵隔镜手术也有其一定的局限性，难以对位于后纵隔和下纵隔的病变进行活检，对于这些患者可考虑采用胸腔镜手术或经食管镜超声引导针吸活检等。

【典型病例一】

1. 病例资料　患者男性，54 岁，主因"胸骨后疼痛 1 年，加重伴胸闷 1 个月"入院。患者 1 年前无明显诱因出现胸骨后疼痛，无胸闷、憋气、心悸等，未予任何诊治。1 个月前患者自觉胸骨后疼痛逐渐加重并伴有胸闷不适，无刺激性咳嗽、咳痰、咯血，无发热、盗汗，无声音嘶哑等。就诊当地医院，行胸部 CT 检查示前上纵隔实性占位，其内密度不均，可见部分液化坏死区域（图 2-1-3-25）。

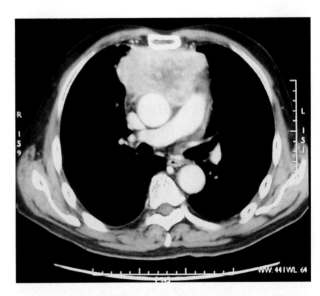

图 2-1-3-25　前上纵隔实性占位

临床诊断"侵袭性胸腺瘤"，曾于 CT 引导下行经胸骨旁纵隔肿物穿刺活检未能明确诊断。为进一步诊治收入我院。入院查体无明显阳性体征，完善各项化验及辅助检查，无明确手术禁忌，拟行右侧胸骨旁纵隔镜手术以明确诊断。

2. 术前准备　同常规开胸手术前准备。

3. 手术经过

（1）麻醉和体位：全麻，单腔气管插管，仰卧位，右侧胸背部垫高。按前外侧开胸术消毒铺巾。

（2）手术步骤：于右侧胸骨旁第三肋间行一长约 4cm 横行小切口，分离胸大肌，离断第三肋间肌，以示指于胸膜外分离前纵隔间隙，探查肿瘤范围并逐渐钝性分离病变与胸骨后及外侧纵隔胸膜之粘连，注意保护右侧乳内血管并尽量避免撕破纵隔胸膜。置入纵隔镜,在监视器下常规以穿刺针穿刺除外血管后,活检钳多处取材,肿瘤质地较韧,瘤组织呈鱼肉样,术中病理提示恶性肿瘤,淋巴瘤可能性大。严密止血,以无菌蒸馏水浸泡冲洗手术野及切口,检查纵隔胸膜无破损,逐层缝合伤口,不需要留置引流(图2-1-3-26)。

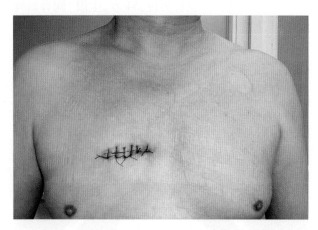

图2-1-3-26　右侧胸骨旁第三肋间手术切口

术后患者恢复顺利,石蜡病理结果:纵隔淋巴瘤(图2-1-3-27)。常规给予化放疗。

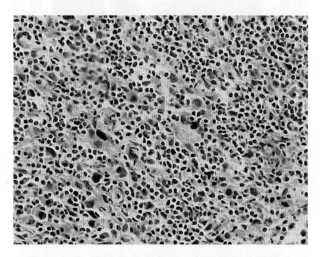

图2-1-3-27　淋巴瘤,可见成熟淋巴结细胞、浆细胞和组织细胞,其中散在异性明显的肿瘤细胞(HE 200×)

【典型病例二】

1. 病例资料　患者女性,36岁,主因“低热伴咳嗽、咳痰2个月,发现痰中带血丝1个月”入院。患者2个月前无明显诱因出现低热伴间断性咳嗽,低热以午后为著,体温最高38℃,咳嗽时有少量黄痰,无胸闷、心悸、气促,无盗汗乏力等症状,曾自行口服感冒药和抗生素,症状无明显改善,1个月前患者出现痰中带血丝,就诊于当地医院行胸片及胸部CT检

查示:右肺门软组织肿块影,纵隔内多发肿大淋巴结(图2-1-3-28)。

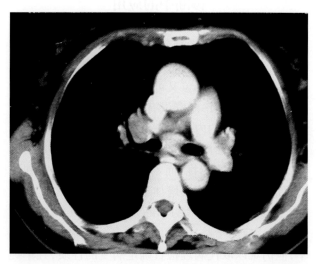

图2-1-3-28　右肺门软组织肿块影,纵隔多发肿大淋巴结

当地医院诊断“肺癌”,给予1个周期化疗(具体不详)。化疗后患者症状无明显好转,复查胸部CT病变无明显变化,为进一步诊治收入我院。入院查体无明显阳性体征,结核菌素试验(-),经纤维支气管镜检未见异常,痰找瘤细胞、抗酸杆菌等检查阴性,拟行颈部纵隔镜纵隔淋巴结活检术以明确诊断。完善术前检查,无明确手术禁忌。

2. 术前准备　同常规开胸手术前准备。

3. 手术经过

(1) 麻醉和体位:全麻,单腔螺纹气管插管,仰卧位,肩部垫高,头部后仰。按胸骨正中开胸术消毒铺巾。

(2) 手术步骤:常规行颈部切口并显露气管,以示指紧贴气管前壁分离气管前间隙,术中探查气管右侧多发肿大质硬淋巴结,与气管前侧壁及周围组织粘连较重,以示指尖紧贴气管壁小心钝性分离淋巴结与气管前侧壁粘连,适当扩大气管前间隙后置入纵隔镜。于监视器下可见R4组多发质硬肿大淋巴结并融合成团,与前外侧胸膜及上腔静脉致密粘连,难以游离,遂以活检钳于肿大淋巴结靠近气管侧多处取活检,术中可见淋巴结内少量米汤样脓性分泌物(图2-1-3-29)。病理回报:纵隔淋巴结结核(图2-1-3-30)。

严密止血,反复冲洗纵隔创面并局部喷洒链霉素,拔出纵隔镜,逐层缝合伤口,手术结束。

术后患者恢复顺利,给予规律抗结核治疗后痊愈。

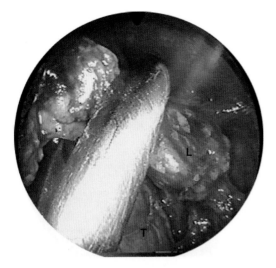

图 2-1-3-29 活检 R4 组淋巴结

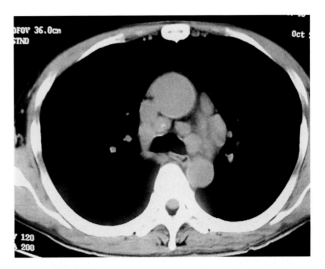

图 2-1-3-31 CT 提示:纵隔内多发肿大淋巴结

铺巾。

（2）手术步骤:常规行颈部切口,分离气管前间隙后置入纵隔镜,探查气管旁 R2、R4 以及第 7 组多发肿大质韧淋巴结,包膜完整,与周围组织疏松粘连,常规以穿刺针除外血管后,活检钳多处取材,病理回报:纵隔巨大淋巴结增生症(图 2-1-3-32,图 2-1-3-33)。

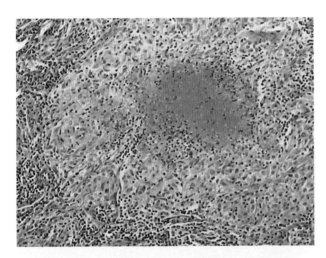

图 2-1-3-30 纵隔淋巴结结核,中心可见干酪样坏死
(HE,100×)

【典型病例三】

1. 病例资料 患者女性,48 岁,主因"间断性咳嗽、气短伴乏力 4 年,加重 1 年"入院。患者 4 年前无明显诱因出现间断性咳嗽,活动后气短乏力,无咳痰、咯血,无发热盗汗等,近 1 年来上述症状逐渐加重,就诊于我院呼吸内科,胸部 CT 检查示:纵隔内多发肿大淋巴结伴双肺弥漫性间质纤维化(图 2-1-3-31)。

临床诊断"胸部结节病",但经多种常规方法未能获得明确病理诊断。为进一步诊治转入胸外科,拟行颈部纵隔镜纵隔淋巴结活检以明确诊断。完善术前各项检查,无明确手术禁忌。

2. 术前准备 同常规开胸手术前准备。

3. 手术经过

（1）麻醉和体位:全麻,单腔螺纹气管插管,仰卧位,肩部垫高,头部后仰。按胸骨正中开胸术消毒

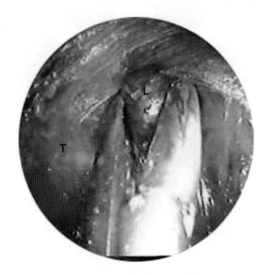

图 2-1-3-32 完整钳取 R4 组淋巴结

明确诊断后,严密止血,逐层缝合伤口,不需要留置引流。

【典型病例四】

1. 病例资料 患者男性,73 岁,主因"左胸痛 6 个月"入院。入院查体(-),胸部 CT 示:左前上纵隔实性占位(图 2-1-3-34)。

临床诊断:前纵隔肿物,胸腺瘤? 术前曾行 B 超引导下穿刺活检,未能明确诊断。拟行胸骨旁纵隔

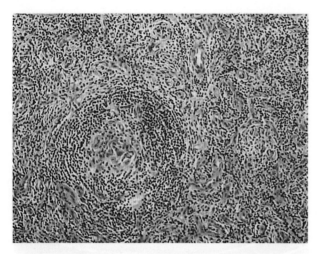

图 2-1-3-33 Castleman 病,淋巴结滤泡发生中心见明显的血管玻璃样变(玻璃样变血管型),(100×)

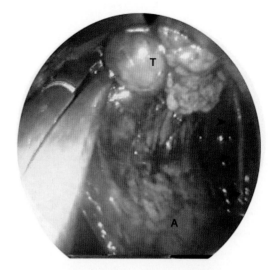

图 2-1-3-35 活检钳多处活检

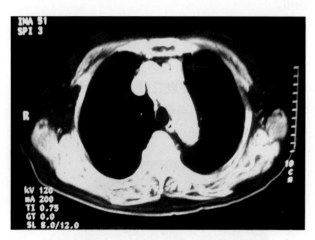

图 2-1-3-34 CT 提示左前上纵隔实性占位

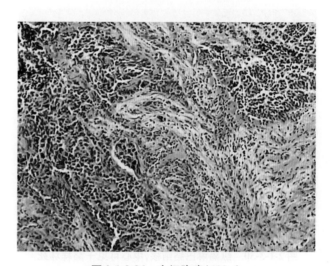

图 2-1-3-36 小细胞癌(100×)

镜探查及活检。

2. 术前准备 同常规开胸手术前准备。

3. 手术经过

(1) 麻醉和体位:全麻,单腔气管插管,仰卧位,左胸背部垫高。按前外侧开胸术消毒铺巾。

(2) 手术步骤:于左侧胸骨旁第二肋间行一长约 4cm 横切口,经第二肋间于胸膜外分离胸骨后间隙,注意保护左侧乳内血管。以示指探查并注意辨别纵隔内结构,明确前纵隔肿物及其与周围组织关系,沿该间隙置入纵隔镜,在监视器下以穿刺针穿刺除外血管并明确活检范围及深度后,活检钳多处取活检(图 2-1-3-35),术中病理证实为纵隔小细胞癌(图 2-1-3-36)。

严密止血,术中检查纵隔胸膜无破损,逐层缝合伤口,不需要留置引流。术后患者恢复顺利,给予常规化放疗,避免了不必要的剖胸探查。

【典型病例五】

1. 病例资料 患者男性,46 岁,主因"四肢无力进行性加重 40 余天,胸部 CT 发现纵隔肿物 10 余天"入院。患者 40 余天前晨起无明显诱因突发双下肢无力,行走困难,于当地医院就诊,肌电图检查考虑为"吉兰-巴雷综合征",给予丙种球蛋白治疗 2 周后效果不明显,继而出现双上肢及背部无力。10 余天前于外院行胸部 CT 检查提示中纵隔气管旁肿物,肌电图检查提示"肌源性损害",符合 Lambert-Eaton 综合征。为进一步诊治来北京大学人民医院。患者自发病来食欲、睡眠差,无发热、咳嗽、胸闷、气短或咯血等,无眼睑下垂。大、小便正常,体重减轻约 10kg。入院查体双下肢肌力Ⅲ级,双上肢肌力Ⅳ级,双下肢腱反射减弱,病理反射未引出。余未见异常。入院后完善各项辅助检查,腹部 B 超、头颅 CT 及纤维支气管镜检查未见异常。复查胸部增强 CT(图 2-

1-3-37)：中纵隔左侧气管旁可见一椭圆形软组织肿块,边界清晰,内部密度均匀,大小约 2cm×2cm,CT 值 20.05Hu,增强后病灶均匀中度强化,CT 值 66.18Hu,病灶与周围大血管界限尚清。余未见异常。肌电图表现为低频递减,高频递增;新斯的明试验阳性。临床诊断：中纵隔占位,肌无力待查,Lambert-Eaton 综合征? 为进一步明确诊断,拟行颈部电视纵隔镜纵隔肿物活检术。完善术前各项检查,无明确手术禁忌。

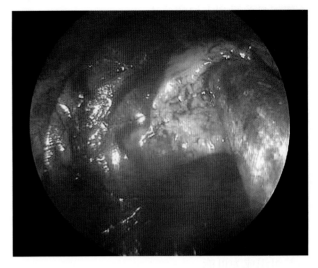

图 2-1-3-38 经电视纵隔镜以活检钳多处取材

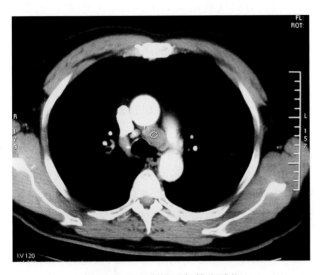

图 2-1-3-37 中纵隔气管旁肿物

2. 术前准备 同常规开胸手术前准备。

3. 手术经过

（1）麻醉和体位：全麻,单腔螺纹气管插管,仰卧位,肩部垫高,头部后仰。按胸骨正中开胸术消毒铺巾。

（2）手术步骤：常规行颈部切口,分离气管前间隙后置入纵隔镜,探查左侧气管支气管旁一质韧肿物,大小约 2cm×2cm,包膜完整,与周围组织疏松粘连,常规以穿刺针穿刺除外血管后,活检钳多处取材,病理回报：纵隔小细胞癌（图 2-1-3-38,图 2-1-3-39）。

明确诊断后,严密止血,逐层缝合伤口,不需要留置引流。

该患者术后恢复顺利,一周后开始 EP 方案化疗,两周后肌无力症状明显缓解。

三、纵隔镜在胸部疾病治疗中的应用

纵隔镜手术作为一种诊断性技术已有 50 余年的历史。其间,纵隔镜手术无论是在手术技巧、操作

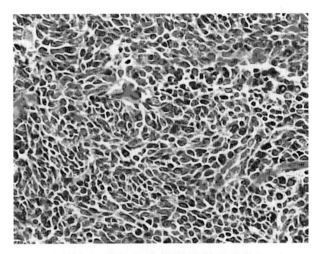

图 2-1-3-39 纵隔小细胞癌（HE×400）

器械,还是仪器设备等方面都得到了不断地发展和完善。尤其是近年来电视纵隔镜在临床中的应用,不仅大大提高了纵隔镜手术术野的清晰度、操作的准确性和安全性,同时也显著增加了纵隔镜手术的适用范围,使得部分纵隔病变在经纵隔镜明确诊断的同时,可经电视纵隔镜完成手术治疗,如电视纵隔镜纵隔囊肿切除术、纵隔淋巴结切除术以及纵隔脓肿引流术等。此外,还有学者报道应用电视纵隔镜对全肺切除术后的支气管残端瘘进行修补、辅助食管切除以及进行胸交感神经链切断治疗手汗症等,并取得满意疗效。鉴于近年来电视纵隔镜在临床应用中的飞速发展,甚至有学者认为其可与腹腔镜及胸腔镜的发展相媲美,因此提出电视纵隔镜外科（video-assisted mediastinoscopic surgery, VAMS）一词。对于这一提法是否合适,尚值得进一步商榷,但由此我们不难看出,电视纵隔镜技术及其临床应用

价值正日益受到人们的关注。

（一）电视纵隔镜纵隔淋巴结切除术（video-assisted mediastinoscopic lymphadenectomy，VAMLA）

与传统纵隔镜手术相比，电视纵隔镜手术不仅能够提供清晰放大的视野，提高术者对精细解剖结构的分辨；同时，在助手的有效配合（持镜）下，术者得以双手进行操作，大大提高了术中操作的舒适性、灵活性以及活检的准确性。此外，电视纵隔镜独特的鸭嘴式镜身下叶可以打开，进一步增加了手术操作空间。也正是由于电视纵隔镜上述的诸多优点，使得在电视纵隔镜下完整切除纵隔淋巴结及其周围脂肪组织成为可能。

明确肺癌患者 pTNM 分期，对确定治疗方案和判断预后具有重要意义；其中，对于可能手术的 NSCLC 患者，术前明确纵隔淋巴结（N_2）有无转移更是至关重要。肺癌的新辅助化疗已为多数学者达成共识，并逐渐成为 ⅢA（N_2）期肺癌的规范化治疗。新辅助化疗要求治疗前对于肺癌的纵隔淋巴结状态进行准确的病理学评估。目前普遍认为对于 CT 检查阳性（纵隔淋巴结 ≥ 1.0cm）的患者，应进一步行纵隔镜检查以明确其 N 分期；而对于 CT 检查阴性的患者是否常规行纵隔镜检查尚存在争议，但多数学者认为对于所有可能手术的 NSCLC 患者，无论 CT 检查有无纵隔淋巴结肿大，均应常规行纵隔镜检查。

1. 电视纵隔镜纵隔淋巴结切除（VAMLA）的手术适应证和禁忌证

（1）适应证：

1）气管周围孤立的肿块或肿大淋巴结（直径小于 3cm），经电视纵隔镜明确诊断的同时可行病变的完整切除，避免了传统的开胸手术摘除。

2）临床影像学分期 cN_0 或 N_1 的可能手术切除的肺癌患者。VAMLA 用于明确肺癌的病理 N 分期，提高传统纵隔镜纵隔淋巴结活检术的准确性，减少假阴性率。同时，对于可能手术的左侧肺癌，VAMLA 可提高肺癌切除纵隔淋巴结清扫的完整性。VAMLA 手术范围包括完整切除隆突下、气管前、气管右侧以及右主支气管旁淋巴结及周围脂肪结缔组织，沿左侧喉返神经切除气管左侧以及左主支气管旁淋巴结。

（2）禁忌证：

1）与传统的纵隔镜手术相同。

2）术前或术中明确纵隔淋巴结转移的肺癌患者。

2. 电视纵隔镜纵隔淋巴结切除（VAMLA）的手术方法

（1）麻醉和体位：全身麻醉，单腔螺纹气管插管，仰卧位，肩下垫枕，头部后仰，按胸骨正中切开术消毒铺单。

（2）手术步骤：

1）切口同标准的颈部纵隔镜手术。

2）常规显露气管，用示指紧贴气管前壁及侧壁向下钝性分离气管前血管后间隙，直至隆突分叉水平，左右两侧至支气管旁。

3）沿该间隙置入电视纵隔镜，在监视器下仔细辨认纵隔内解剖结构及病变。

4）对于气管周围孤立的肿大淋巴结，在进行完整切除时，首先以穿刺针穿刺除外血管后，明确其与气管及周围大血管的关系，以电凝吸引器配合活检钳钝锐性结合仔细分离病变与周围组织粘连，切忌暴力操作，避免损伤无名动脉、上腔静脉以及纵隔胸膜等结构，对于病变深方的奇静脉弓更是要加倍小心，仔细辨认，因奇静脉位置较深，又贴近气管右主支气管夹角处，是纵隔镜手术中最容易受损的血管。

5）对于 cN_0 或 N_1 的肺癌患者，在进行纵隔淋巴结及周围脂肪组织整块切除时，首先显露气管分叉及右肺动脉干，将电视纵隔镜的唇样前端置于肺动脉干下方，适当打开镜身下叶，扩大手术视野，沿两侧主支气管内侧壁以及食管前壁，完整切除隆突下淋巴结及周围脂肪结缔组织，分离中细小的滋养血管或淋巴管可直接以电凝处理，对于较粗大的血管分支则以纵隔镜特制的钛夹钳夹闭后切断。而后，将纵隔镜退至右无名动脉处，显露右侧纵隔胸膜及上腔静脉，完整切除气管前、气管右侧以及右主支气管旁淋巴结及脂肪垫。最后，显露左侧喉返神经，于左侧喉返神经与气管之间小心清除气管左侧以及左主支气管旁淋巴结及脂肪组织，注意勿损伤喉返神经。

6）操作结束后，严密止血，拔出纵隔镜，缝合切口，一般不需放置引流物。

3. 电视纵隔镜纵隔淋巴结切除（VAMLA）的临床应用　与传统的纵隔镜纵隔淋巴结活检术相比较，VAMLA 手术范围更大，手术时间也更长，那么 VAMLA 的安全性以及其在肺癌分期、治疗方面的临床价值又如何呢？

首先，在安全性方面，目前有关 VAMLA 这一术式的文献报道尚不多见，自 2002 年 Hürtgen 等首次报道以来,迄今为止也仅有三篇临床研究报道。2002年Hürtgen等报告了46例VAMLA,术后发生左侧喉返神经麻痹1例。2003年Leschber等报告了25例VAMLA,术中除3例出血大于100ml(均不需要输血和进一步外科干预),无其他并发症。2006年Witte等报告了144例VAMLA,无一例手术死亡,发生并发症8例(5.6%),其中暂时性喉返神经麻痹5例;奇静脉损伤2例,术中在镜下以血管夹夹闭;左侧颈总动脉损伤1例,中转开胸修补;术后纵隔炎1例,经胸腔镜引流后治愈。虽然文献报道例数有限,但已有的临床研究结果显示,VAMLA的并发症并没有因为手术范围的扩大而明显增加,确切的结论尚有待更多的临床研究加以证实。

其次,在肺癌精确分期方面,纵隔镜的敏感性在很大程度上取决于纵隔淋巴结切除的数目以及所能探查到的各站淋巴结范围。2003年Leschber等通过对比发现,VAMLA所能切除的平均纵隔淋巴结数目是以往纵隔镜纵隔淋巴结活检术的两倍(8.6:4.1),从而显著降低了纵隔镜在肺癌N分期中的假阴性率。2002年Hürtgen等报告了46例VAMLA,经随后的开胸手术证实,其中40例VAMLA隆突下及气管旁淋巴结清扫达到根治性切除,其余6例隆突下及气管旁淋巴结解剖性切除,残留淋巴结主要是由于钙化粘连或纵隔内脂肪过多。同时,Hürtgen等还统计了VAMLA所能切除的隆突下及气管旁淋巴结数目,平均20.7枚(5~60枚),明显多于经右侧开胸手术所能切除的淋巴结数目($P < 0.0001$)。

2006年Witte等对144例胸部CT分期cN_0或N_1的可能手术切除的肺癌患者进行了VAMLA,用于术前纵隔淋巴结的精确分期,平均手术时间54.1分钟,其中130例患者纵隔镜术后接受开胸手术治疗,并通过纵隔探查再次评估纵隔淋巴结转移情况。结果发现在所有完成电视纵隔镜纵隔淋巴结切除术的患者中,VAMLA在肺癌术前分期的敏感性为93.75%,特异性为100%,假阴性率仅0.9%。因此Hürtgen和Witte等认为VAMLA用于可能切除肺癌患者的纵隔N分期,其准确性可与开胸纵隔淋巴结切除相媲美。

北京大学人民医院胸外科自开展纵隔镜手术以来,先后为100多例肺癌患者进行诊断和分期,其中有多例患者在电视纵隔镜下利用双手操作完整切除多枚肿大纵隔淋巴结,这对于明确纵隔淋巴结转移,尤其是淋巴结内微小转移,精确肺癌分期不无裨益。

最后,在肺癌手术治疗方面,对于右侧肺癌,经右胸进行纵隔淋巴结清扫时,很容易切除气管周围淋巴结及脂肪垫,VAMLA价值不大。而对于左侧肺癌,在经左胸进行纵隔淋巴结清扫时,由于主动脉弓的关系,切除气管旁尤其是对侧气管旁淋巴结难度很大,常常不能完整切除。然而,不幸的是,已有的研究显示左侧肺癌,尤其是左肺下叶癌有相当数量可能发生气管周围淋巴结转移(图2-1-3-40)。从这一角度上讲,VAMLA可以很容易切除R2、R4组淋巴结,左侧肺癌应成为VAMLA的适应证之一。

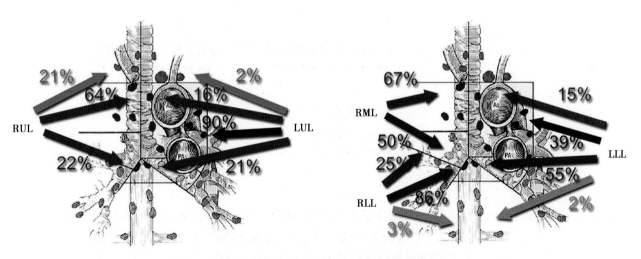

图2-1-3-40　不同肺叶淋巴结转移模式图
(RUL:右肺上叶;LUL:左肺上叶;RML:右肺中叶;RLL:右肺下叶;LLL:左肺下叶)

【典型病例】

1. 病例资料　患者女性,39岁,主因"右肺下叶

腺癌术后2年,复查CEA持续性增高,PET发现纵隔内代谢增高灶5个月"入院。患者2年前因右肺

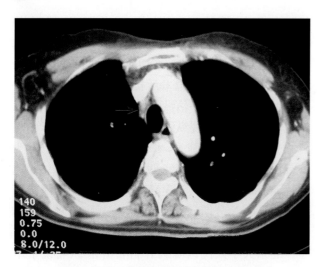

图 2-1-3-41　右侧气管旁可见肿大淋巴结

下叶腺癌于外院行右肺下叶切除及纵隔淋巴结清扫术,术后病理分期 $T_2N_1M_0$,曾接受 4 个周期规律化疗(具体方案不详)。半年前患者定期复查肿瘤标志物,发现 CEA 持续增高,行胸部 CT 检查示:右侧气管旁肿大淋巴结,双肺未见异常(图 2-1-3-41)。

行全身 PET 检查提示右上纵隔内气管旁可见一代谢增高灶,SUV 值 6.7,考虑恶性转移病灶,余未见异常(图 2-1-3-42A,B)。

患者为进一步诊治收入北京大学人民医院。入院查体无明显阳性体征。完善各项化验及辅助检查,纤维支气管镜、腹部 B 超、头颅 CT 等检查未见异常,拟行颈部纵隔镜手术明确诊断。

2. 术前准备　同常规开胸手术前准备。

3. 手术经过

(1) 麻醉和体位:全麻,单腔螺纹气管插管,仰卧位,肩部垫高,头部后仰。按胸骨正中开胸术消毒铺巾。

(2) 手术步骤:常规行颈部切口并显露气管,以示指紧贴气管前壁分离气管前间隙,术中探查气管右侧 R4 组单发肿大质韧淋巴结,直径约 2.0cm。置入电视纵隔镜后,于监视器下以电凝吸引器及活检钳钝锐性分离肿大淋巴结与周围组织粘连,完整切除 R4 组肿大淋巴结(图 2-1-3-43A~D)。

而后于镜下顺序探查气管周围、双侧主支气管旁以及隆突下等部位并多处取活检。术中病理回报:R4 组淋巴结内可见腺癌转移(图 2-1-3-44),其余送检淋巴结及脂肪组织未见肿瘤细胞。严密止血,逐层缝合伤口,手术结束。

术后患者恢复顺利,给予常规化放疗。通过本例患者,我们体会,对于已接受根治性手术治疗的肿瘤患者,复查发现纵隔淋巴结肿大而其他部位无异常发现时,在经纵隔镜手术明确其性质后,可同时完成对其中部分转移癌(直径小于 3cm)的治疗,避免了传统的开胸手术摘除。

(二)纵隔镜纵隔囊肿切除术

纵隔囊肿较为少见,占原发纵隔肿块的 5%~10%。多数纵隔囊肿患者无自觉症状,未被发现或偶然被发现。综合文献报道显示 35%~75% 的患者有相关症状。临床症状多由囊肿对邻近脏器的压迫所引起。成人最常见的症状是隐约的胸部不适感,伴有咳嗽、呼吸困难、吞咽困难、感染的症状和体征等。此外,较少见的症状包括咯血、声音嘶哑、冠状动脉受压造成心肌梗死、心律失常、脓胸、上腔静

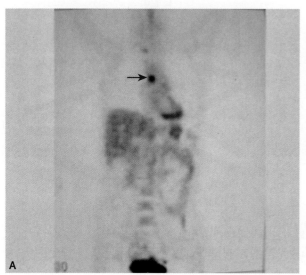
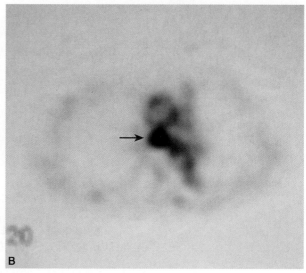

图 2-1-3-42
A、B. PET 检查提示右上纵隔内气管旁可见一代谢增高灶

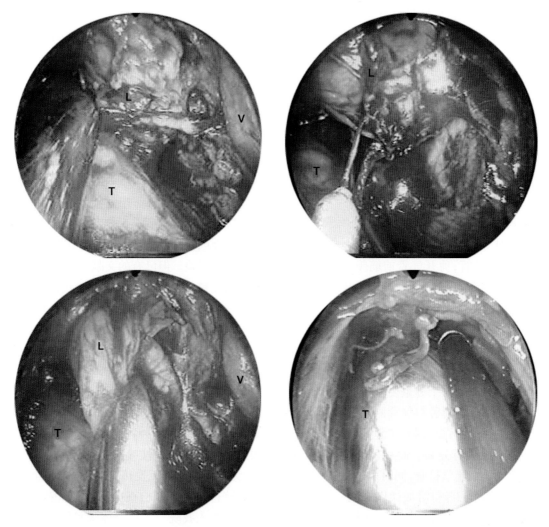

图 2-1-3-43　以电凝吸引器及活检钳钝锐性分离肿大淋巴结与周围组织粘连,完整切除 R4 组肿大淋巴结

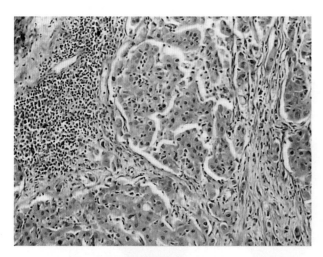

图 2-1-3-44　淋巴结转移性低分化腺癌(100×)

脉综合征或右心室流出道狭窄等。

　　对于有症状的纵隔囊肿,外科切除是最佳的选择。而对于无症状的纵隔囊肿是否应手术切除尚有

争议。大多数学者认为,一旦囊肿引起症状尤其是继发感染等可导致手术切除困难,此外,个别囊肿还可能发生恶变,因此主张无症状的囊肿也应手术切除,以明确组织学诊断并防止并发症的发生。传统的治疗方法包括开胸纵隔囊肿切除和经皮、经支气管镜囊肿穿刺引流术,前者创伤大,并发症较多;后者复发率很高,并有可能导致囊肿继发感染,目前已不提倡应用。近年来,随着现代微创技术的不断完善和发展,电视胸腔镜纵隔囊肿切除术已基本取代了传统方法,具有创伤小、恢复快,术后并发症少,复发率低等优点。与胸腔镜手术比较,经纵隔镜纵隔囊肿切除术更具微创优势;它不需双腔气管插管、单肺通气,手术创伤更小,术后恢复更快,治疗费用低。

　　1. 纵隔镜纵隔囊肿切除术的适应证和禁忌证纵隔镜纵隔囊肿切除术的适应证较窄,仅能探查处理气管旁的囊肿;直径大、粘连重,有反复感染史的囊肿,难以经纵隔镜完整摘除,且手术危险性大,应慎用或禁用。北京大学人民医院胸外科自 2000 年开展纵隔镜手术以来,共为 2 例患者进行了纵隔镜纵隔囊肿完整切除术,手术及术后恢复顺利,分别随访 4 年和 5 年,未见复发。我们体会,在熟练掌握纵隔镜手术的基础上,对于直径小于 5cm、与周围组织无明显粘连的气管支气管囊肿可试行经纵隔镜切除。

2. 纵隔镜纵隔囊肿切除术的手术方法

(1) 麻醉和体位:全身麻醉,单腔螺纹气管插管,仰卧位,肩下垫枕,头部后仰,按胸骨正中切开术消毒铺单。

(2) 手术步骤:

1) 切口同标准的颈部纵隔镜手术。

2) 常规显露气管,剪开气管前筋膜,以示指紧贴气管前壁钝性分离气管前间隙,探查囊肿大小、质地、部位、与周围组织关系以及粘连程度等。

3) 置入电视纵隔镜,在监视器下显露纵隔囊肿,适当打开镜身下叶以扩大手术操作空间。

4) 术中助手持镜,使术者得以双手操作,这一点对于完整切除纵隔囊肿十分重要。首先以电凝吸引器配合内镜抓钳分离囊肿与气管侧壁及纵隔脂肪之粘连,此时尽量不要破损囊肿,在囊壁保持一定张力的情况下更容易进行分离。而后,以注射器抽取部分囊液并常规送细胞学检查,同时刺破囊肿,使囊肿完全萎陷,以方便显露和增加操作空间。用内镜抓钳向内侧提起囊壁,以电凝吸引器钝性分离囊肿与外侧纵隔胸膜及上腔静脉等粘连,完整切除之。

5) 分离中对于细小的滋养血管或淋巴管,可直接电凝处理;对于较大的滋养血管需以内镜钛夹夹闭后切断。

6) 若术中发现部分囊壁与周围结构粘连紧密,为避免损伤重要结构,不可强求完整切除。对于残存的囊壁,可以电凝烧灼或苯酚、甲醛等化学药物破坏残存的囊壁内膜,减少术后复发机会。

7) 严密止血,充分冲洗纵隔隧道后,拔出纵隔镜,逐层缝合伤口,一般不需要留置引流。

3. 纵隔镜纵隔囊肿切除术的临床应用 纵隔镜纵隔囊肿切除术自 1970 年 Sarin 首先介绍以来,到目前为止文献中也仅有零星的报道,一方面是由于纵隔镜纵隔囊肿摘除术的手术难度较高,另一限制纵隔镜使用的原因是术中常常不能完整切除囊肿,因而有潜在复发的风险。但已有的文献报道显示,即便经纵隔镜无法完整切除囊肿,但通过对残留囊壁的适当处理,也可获得良好疗效,复发率很低。1994 年和 1998 年 Urschel 等和 Smythe 等分别报道了 3 例纵隔镜纵隔囊肿大部切除术,术中对残留囊壁通过电灼或化学药物破坏其黏膜层以防止复发,效果满意。

【典型病例】

1. 病例资料 患者女性,29 岁,主因"间断咳嗽、气短,发现纵隔肿物 1 年"入院。患者一年前无明显诱因出现间断性咳嗽,活动后气短,无咳痰、咯血,无胸闷、心悸,无发热、盗汗乏力等症状。曾于当地医院行胸部 X 线检查提示右上纵隔占位。为进一步诊治收入我院。入院查体未见明显异常。胸部 X 线及胸部 CT 示右上纵隔肿物,约 4cm×3cm×2cm 大小,位于主气管右前方,边界清楚,密度均匀,CT 值 25Hu,初步诊断为纵隔囊肿(图 2-1-3-45)。

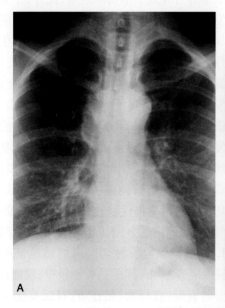
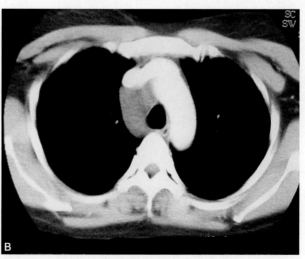

图 2-1-3-45 胸部 X 线及胸部 CT 示右上纵隔肿物,边界清楚,密度均匀

完善各项化验及辅助检查,无明确手术禁忌,为明确诊断及治疗,拟行颈部纵隔镜手术。

2. 术前准备　同常规开胸手术前准备。

3. 手术经过

(1) 麻醉和体位:全麻,单腔螺纹气管插管,仰卧位,肩部垫高,头部后仰。按胸骨正中开胸术消毒铺巾。

(2) 手术步骤:常规行颈部切口并显露气管,术中以示指分离气管前颈纵隔隧道,探查肿物呈囊性,张力不大,位于主气管右前方,向下至隆突水平。置入纵隔镜后,直视下以电凝吸引器钝性分离囊肿与气管前侧壁疏松粘连直至隆突。而后,用注射器穿刺抽得约5ml淡黄色浆液性液体,同时刺破囊肿,使囊肿完全萎陷,用抓钳提起囊壁,以电凝吸引器钝性分离囊肿与前外侧纵隔胸膜及上腔静脉粘连,完整切除之。严密止血,冲洗纵隔隧道后,逐层缝合伤口,手术结束。

术后病理:纵隔支气管囊肿(图 2-1-3-46)。术后患者恢复顺利,症状消失,随访 5 年无复发及主诉不适。

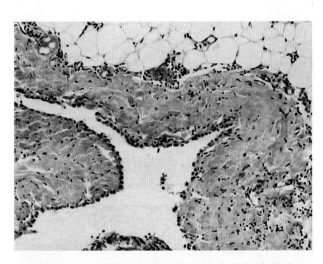

图 2-1-3-46　纵隔支气管囊肿,纤维性囊壁,内衬单层立方上皮(100×)

(三) 电视纵隔镜辅助食管切除术

经胸食管切除、区域淋巴结清扫及消化道重建仍然是外科治疗食管癌的经典方法。但传统的开放式食管切除创伤大,术后并发症及死亡率较高;部分患者因心肺功能不全,无法耐受开胸手术,从而丧失手术治疗机会。非开胸经裂孔食管切除术又称为食管剥脱术或钝性食管切除术,自 1933 年 Turner 首次开展以来已有 60 余年的历史。与传统的开胸手术相比,这一术式具有不需要开胸、创伤小、对心肺功

能打击小以及手术较简单等优点,但对于这种手术是否适合于食管恶性肿瘤的外科治疗,一直存在争论。首先,在安全性方面,以往认为非开胸食管切除是在非直视下操作,因此食管床出血、喉返神经损伤以及胸导管损伤的发生率较高,且术后肺部并发症的发生率也不低于传统经胸食管切除。近年来有关这种手术的报道又见增多,其中尤以 Orringer 等为主要代表(图 2-1-3-47)。

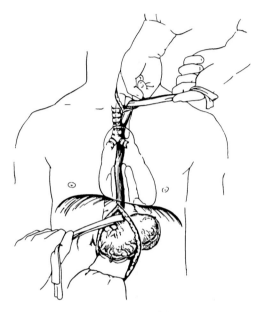

图 2-1-3-47　非开胸经裂孔食管切除术示意图

1999 年 Orringer 等报道分析了迄今为止最大一组非开胸经裂孔食管切除术的病例资料,共有 1085 例患者,认为随着手术技巧的改进和提高,非开胸食管切除术的并发症发生率明显降低,甚至低于经胸食管切除术。而其他学者可能由于开展非开胸食管切除的例数少,术后并发症发生率仍较高。其次,在疗效方面,非开胸食管切除不能对食管癌周围淋巴结进行清扫,不符合肿瘤根治原则,可能会影响手术效果。能否既不经胸切除食管,又能行纵隔淋巴结清扫呢? 电视纵隔镜辅助技术应运而生。

1. 电视纵隔镜辅助食管切除术的适应证　所有适合非开胸食管剥脱术的患者均为电视纵隔镜辅助食管切除术的适应证,如食管瘢痕狭窄、早期食管癌、颈段食管癌以及喉癌、下咽癌等侵犯颈段食管等。

2. 电视纵隔镜辅助食管切除术的手术方法

(1) 麻醉和体位:全身麻醉,单腔气管插管,仰卧位,肩背部垫枕,头部后仰并转向右侧。

（2）手术步骤：

1）切口：取左颈部胸锁乳突肌前缘斜切口和上腹部正中切口（图 2-1-3-48）。

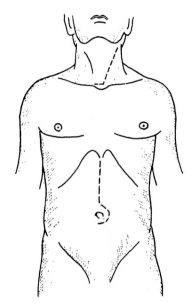

图 2-1-3-48　颈部及腹部切口示意图

2）手术可分两组同时进行：一组经腹部切口游离胃及食管裂孔，并适当扩张食管裂孔，术者以右手经食管裂孔伸入后纵隔，以手指掌面紧贴食管由下向上钝性分离，直至隆突水平。另一组经颈部切口常规游离颈段食管，套带向外牵引，以示指于胸廓入口处钝性分离上段食管。由气管左侧置入电视纵隔镜，在监视器下钝锐性分离食管周围粘连直至隆突下与腹腔组会合，同时游离清扫食管旁淋巴结，食管固有动脉可用电凝止血或钛夹止血。镜下游离食管时要注意保护喉返神经及胸导管（图 2-1-3-49 ~ 图 2-1-3-52）。

3）食管充分游离后，将食管于贲门处离断，由颈部切口拔出食管。

4）于胃底顶部缝置牵引线，在纵隔镜引导下将

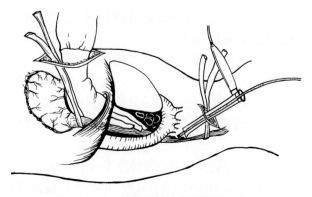

图 2-1-3-49　纵隔镜辅助食管切除示意图

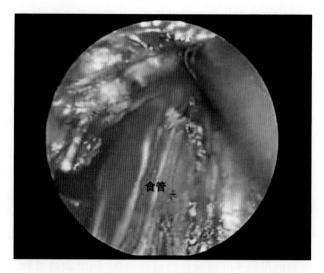

图 2-1-3-50　游离食管

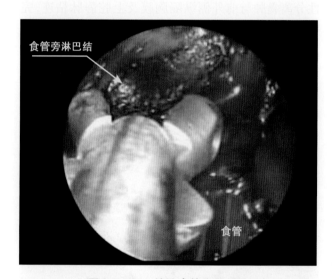

图 2-1-3-51　摘除食管旁淋巴结

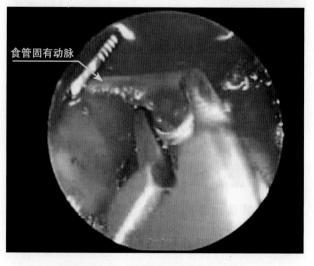

图 2-1-3-52　钛夹夹闭食管固有动脉

胃经食管床拉送至颈部,与颈段食管进行吻合。严密止血,冲洗颈部伤口,留置引流管后缝合颈部切口。

5)腹腔冲洗,留置腹腔引流后,逐层关腹,手术结束。

3. 电视纵隔镜辅助食管切除术的临床应用
电视纵隔镜下经纵隔食管切除术于1990年由德国Buess等首先报道。纵隔镜下食管切除,可通过监视器在直视下游离食管,清楚地观察到纵隔内器官和食管旁肿大的淋巴结,并进行分离和清除,其最大的优点是避免传统食管拔脱的盲目性,从而有效降低术中术后出血、喉返神经和胸导管的损伤。1997年Bumm等将此术式(47例)与其先前完成的传统食管拔脱术(61例)进行对比,在两组手术危险因素相同情况下,前者术后肺炎、呼吸功能不全及喉返神经损伤均低于后者。

国内电视纵隔镜下食管癌切除最早于1999年报道,目前报道仍较少。2003年谭黎杰等将32例纵隔镜辅助食管癌切除与28例Ivor-Lewis传统开胸食管癌根治手术比较,两组在术后吻合口瘘发生率、肺部感染发生率、呼吸功能不全发生率、胸腔感染发生率、再次开胸比例、胃排空延迟发生率、术后住SICU时间和围术期死亡率等方面无统计学差异,说明了电视纵隔镜辅助食管癌切除术的安全性。此术式喉返神经损伤发生率及心律失常发生率均较传统开胸手术高($P<0.05$),但随着手术经验的增加,喉返神经损伤发生率已明显下降,术后心律失常发生率高的原因可能与胃经纵隔床造成对心脏的压迫有关。虽然理论上纵隔镜下食管切除术不需要开胸,可能会降低术后肺部并发症的发生率,但研究发现术后肺部感染发生率和传统开胸手术无显著差异,其原因尚待进一步探讨。徐正浪等认为经纵隔镜手术对食管旁淋巴结的清扫不存在很大的困难,但不能清扫隆突下及下肺韧带组淋巴结,因此术前必须经CT或食管内镜超声检查,将肿瘤侵及周围器官(T_4)以及隆突下、下肺韧带等处淋巴结转移除外。纵隔镜食管切除术中不需要肺萎陷,更适合于肺功能极度不良的患者,因此肺功能不能耐受开胸手术即适合食管内翻拉脱术的患者同样是纵隔镜食管切除术的适应证。

2004年张勉等比较了23例双进路纵隔镜辅助不开胸食管上段癌根治术与24例单纯不开胸食管拔脱术的手术效果。所谓双进路纵隔镜辅助,也即通过纵隔镜分别从气管两侧游离食管,并分别清扫两侧的气管食管旁淋巴结。研究结果发现两组在术后恢复及并发症方面无明显差异,无手术死亡,两组除各发生一例声音嘶哑外无其他并发症;在术后生存率以及淋巴结转移情况方面,两组有明显差异($P<0.01$),前者明显优于后者。1年生存率分别为91.3%、66.7%,3年生存率分别为73.9%、33.3%,两组1年淋巴结无转移率分别为73.9%、41.7%,3年无转移率分别为69.6%、33.3%。张勉等认为双进路纵隔镜可以很好地解决上段食管癌后上纵隔淋巴结清扫的问题,因此,双进路纵隔镜辅助不开胸食管上段癌根治术比单纯不开胸食管剥脱术具有更好的手术效果。

2006年王中林等又报告了一种新的纵隔镜辅助食管切除术式,分别经颈部和上腹正中切口,采用纵隔镜上下会师的方法游离食管,主动脉发出的食管营养支以内镜钛夹夹闭后切断。术中出血量少,术后早期效果满意。

综上所述,电视纵隔镜辅助食管切除术是一种较新的手术方法,在食管癌手术治疗中的安全性和早期疗效尚可,明显优于传统的食管拔脱术。但由于目前文献报道的病例数量有限,缺乏远期随访资料,这一术式在食管癌的治疗中,尤其是对于早期食管癌的手术治疗效果还难以确定,能否取得与开放性食管癌根治术同样的远期疗效尚需大宗病例的随机对照性研究加以证实。

【典型病例】

1. 病例资料　患者女性,46岁,主因"吞咽不畅1个月,胃镜发现食管中段鳞癌1周"收治入院。患者1个月前进食时出现吞咽不畅感,以进固体食物时明显,无饮水呛咳,无胸背部疼痛、声音嘶哑,无呕血、黑便等,1周前患者就诊于当地医院行纤维胃镜检查提示:距门齿25cm处食管黏膜粗糙糜烂,可见浅表溃疡,范围约2cm×3cm,活检病理示中分化鳞状细胞癌。入院查体无明显异常。上消化道钡餐造影提示食管中段局限性黏膜紊乱、皱襞中断(图2-1-3-53)。腹部B超及胸部CT无异常发现。完善术前各项化验检查,无明确手术禁忌。

2. 术前准备　同常规开胸手术前准备。

3. 手术经过

(1)麻醉和体位:全身麻醉,单腔螺纹气管插管,仰卧位,肩背部垫枕,头部后仰并转向右侧。

(2)手术步骤:分别行左颈部胸锁乳突肌前缘斜切口和上腹部正中切口。手术分两组同时

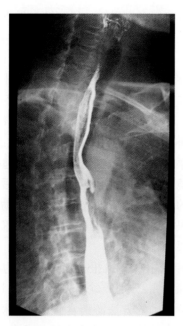

图 2-1-3-53　钡餐造影提示食管中段局限性黏膜紊乱、皱襞中断

进行。一组经腹部切口游离胃及食管裂孔，并适当扩张食管裂孔，术者以右手经食管裂孔伸入后纵隔，以手指掌面紧贴食管由下向上钝性分离，直至隆突水平。另一组经颈部切口常规游离颈段食管，套带向外牵引，以示指于胸廓入口处钝性分离上段食管。由气管左侧置入电视纵隔镜，在监视器下钝锐性分离食管周围粘连直至隆突下与腹腔组会合，同时游离清扫食管旁淋巴结，食管固有动脉可用电凝止血或钛夹止血。镜下游离食管时要注意保护喉返神经及胸导管。食管充分游离后，将食管于贲门处离断，由颈部切口拔出食管。于胃底顶部缝置牵引线，在纵隔镜引导下将胃经食管床拉送至颈部，与颈段食管进行吻合。严密止血，冲洗颈部伤口，留置引流管后缝合颈部切口。腹腔冲洗，留置腹腔引流后，逐层关腹，手术结束（图 2-1-3-54）。

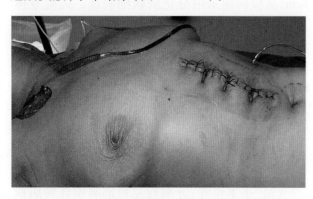

图 2-1-3-54　电视纵隔镜辅助食管切除术颈腹部切口

（四）电视纵隔镜的其他应用

纵隔镜手术作为一种诊断性技术已走过了近半个世纪的历程。长期以来，虽然这一技术的手术方式和手术经验都得到了不断地发展和积累，但由于传统纵隔镜自身设备的限制，如视野狭小、操作空间有限、术者仅能单手操作等，纵隔镜手术在胸部疾病治疗中的应用十分有限。20 世纪 90 年代初，随着电视胸腔镜手术在临床中的应用，电视纵隔镜及电视纵隔镜手术应运而生。与传统的纵隔镜相比，电视纵隔镜不仅显著扩大了术者的视野，提高了手术野的清晰度，同时，在助手的持镜帮助下，术者得以双手操作，大大提高了手术的灵活性和准确性。电视纵隔镜的问世，无疑给纵隔镜技术又注入了新的活力。借助设备和技术的飞速发展，现代胸外科医师们不断地大胆尝试和创新，将电视纵隔镜手术越来越多地应用到胸部疾病的治疗中，使得这一技术由单纯的诊断手段逐步成为一种现代微创诊疗手段。

1. 经肋间电视纵隔镜手术　经肋间电视纵隔镜手术是对纵隔镜手术方法一种新的尝试和创新，不仅扩大了电视纵隔镜的使用范围，同时也使得这一技术可能成为部分胸部疾病的一种更加微创的治疗手段（图 2-1-3-55）。经肋间电视纵隔镜手术于 2004 年由杨劼等首先提出，目前主要用于双侧胸交感神经链切断治疗手汗症、恶性胸腔积液的诊断和治疗。2006 年杨劼等报告了 590 例经肋间电视纵隔镜手术，其中用于恶性胸腔积液诊断及滑石粉胸膜腔固定 42 例，用于手汗症治疗 537 例，手术效果满意，手汗症组患者全部治愈，随访 4 个月至 4 年，无 1 例复发。

（1）经肋间电视纵隔镜治疗手汗症：原发性手汗症是一种病因不明、由外分泌腺引起多汗的疾病。

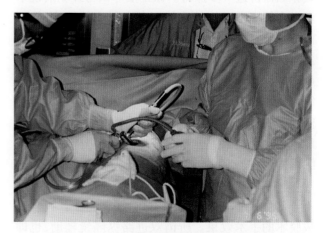

图 2-1-3-55　利用纵隔镜经肋间进行胸腔探查

其治疗长期来为一棘手问题,临床上曾有许多治疗方法,但均无根治效果。胸交感神经链切断术是迄今治疗手汗症唯一有效而持久的方法。以往手术采用经锁骨上切口或经腋下切口,但术中暴露差,容易损伤周围血管神经,术后并发症发生率很高;双侧剖胸手术损伤过大,患者难以接受。由于手汗症手术实质上是一种提高生活质量的手术,因此患者对手术的微创性及术后的美观等要求较高。虽然胸腔镜手术已经在大大提高手术的安全性和可靠性的前提下显著减小了手术创伤和对容貌的影响,但通常仍需要在每侧胸壁上做 2 个 1.0 ~ 1.5cm 小切口。而经肋间电视纵隔镜每侧只需 1 个小切口即可,患者更乐于接受。同时,鉴于电视纵隔镜具有阴道窥镜样的可开合镜管,可以在双肺通气下进行手术,术中单腔管插管即可;这样更显著降低了麻醉难度和麻醉费用,减少了患者的负担。

经肋间电视纵隔镜双侧胸交感神经链切断治疗手汗症的具体手术方法为:

1)麻醉和体位:全身麻醉,单腔气管插管。患者取 30° ~ 45° 半坐位,双臂外展 90° 固定,将体温监测器贴于手掌心,用以对比手术前、后手掌温度。

2)手术步骤:取腋前线第 3 肋间 1.5 ~ 2.0cm 小切口,置入电视纵隔镜,同时请麻醉医师采用低潮气量通气或停止通气 2 ~ 3 分钟,使肺萎陷并下垂,此时可于脊柱旁清楚看到胸交感神经链;再结合器械“触诊”确定 T2、T3、T4 交感神经节位置,经镜管伸入带吸引器的电钩,将位于第 3 或 4 肋骨头表面的交感神经链电灼切断,检查创面无出血后退出纵隔镜,缝合腋前线切口肌层,暂不打结,插入吸引器,嘱麻醉师膨肺,并维持气道正压数秒钟,拔出吸引器后打结,缝合切口。对侧采用同样方法完成。术中严密观察血氧饱和度变化,如血氧饱和度≤0.8,暂停手术,恢复通气,直到血氧饱和度正常后再继续手术。

(2)经肋间电视纵隔镜诊治恶性胸腔积液:以往恶性胸腔积液的诊断主要依靠胸腔穿刺胸腔积液细胞学检查以及经皮胸膜活检,但两者的诊断率均明显偏低。电视胸腔镜是目前确诊胸膜疾病最为可靠的方法。但是,电视胸腔镜手术通常需要 2 ~ 3 个胸壁小切口,并且都需要在全麻双腔气管插管下手术。而经肋间电视纵隔镜术不仅同样具备胸腔镜的优点,在恶性胸腔积液的诊断中有很高的诊断率,而且只需 1 个胸壁小切口即可完成手术。对于不能耐受或无法实施双腔管气管插管的患者,由于电视纵隔镜具有阴道窥镜样的可开合镜管,术中能够方便

地推开通气膨胀的肺组织显露胸膜等处的病灶进行标本取样。滑石粉胸膜固定是目前治疗恶性胸腔积液最为有效的方法之一,而其中又以胸腔镜下滑石粉喷洒术效果最为理想,其有效率达 90% ~ 96%,这主要得益于镜下滑石粉可以均匀分布在脏、壁层胸膜表面。据杨劼等报告,在电视纵隔镜下,通过调整镜管的深度和角度,同样可获得使滑石粉均匀分布整个胸腔的目的,达到胸腔镜下胸膜固定的效果。

经肋间电视纵隔镜诊治恶性胸腔积液的具体手术方法是:

1)麻醉和体位:全身麻醉,双腔或单腔气管插管,健侧折刀卧位。

2)手术步骤:使用双腔气管插管者,可单肺通气;使用单腔气管插管者,操作时暂时调低潮气量或短暂地停止呼吸,根据患者的血氧饱和度、心率、血压等情况恢复通气,如此反复多次完成操作。切口的位置选择在腋中线到腋后线第 6 或第 7 肋间,长 2.0 ~ 2.5cm,置入电视纵隔镜探查,首先吸净胸腔积液,从镜管内伸入活检钳取胸膜活检,活检应尽量取大块的病变组织,且避免过多的烧灼,病变组织送冰冻快速病理检查。嘱麻醉师吸痰后双肺通气,观察肺复张情况,在肺复张的情况下,从镜管内置入多侧孔的 28 号胸管均匀地喷洒干滑石粉 5 ~ 10g,最后从镜管口内置入胸腔引流管,退出纵隔镜,逐层缝合伤口,结束手术。

(3)经肋间电视纵隔镜手术与电视胸腔镜手术的比较:在胸交感神经链切断治疗手汗症和恶性胸腔积液的诊治方面,经肋间电视纵隔镜手术与胸腔镜手术相比,具有以下优点:①手术的创伤更小,更符合患者对美观的要求。经肋间电视纵隔镜手术只需胸壁单一小切口即可完成手术操作,而胸腔镜手术往往需要 2 ~ 3 个胸壁切口;②手术可在单腔气管插管下完成,手术费用更低。电视纵隔镜本身长筒状的镜身,加之镜管下叶可以打开,对周围肺组织有一定支撑作用,特殊的内镜器械可由镜管内置入进行操作,使其对术中肺萎陷的依赖程度减少,即使在双肺通气的情况下也可能完成手术;③对患者的肺功能要求更低,因可以双侧肺通气,使得部分无法耐受单肺通气的低肺功能患者得以接受手术治疗。但由于纵隔镜设备本身固有的限制,经肋间电视纵隔镜在实践操作中也存在一定的缺点:①电视纵隔镜的镜头比胸腔镜的镜头宽,胸壁切口稍大;②因电视纵隔镜的镜头缩在镜管内,故视野相对窄小,需要经常改变镜头的方向以利于对胸腔的全面探查;

③在滑石粉喷洒过程中,因是在同一镜管操作与观察,对喷洒的情况难以即时了解和调整,只能喷洒后进行相应的处理。

总之,应用电视纵隔镜设备,经肋间单一小切口完成对恶性胸腔积液和手汗症的诊治,虽存在一定缺点,但基本可以达到与电视胸腔镜相同的治疗效果,并且更加微创、简便和便宜,不失为一种用于部分胸膜、纵隔和肺表面疾病诊断与治疗可供选择的有效方法。

2. 其他 1996 年 Azorin 等报告了一例左全肺切除术后支气管胸膜瘘,经电视纵隔镜成功修补支气管残端的手术经验。其具体手术操作为:患者全身麻醉后,取仰卧位,头部后仰。常规行颈部小切口,以示指钝性分离气管、隆突以及左主支气管前侧壁,置入电视纵隔镜,在监视器下钝性分离左主支气管及隆突后壁,由镜管内置入内镜直线缝合器(TA30 suture device)闭合左主支气管。最后,通过电视胸腔镜进行左侧胸腔的灌洗引流。术后患者恢复顺利,随访 6 个月未见复发。Azorin 等认为,与传统的经胸骨正中切口或开胸手术比较,经电视纵隔镜支气管残端修补有诸多优点:①纵隔镜下游离气管以及主支气管,因操作范围为前次手术未涉及区域,瘢痕及纤维粘连少,游离支气管残端较容易;②手术野清洁无污染,术后残端修补因感染而失败的可能性小;③手术创伤小,并发症少,术后恢复快。但这一手术也有其应用限制,因内镜缝合器钉仓较宽,要求支气管残端长度不少于12mm;同时,有纵隔内气管周围存在致密粘连者,手术也无法进行(图 2-1-3-56)。

1997 年 Ohno 等报告了一例经颈部纵隔镜手术切除异位甲状旁腺的手术经验,取得良好效果,避免了传统的经胸骨切开或开胸手术。

综上所述,电视纵隔镜的应用,不仅提高了纵隔镜技术在纵隔疾病诊断以及肺癌分期中的准确性和安全性,同时也扩大了纵隔镜的适用范围,使得部分胸部疾病得以在更加微创的方法下进行诊断和治疗。相信随着技术设备和手术经验的不断完善和积累,电视纵隔镜手术在临床实践中还有着一片广阔的发展天地,将有更多的患者从中受益。

【典型病例一】

1. 病例资料 患者女性,21 岁,大学生。主因"双手明显多汗 10 余年"门诊以"原发性手汗症"收住入院。患者自幼即觉手掌出汗偏多,长期未在意。近十多年来,患者常感觉手掌潮湿,局部皮肤温度偏低,每于热天、紧张或兴奋时手掌出汗明显增加,可形成汗珠或汗滴,写作或考试书写答题时汗水常常浸湿稿纸,操作电脑时汗水常常淋湿键盘,因为手掌多汗潮湿患者不敢与他人握手,惧怕结交朋友(图 2-1-3-57)。患者自觉手掌出汗过多的现象严重影响了日常生活和学习。曾于外院中医科、皮肤科、精神科等就诊,先后应用口服中药、手掌涂擦外用收敛剂(具体不详)等方法,均未见明显好转。患者自发病以来无心悸、胸闷,无手颤、突眼,无乏力、盗汗。头面部、颈项部及躯干部无明显多汗,足出汗稍偏多。既往体健,否认家族多汗病史。入院时查体示:一般状况好,心率 82 次/分,呼吸 18 次/分,血压 125/75mmHg,心肺腹检查未见明显阳性体征。手掌潮湿,皮温略低,指尖可见汗疱疹。上肢感觉运动未见异常。

2. 术前准备 同常规开胸手术前准备。

3. 手术经过

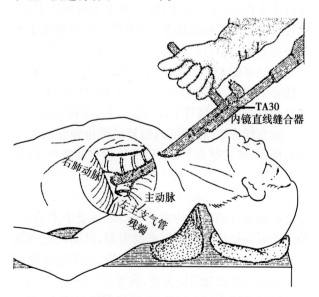

图 2-1-3-56 经电视纵隔镜利用内镜缝合器修补支气管残端示意图

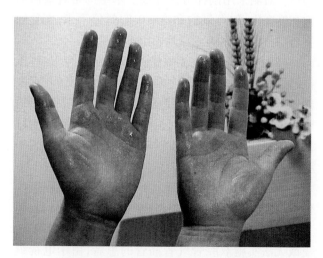

图 2-1-3-57 患者术前手汗十分明显

（1）麻醉和体位：全身麻醉，单腔气管插管。患者取 30°～45°半坐位，双臂外展 90°固定，将体温监测器贴于手掌心，用以对比手术前、后手掌温度。

（2）手术步骤：首先进行右侧胸腔交感神经链切断术。于右侧腋前线第 3 肋间行一长约 2.0cm 小切口进胸，置入电视纵隔镜，请麻醉医师采用低潮气量通气或停止通气 2～3 分钟，使肺萎陷并下垂，此时可于脊柱旁清楚看到胸交感神经链（图 2-1-3-58），结合器械"触诊"确定 T₂、T₃、T₄交感神经节位置，经镜管伸入带吸引器的电钩，将位于第 4 肋骨头表面的交感神经链电灼切断（图 2-1-3-59），检查创面无出血后退出纵隔镜，缝合腋前线切口肌层，暂不打结，插入吸引器，嘱麻醉师膨肺，并维持气道正压数秒钟，拔出吸引器后打结，缝合切口（图 2-1-3-60）。对侧采用同样方法完成。

患者术后恢复顺利，术后第 1 天复查胸部正位 X

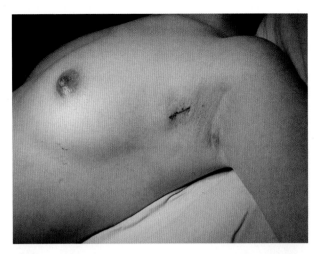

图 2-1-3-60 经肋间电视纵隔镜胸交感神经链切断手术切口

线片未见明显气胸表现；术后第 1 天详细询问并检查患者出汗情况：双手温暖干爽，无任何出汗（图 2-1-3-61），腋窝及双足出汗较术前亦明显减少，躯干及下肢出汗情况较术前没有任何变化，患者自觉非常满意。术后第 1 天出院，1 周后门诊复诊，伤口拆线。

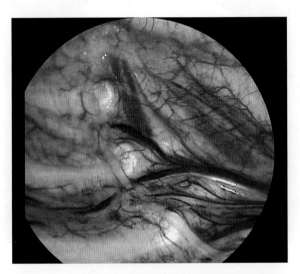

图 2-1-3-58 镜下可清晰显露脊柱旁胸交感神经链

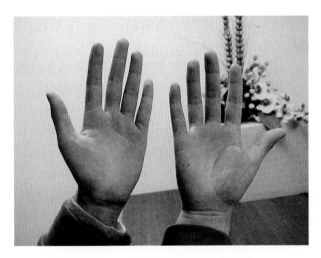

图 2-1-3-61 术后患者双手温暖干爽

【典型病例二】

1. 病例资料 患者女性，38 岁。主因"间断刺激性咳嗽伴右侧胸痛 3 个月，胸痛加重伴胸闷 1 个月"入院。患者 3 个月前无明显诱因出现间断性刺激性干咳伴右侧胸痛，无胸闷憋气，无发热盗汗等，1 个月前患者自觉胸痛加重并逐渐出现胸闷。在外院查胸片和胸部 CT 检查发现右侧大量胸腔积液（图 2-1-3-62）。为进一步治疗就诊我院。患者吸烟史 30 年，平均 20 支/日。入院查体右肺呼吸音消失，叩浊，无其他相关阳性体征。入院后行右侧胸腔穿刺抽液，可抽出大量血性胸腔积液，多次胸腔积液细

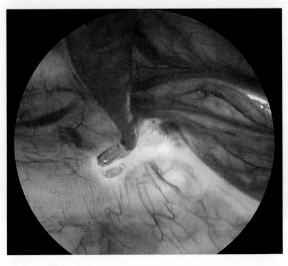

图 2-1-3-59 以电钩于第 4 肋骨头表面切断交感神经链

菌学及细胞学检查均为阴性,为进一步明确诊断拟行经肋间电视纵隔镜右侧胸腔探查活检术,完善术前各项化验检查,无明确手术禁忌。

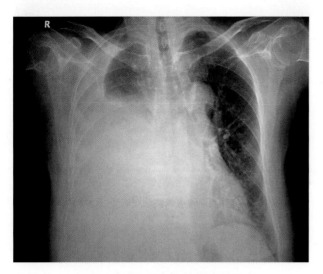

图 2-1-3-62 右侧大量胸腔积液

2. 术前准备 同常规开胸手术前准备。

3. 手术经过

(1) 麻醉和体位:全身麻醉,双腔气管插管,左侧折刀卧位。

(2) 手术步骤:于右侧第 6 肋间腋中线行一长约 2.0cm 小切口进胸,经肋间置入电视纵隔镜探查胸腔(图 2-1-3-63),首先吸净胸腔积液,可见壁层胸膜表面多发大小不等的白色质韧结节,从镜管内伸入活检钳多处取材,术中冷冻病理检查结果回报:转移性腺癌(图 2-1-3-64,图 2-1-3-65)。嘱麻醉师吸痰后双肺通气,右肺复张良好,在肺复张的情况下,从镜管内置入多侧孔的 28 号胸管均匀地喷洒干滑石粉 5～10g,最后从镜管口内置入胸腔引流管,退

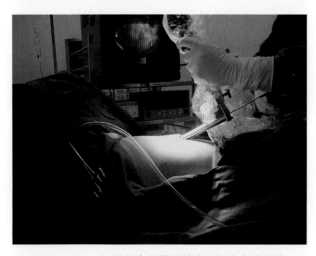

图 2-1-3-63 经肋间电视纵隔镜胸腔探查术中照片

出纵隔镜,缝合伤口,结束手术(图 2-1-3-66)。

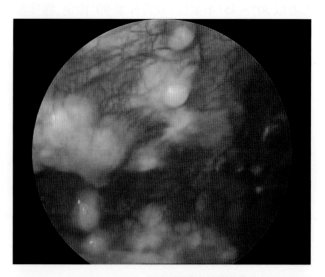

图 2-1-3-64 壁层胸膜多发结节

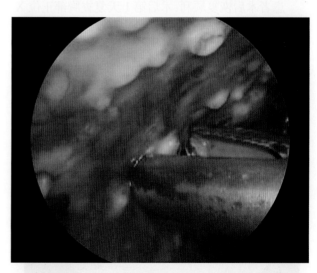

图 2-1-3-65 经电视纵隔镜壁层胸膜活检

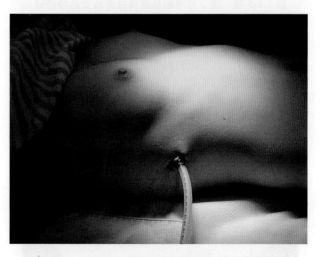

图 2-1-3-66 经肋间电视纵隔镜胸腔探查手术及引流切口

(赵辉 卜梁)

参 考 文 献

1. Mountain CF. Revisions in the international system for staging lung cancer. Chest,1997,111:1710-1717.

2. Pearson FG,Delarue NC,Ellves R,et al. Significance of positive superior mediastinal nodes identified at mediastinoscopy in patients with resectable cancer of the lung. J Thorac Cardiovasc Surg,1982,83:1-11.

3. Funatsu T,Matsubaru Y,Hatakenaka R,et al. The role of mediastinoscopic biopsy in preoperative assessment of lung cancer. J Thorac Cardiovasc Surg,1992,104:1688-1695.

4. Andre F,Grunenwald D,Pignon J-P,et al. Survival of patients with resected N2 non-small cell lung cancer:evidence for a subclassification and implications. J Clin Oncol,2000,18:2981-2989.

5. Roth JA,Atkinson EN,Fossella F,et al. Long-term follow-up of patients enrolled in a randomized trial comparing perioperative chemotherapy and surgery with surgery alone in resectable stage ⅢA non-small-cell lung cancer. Lung Cancer,1998,21(1):1-6.

6. Rosell R,Gomez-Codina J,Camps C,et al. Preresectional chemotherapy in stage ⅢA non-small-cell lung cancer:a 7-year assessment of a randomized controlled trial. Lung Cancer,1999,26(1):7-14.

7. Depierre A,Milleron B,Moro-Sibilot D,et al. Preoperative chemotherapy followed by surgery compared with primary surgery in resectable stage Ⅰ(except T1N0),Ⅱ,and ⅢA non-small cell lung cancer. J Clin Oncol,2002,20(1):247-253.

8. 吴一龙,蒋国栋,廖美琳,等. 局部晚期非小细胞肺癌化放疗共识. 循证医学,2005,5(3):186-188.

9. 吴一龙,周清华,廖美琳,等. 各期非小细胞肺癌外科治疗临床指引. 中国肺癌杂志,2004,50(7):399-403.

10. 王俊,赵辉. 纵隔镜术及其在肺癌分期中的应用价值. 中华胸心血管外科杂志,2002,18(3):190-192.

11. Van Schil PEY,Van Hee RHGG,Schools ELG. The value of mediastinoscopy in preoperative staging of bronchogenic carcinoma. J Thorac Cardiovasc Surg,1989,97:2404.

12. Gdeedo A,Van Schill P,Corthouts B,et al. Prospective evaluation of computed tomography and mediastinoscopy in mediastinal lymph node staging. Eur Respir J,1997,10:1547-1551.

13. Hammoud ZT,Anderson RC,Meyers BF,et al. The current role of medastinoscopy in the evaluation of thoracic disease. J Thorac Cardiovasc Surg,1999,118:894-899.

14. Luke WP,Pearson FG,Todd TRJ,et al. Prospective evaluation of mediastinoscopy for assessment of carcinoma of the lung. J Thorac Cardiovasc Surg,1986,91:53-56.

15. Weissberg D. Mesiastinal staging of lung cancer:The changing role of mediastinoscopy. Isr J Med Sci,1995,31:122-124.

16. Coughlin M,Deslauriers J,Beaulieu M,et al. Role of mediastinoscopy in pretreatment staging of patients with primary lung cancer. Ann Thorac Surg,1985,40:556.

17. Jahangiri M,Taggart DP,Goldstraw P. Role of mediastinoscopy in superior vena cava obstruction. CANCER,1993,71(10):3006-3008.

18. Lewis RJ,Sisler GE,Mackenzie JW. Mediastinoscopy in advanced superior vena cava obstruction. Ann Thorac Surg,1981,32:458-462.

19. Yellin A,Rosen A,Reichert N,et al. Superior vena cava syndrome. Am Rev Respir Dis,1990,141:1114-1118.

20. Schraufnagel DE,Hill R,Leech JA,et al. superior vena cava obstruction:is it a medical emergency? Am J Med,1981,70:1169-1174.

21. 李剑锋,王俊,赵辉,等.纵隔镜在上腔静脉阻塞综合征诊断中的应用. 中华胸心血管外科杂志,2005,21(4):236-237.

22. Bueno R,Richards WG,Swanson SJ,et al. Nodal stage after induction therapy for stage ⅢA lung cancer determines patients survival. Ann Thorac Surg,2000,70:1826-1831.

23. De Waele M,Hendriks J,Lauwers P,et al. Nodal status at repeat mediastinoscopy determines survival in non-small cell lung cancer with mediastinal nodal involvement,treatment by induction therapy. Eur J Cardiothorac Surg,2006,29:240-243.

24. Lardinois D,Schallberger A,Betticher D,et al. Postinduction video-mediastinoscopy is as accurate and safe as video-mediastinoscopy in patients without pretreatment for potentially operable non-small cell lung cancer. Ann Thorac Surg,2003,75(4):1102-1106.

25. Meersschaut D,Vermassen F. Repeat mediastinoscopy in the assessment of new and recurrent lung neoplasm. Ann Thorac Surg,1992,53:120-122.

26. Mateu-Navarro M,Rami-Porta R,Bastus-Piulats R,et al. Remediastinoscopy after induction chemotherapy in non-small cell lung cancer. Ann Thorac Surg,2000,70:391-395.

27. Van Schil P,Van der Schoot J,Poniewierski J,et al. Remediastinoscopy after neoadjuvant therapy for non-small cell lung cancer. Lung Cancer,2002,37:281-285.

28. Witte B,Wolf M,Hürtgen M,et al. Video-assisted mediastinoscopic surgery:clinical feasibility and accuracy of mediastinal lymph node staging. Ann Thorac Surg,2006,82:1821-1827.

29. Hürtgen M,Friedel G,Toomes H,et al. Radical video-assisted mediastinoscopic lymphadenectomy(VAMLA)-technique and first results. Eur J Cardiothorac Surg,2002,21:348-

351.

30. Leschber G, Holinka G, Linder A. Video-assisted mediastino-scopic lymphadenectomy (VAMLA)-a method for systematic mediastinal lymph node dissection. Eur J Cardiothorac Surg, 2003, 24: 192-195.

31. Ribet ME, Copin MC, Gosselin B. Bronchogenic cysts of the mediastinum. J Thorac Cardiovasc Surg, 1995, 109: 1003-1010.

32. St-Georges R, Deslauriers J, Duranceau A, et al. Clincal spectrum of bronchogenic cysts of the mediastinum and lung in the adult. Ann Thorac Surg, 1991, 52: 6-13.

33. Davis RD Jr, Oldham HN Jr, Sabiston DC Jr. Primary cysts and neoplasms of the mediastinum: recent changes in clinical presentation, methods of diagnosis, management and results. Ann Thorac Surg, 1987, 44: 229-237.

34. Coselli MP, de Ipolyi P, Bloss RS, et al. Bronchogenic cysts above and below the diaphragm: report of eight cases. Ann Thorac Surg, 1987, 44: 491-494.

35. McAdams FIP, Kirejczyk WM, Rosado-de-Christenson ML, et al. Bronchogenic cyst: imaging features with clinical and his-topathologic correlation. Radiology, 2000, 217: 441-446.

36. Mastroroberto P, Chello M, Bevacqua E, et al. Pericardial cyst with partial erosion of the superior vena cava. An unusu-al case. J Cardiovasc Surg, 1996, 37: 323-324.

37. Ng AF, Olak J. Pericardial cyst causing right ventricular out-flow tract obstruction. Ann Thorac Surg, 1998, 66: 607-608.

38. Martinod E, Pons F, Azorin J, et al. Thoracoscopic excision of mediastinal bronchogenic cysts: results in 20 cases. Ann Thorac Surg, 2000, 69: 1525-1528.

39. Hazelrigg SR, Landreneau RJ, Mack MJ, et al. Thoracoscopic resection of medastinal cysts. Ann Thorac Surg, 1993, 56: 659-660.

40. 王俊, 赵辉, 刘军, 等. 纵隔镜支气管囊肿摘除术 1 例. 中华胸心血管外科杂志, 2002, 18(3): 192.

41. Sarin CL. Pericardial cyst in the superior mediastinum trea-ted by mediastinoscopy. Br J Surg, 1970, 57: 232-233.

42. Ginsberg RJ, Atkins RW, Paulson DL. A bronchogenic cyst successfully treated by mediastinoscopy. Ann Thorac Surg, 1972, 13: 266-268.

43. Pop D, Venissac N, Leo F, et al. Video-assisted mediastinos-copy: a useful technique for paratracheal mesothelial cysts. J Thorac Cardiovasc Surg, 2005, 129: 690-691.

44. Urschel JD, Horan TA. Mediastinoscopic treatment of medi-astinal cysts. Ann Thorac Surg, 1994, 58: 1698-1701.

45. Smythe WR, Bavaria JE, Kaiser LR. Mediastinoscopic subto-tal removal of mediastinal cysts. Chest, 1998, 114(2): 614-617.

46. Gdeedo A, Van Schill P, Corthouts B, et al. Prospective eval-uation of computed tomography and mediastinoscopy in me-diastinal lymph node staging. Eur Respir J, 1997, 10: 1547-1551.

47. Porte H, Roumihac D, Eraldi L, et al. The role of mediasti-noscopy in the diagnosis of mediastinal lymphadenopathy. Eur J Cardiothorac Surg, 1998, 13: 196-199.

48. Hujala KT, Sipila JI, Grenman R. Mediastinoscopy: Its role and value today in the differential diagnosis of mediastinal pathology. Acta Oncologica, 2001, 40(1): 79-82.

49. 赵辉, 刘军, 李剑锋, 等. 纵隔镜手术在纵隔肿物诊断中的应用价值. 中国内镜杂志, 2006,

50. Anderson T, Lindgren PG, Elvin A. Ultrasound guided tumor biopsy in the anterior mediastinum. An alternative to thora-cotomy and mediastinoscopy. Acta Radiol, 1992, 33: 423-426.

51. Tikkakoski T, Lohela P, Leppanen M, et al. Ultrasound-guided aspiration biopsy of anterior mediastinal mass. J Clin Ultrasound, 1991, 19: 209-214.

52. Wernecke K, Vasallo P, Prters PE, et al. Mediastinal tumors: biopsy under US-guidance. Radiology, 1989, 172: 473-476.

53. Carlens E. Mediastinoscopy: a method for inspection and tis-sue biopsy in the superior mediastium. Chest, 1959, 36: 343.

54. 王俊, 张诗杰, 李金锐, 等. 胸骨旁纵隔镜手术的临床应用. 中华心胸血管外科杂志, 2000, 16: 318.

55. Gossot D, Toledo L, Fritsch S, et al. Mediastinoscopy vs tho-racoscopy for mediastinal biopsy: result of a prospective non-randomized study. Chest, 1996, 110(5): 1328-1331.

56. Serna DL, Aryan HE, Chang KJ, et al. An early comparison between endoscopic ultrasound-guided fine needle aspiration and mediastinoscopy for diagnosis of mediastinal malignan-cy. Am Surg, 1998, 64: 1014-1018.

57. Turner GG. Excision of thoracic esophagus for carcinoma with construction of extrathoracic gullet. Lancet, 1933, 2: 1315.

58. Orringer MB, Marshall B, Iannettoni MD. Transhiatal esoph-agectomy: clinical experience and refinements. Ann Surg, 1999, 230: 392-403.

59. 真船建一, 唐伟. 胸腔镜、纵隔镜在食管癌手术中的应用. 国外医学肿瘤学分册, 1999, 26(6): 330-331.

60. 吴彬, 徐志飞. 腔镜在食管癌根治手术中的应用现状. 第二军医大学学报, 2006, 27(9): 933-936.

61. Buess G, Becker HD. Minimally invasive surgery in tumors of the esophagus. Arch Chir Suppl Ii Verh Dtsch Ges Forsh Chir, 1990, 118: 1355-1360.

62. Bumm R, Feussner H, Bartels H, et al. Radical transhiatal esophagectomy with two-field lymphadenectomy and endodis-section for distal esophageal adenocarcinoma. World J Surg, 1997, 21: 822-831.

63. 谭黎杰,徐正浪,仇德惠,等.电视纵隔镜辅助食管切除术安全性探讨.中国微创外科杂志,2003,3:406-407.

64. 徐正浪,谭黎杰,王群,等.影像监视经纵隔镜食管癌切除术10例报道.上海医科大学学报,1999,26:151-152.

65. 张勉,张诠.双进路纵隔镜辅助下不开胸食管上段癌根治术的前瞻性研究.广东医学,2004,25:1428-1430.

66. 王中林,张蕾,陆一民,等.电视纵隔镜在早期食道癌手术中的应用体会.江苏医药,2006,32(12):1155.

67. 王俊.纵隔镜术的发展历史.中华医史杂志,2001,31:93-95.

68. 杨劼,王俊,谭家驹,等.经肋间电视纵隔镜手术的临床应用.中华胸心血管外科杂志,2004,20(3):148-150.

69. 杨劼,谭家驹,叶国麟,等.电视纵隔镜术临床应用686例.中国医师杂志,12(8):1678-1679.

70. Nance KV, Shermer RW, Askin FB. Diagnostic efficacy if pleural biopsy as compared with that of pleural fluid examination. Mod Pathol,1991,4:320-325.

71. Blanc FX, Atassi K, Bignon J, et al. Diagnostic value of medical thoracoscopy in pleural disease:a 6-year retrospective study. Chest,2002,121:1677-1683.

72. Aelony Y, King R, Boutin C. Thoracoscopic talc poudrage pleurodesis for chronic recurrent pleural effusions. Ann Intern Med,1991,115:778-785.

73. Ross RT, Burnett CM. Talc pleurodesis:a new technique. Am Surg,2001,67:467-468.

74. Hashmonai M, Kopelman D, Assalia A. The treatment of primary palmar hyperhidrosis:a review. Surg Today,2000,30:211-218.

75. Togel B, Greve B, Raulin C. Current therapeutic strategies for hyperhidrosis:a review. Eur J Dermatol,2002,12:219-223.

76. Drott C, Gothberg G, Claes G. Endoscopic procedures of the upper thoracic sympathetic chain. A review. Arch Surg,1993,128:237-241.

77. Azorin JF, Francisci MP, Tremblay B, et al. Closure of a postpneumonectomy main bronchus fistula using video-assisted mediastinal surgery. CHEST,1996,109(4):1097-1098.

78. Ohno K. Mediastinoscopic extirpation of mediastinal ectopic parathyroid gland. Ann Thorac Surg,1997,64(1):238.

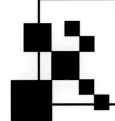

第二章　支气管内超声引导经支气管针吸活检术

第一节　支气管内超声引导针吸活检术概述

一、支气管内超声引导针吸活检术的历史

1992 年，Hurter 等首次报道了将支气管内超声检查（endobronchial ultrasound，EBUS）用于肺部及纵隔的检查。随后由于超声探头的小型化，EBUS 在临床应用中逐渐普及。目前支气管内超声探头有两种类型：一种为辐射超声探头，通过支气管镜的操作通道进入支气管内，并进行垂直支气管方向的扫描；另一种为凸式探头，位于支气管镜的头端，能够沿支气管长轴方向扫描。2002 年，日本千叶大学的学者与奥林巴斯公司共同研发出可用于实时超声引导穿刺的凸式探头超声支气管镜。2002 年 3 月，在日本千叶大学一名肺癌患者接受了世界上首例凸式探头超声支气管镜检查。2 个月后一例不明原因的纵隔淋巴结肿大患者利用上述技术成功接受了支气管内超声引导经支气管针吸活检术（endobronchial ultrasound-guided transbronchial needle aspiration，EBUS-TBNA）并获取了淋巴结细胞。与传统 TBNA 相比，EBUS 可清楚地显示气道外肺门/纵隔内血管、淋巴结以及占位性病变的关系，在 EBUS 实时监测下进行 TBNA 极大地提高了这一技术的安全性和准确性。目前 EBUS-TBNA 在肺部肿瘤的诊断与肺癌分期、诊断不明原因的肺门和（或）纵隔淋巴结肿大、纵隔和邻近大气道肺实质内肿瘤的诊断中的应用价值正日益引起人们的关注。

二、支气管内超声引导针吸活检术技术的适应证与禁忌证

EBUS-TBNA 技术的适应证主要为以下三类：

1. 肺癌的肺门/纵隔淋巴结评估　包括原发性肺癌的术前淋巴结分期、术后淋巴结转移的评估以及化放疗后的纵隔肺门淋巴结再分期。肺癌的诊断和分期是 EBUS-TBNA 最常见适应证之一，已被美国国家综合癌症网络（NCCN）和美国胸科医师学会（ACCP）肺癌指南推荐为肺癌术前评估的重要工具。除腔静脉前（3A 组）、主动脉旁（第 5、6 组）及下纵隔淋巴结（第 8 和 9 组）以外，其余各站（第 1、2、4 和 7 组）纵隔淋巴结均可被 EBUS 所探查和进行 TBNA 活检，并且 EBUS-TBNA 在肺癌分期中的敏感性、特异性和准确性均优于包括 PET/CT 在内的影像学检查。Meta 分析的结果显示，EBUS-TBNA 在肺癌分期中的总特异性均为 100%，敏感性为 88% ~ 93%。已有前瞻性交叉对比研究结果显示，在病理 N 分期方面，EBUS-TBNA 的准确性与颈部纵隔镜检查相比无差异（93%：82%，$P = 0.083$）。尤其在结核病高发地区人群，EBUS-TBNA 可用于排除 PET 中的淋巴结假阳性结果。此外，由于超声内镜探头可深入主支气管甚至叶支气管内，因此第 10、11 组淋巴结也可被探及，其探查活检区域已经超过纵隔镜手术（图 2-2-1-1）。尽管尚不能完全取代纵隔镜在肺癌淋巴结肿大分期的"金标准"地位，但确实已使接受纵隔镜等外科活检手术的患者大大减少。

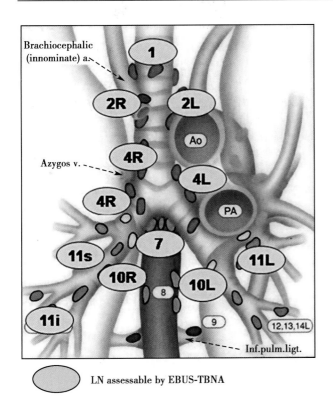

Brachiocephalic (innominate) a.

Azygos v.

1
2R 2L
Ao
4R
4L
4R
PA
11s 7 11L
10R 10L
8
11i 9 12,13,14L
Inf.pulm.ligt.

LN assessable by EBUS-TBNA

图 2-2-1-1　EBUS-TBNA 可穿刺部位示意图

2. 原因不明的肺门/纵隔淋巴结肿大及纵隔肿物的诊断　如肺部以外全身其他部位恶性肿瘤肺门/纵隔淋巴结转移、淋巴瘤、纵隔型肺癌等恶性肿瘤的诊断,还有如结节病、结核所致肺门/纵隔淋巴结肿大、纵隔囊肿等胸部良性病变的诊断。已有EBUS-TBNA 用于结节病、结核和淋巴瘤等的报道。与传统 TBNA 相比,EBUS-TBNA 诊断结节病的敏感性增加了 22.5%;在有结核中毒症状人群中的诊断率为 79%,敏感性为 95%,特异性为 100%,阳性预测值和阴性预测值分别为 100% 和 80%;对淋巴瘤的诊断由于标本量的限制,敏感性和准确性还较低。

3. 肺实质内占位的诊断　对于气道内未见病变的肺实质内占位,常规气管镜检查通常难以明确诊断。而 EBUS 可以探及位于气管、主支气管及叶支气管旁的肺内占位,并借助 EBUS 引导进行实时穿刺和诊断,在一定程度上解决了这一临床诊断上的难题。对于普通纤维支气管镜活检困难的病例也可借助 EBUS-TBNA 来获得诊断。2008 年,Nakajima 等首次报道了 EBUS-TBNA 对于常规气管镜检查未能明确诊断的气管或支气管旁肺实质内病变的诊断价值,敏感性和准确性分别为 94.1% 和 94.3%。Tournoy 等报道对于常规气管镜检查未能确诊的中央型肺部病变,EBUS-TBNA 诊断肺癌的敏感性为 82%。

EBUS-TBNA 主要禁忌证有:

1. 由于解剖位置的原因,位于腔静脉前(3A

组)、主动脉旁(第 5、6 组)及下纵隔(第 8 和 9 组)的淋巴结或肿物无法穿刺。

2. 主气道有明显受压或狭窄。

3. 心肺功能不佳,不能耐受全身麻醉。

4. 上腔静脉阻塞症状严重,患者完全无法平卧。

5. 凝血功能严重受损,出血风险大。

(赵辉　金路明)

参 考 文 献

1. Hurter T, Hanrath P. Endobronchial sonography: feasibility and preliminary results. Thorax, 1992, 47: 565-567.

2. Yasufuku K, Chiyo M, Sekine Y, et al. Real-time endobronchial ultrasound-guided transbronchial needle aspiration of mediastinal and hilar lymph nodes. Chest, 2004, 126: 122-128.

3. Yasufuku K, Nakajima T, Fujiwara T, et al. Role of endobronchial ultrasound-guided transbronchial needle aspiration in the management of lung cancer. Gen Thorac Cardiovasc Surg, 2008, 56: 268-276.

4. Detterbeck FC, Jantz MA, Wallace M, et al. Invasive mediastinal staging of lung cancer: ACCP evidence-based clinical practice guidelines (2nd edition). Chest, 2007, 132: S202-S220. 5.

5. Kuo CH, Chen HC, Chung FT, et al. Diagnostic value of EBUS-TBNA for lung cancer with non-enlarged lymph nodes: a study in a tuberculosis-endemic country. PLoS One, 2011, 6: E16877.

6. Hwangbo B, Kim SK, Lee HS, et al. Application of endobronchial ultrasound-guided transbronchial needle aspiration following integrated PET/CT in mediastinal staging of potentially operable non-small cell lung cancer. Chest, 2009, 135: 1280-1287.

7. Adams K, Shah PL, Edmonds L, et al. Test performance of endobronchial ultrasound and transbronchial needle aspiration biopsy for mediastinal staging in patients with lung cancer: systematic review and meta-analysis. Thorax, 2009, 64: 757-762.

8. Gu P, Zhao YZ, Jiang LY, et al. Endobronchial ultrasound-guided transbronchial needle aspiration for staging of lung cancer: a systematic review and meta-analysis. Eur J Cancer, 2009, 45: 1389-1396.

9. Ernst A, Anantham D, Eberhardt R, et al. Diagnosis of mediastinal adenopathy-real-time endobronchial ultrasound guided needle aspiration versus mediastinoscopy. J Thorac Oncol, 2008, 3: 577-582.

10. 刘继先, 赵辉, 王俊, 等. 支气管内超声引导针吸活检术在纵隔淋巴结 CT 阳性肺癌分期中的价值. 中华胸心血管外科杂志, 2010, 26: 3.

11. Defranchi SA, Edell ES, Daniels CE, et al. Mediastinoscopy in patients with lung cancer and negative endobronchial ul-

trasound guided needle aspiration. Ann Thorac Surg, 2010, 90:1753-1757.

12. Herth FJ, Annema JT, Eberhardt R, et al. Endobronchial ultrasound with transbronchial needle aspiration for restaging the mediastinum in lung cancer. J Clin Oncol, 2008, 26: 3346-3350.

13. Tremblay A, Stather DR, Maceachern P, et al. A randomized controlled trial of standard vs endobronchial ultrasonography-guided transbronchial needle aspiration in patients with suspected sarcoidosis. Chest, 2009, 136:340-346.

14. Nakajima T, Yasufuku K, Kurosu K, et al. The role of EBUS-TBNA for the diagnosis of sarcoidosis-comparisons with other bronchoscopic diagnostic modalities. Respir Med, 2009, 103: 1796-1800.

15. Hassan T, McLaughlin AM, O' Connell F, et al. EBUS-TBNA performs well in the diagnosis of isolated thoracic tuberculous lymphadenopathy. Am J Respir Crit Care Med, 2011, 183:136-137.

16. Steinfort DP, Conron M, Tsui A, et al. Endobronchial ultrasound-guided transbronchial needle aspiration for the evalua-

tion of suspected lymphoma. J Thorac Oncol, 2010, 5:804-809.

17. Nakajima T, Takahashi R, Shingyoji M, et al. Comparison of 21-gauge and 22-gauge aspiration needle during endobronchial ultrasound-guided transbronchial needle aspiration (EBUS-TBNA). Respirology, 2010.

18. 赵辉, 王俊, 周足力, 等. 支气管内超声引导针吸活检术在单纯纵隔病变诊断中的应用价值. 北京大学学报(医学版), 2012:44.

19. Nakajima T, Yasufuku K, Fujiwara T, et al. Endobronchial ultrasound-guided transbronchial needle aspiration for the diagnosis of intrapulmonary lesions. J Thorac Oncol, 2008, 3: 985-988.

20. Tournoy KG, Rintoul RC, van Meerbeeck JP, et al. EBUS-TBNA for the diagnosis of central parenchymal lung lesions not visible at routine bronchoscopy. Lung Cancer, 2009, 63: 45-49.

21. 赵辉, 周足力, 杨德松, 等. 支气管内超声引导针吸活检术在肺内病变诊断中的应用. 中华胸心血管外科杂志, 2012:28.

第二节　支气管内超声引导针吸活检术术前准备及操作

一、支气管内超声引导针吸活检术的术前准备

(一) 超声主机及凸式探头超声光纤电子支气管镜

　　奥林巴斯超声主机 EU-C60/EU-C2000 超声波检查范围为 2~9cm, 默认设置 4cm(纵隔及肺门淋巴结扫描在 4cm 深度可获得最佳显示)(图 2-2-2-1 ~ 2-2-2-3)。

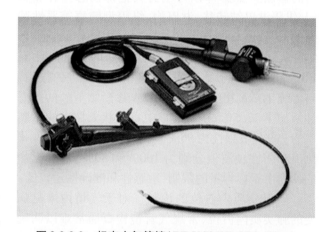

图 2-2-2-2　超声支气管镜(BF-UC260F-OL8;Olympus,Japan)

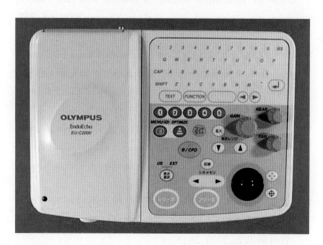

图 2-2-2-1　超声主机(EU-C60/EU-C2000, Olympus,Japan)

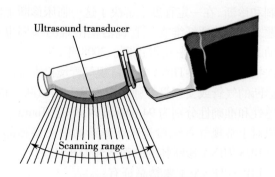

图 2-2-2-3　凸式超声探头

（二）安装水囊

　　为了保证超声探头能够和气管紧密接触，需要在内镜的先端部安装专用乳胶水囊，向水囊内注入生理盐水，从而获得清晰的超声图像。为了方便术者随时调控水囊大小，可适用20ml注射器连接三通开关及输液延长管连接水囊通道。安装时应注意排空气管镜操作通道和水囊内的气体，避免影响超声图像的观察（图2-2-2-4A，B）。

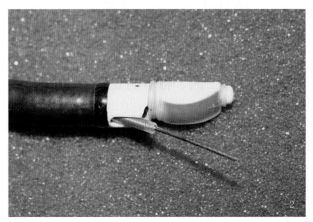
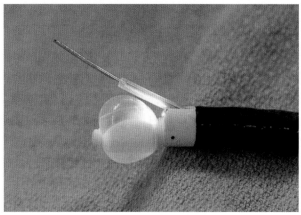

图2-2-2-4A，B　凸式超声支气管镜安装水囊（左：未充盈；右：充水后）

二、支气管内超声引导针吸
活检术的麻醉和体位

　　术前常规雾化吸入2%利多卡因10ml，15～20分钟。检查时患者取去枕仰卧位，在静脉输注丙泊酚全麻复合舒芬太尼和（或）瑞芬太尼麻醉下，保留自主呼吸，使用内镜面罩连接麻醉机吸氧（5L/min）。如患者出现舌后坠则适当托起下颌，随患者自主呼吸手法辅助通气。检查中，间断经气管镜注入2%利多卡因2ml，以避免患者呛咳或躁动。亦可使用4#或5#喉罩（i-Gel，INTERSURGICAL®，UK），连接麻醉机吸氧，可适当使用肌松剂抑制患者的呼吸及呛咳反射，经喉罩进气管镜检查（图2-2-2-5）。操作过程中监测患者心率、血压和脉搏血氧饱和度。

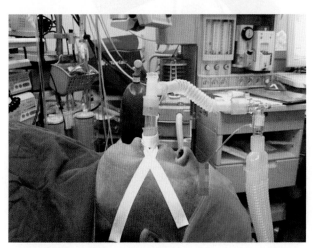

图2-2-2-5　患者仰卧位，静脉全身麻醉后经口置入喉罩，经喉罩置入超声支气管镜

三、支气管内超声引导针吸
活检术的操作

　　（一）超声支气管镜的置入

　　凸式探头超声支气管镜前端外径为6.9mm，因此必须经口腔或管径足够的喉罩方能置入。凸式探头超声支气管镜视野的方向与普通支气管镜不同，呈前上斜35°，因此为了获得正前方视野，进镜时需要将镜头稍稍下弯。另外由于在水囊没有充盈时镜下无法观察到先端的超声探头，进镜时要小心避免内镜先端对气管或支气管造成损伤。对于初学者，超声支气管镜通过声门时要小心仔细，镜下视野为声带前联合时支气管镜可顺利通过。若有阻力时不要强行通过，因为无法观察到内镜先端，强行通过有可能造成软骨脱位。在支气管镜通过声门进入气管后，就要把镜头稍向下弯曲，以获得正前方视野。

　　（二）超声探查淋巴结或肿物

　　操作者弯曲凸式超声支气管镜的先端部将其贴靠于气管壁上，根据内镜下所见调节水囊的充盈程度以获得最佳的超声视觉效果。根据超声探头所位于气道内的解剖部位和超声下观察到的标志性血管来识别不同部位的淋巴结或肿物。超声彩色多普勒模式可用于确认及分辨淋巴结或肿物与周围血管的关系，亦能显示其内部的血流情况。

（三）EBUS-TBNA

凸式超声支气管镜的操作通道的出口相对于内镜长轴有20°斜向上方的夹角,在每次穿刺之前,必须要保证穿刺针的套管伸出操作通道的出口。这一点需要经过内镜图像的确认,以避免穿刺针损坏通道内壁。

首先将穿刺针置入操作通道,以扣锁固定于气管镜身,调节穿刺套管的位置。调整内镜位置使穿刺针套管贴靠于软骨环之间,再次根据内镜下图像和超声图像确定穿刺目标,随后进行穿刺。穿刺时助手固定并稍向患者口腔内推送内镜,防止内镜移位。术者可采用"突刺"法施行穿刺,注意观察超声图像避免刺入目标过深。如刺入软骨环无法进入目标,可在内镜图像观察下稍移动内镜以通过两软骨环之间刺入。穿刺针进入目标后,抽插数下穿刺针导丝以排出穿刺针内腔的支气管黏膜,提高穿刺结

果的阳性率。随后撤出导丝,将有负压的注射器连接到穿刺针上。之后操作者开始在穿刺目标内反复抽插穿刺针10~20次。穿刺完成后从针尾部取下负压注射器,将穿刺针退回至套管内后再将套管退至操作通道内,取出穿刺针并留取标本。

每个淋巴结或肿物最好能穿刺3次,如能获取组织条,穿刺2次即可。

四、标本的处理

将导丝插入穿刺针,把最先挤出的几滴抽吸物置于玻片上,行 Diff-Quik(或 HE)染色后进行现场快速细胞学诊断(rapid on-site cytopathologic examination,ROSE)。剩余标本推送入含有甲醛溶液的离心管内留送组织学诊断。

（赵辉　陈应泰）

第三节　支气管内超声引导针吸活检术的应用与评价

一、肺癌的肺门/纵隔淋巴结评估

Meta 分析的结果显示,EBUS-TBNA 在肺癌分期中的总特异性均为100%,敏感性为88%~93%。已有前瞻性交叉对比研究结果显示,在病理 N 分期方面,EBUS-TBNA 的准确性与颈部纵隔镜检查相比无差异(93%:82%,$P=0.083$)。同时由于 EBUS-TBNA 在安全性和操作性方面具有明显优势,纵隔镜检查在肺癌分期中的"金标准"地位正面临挑战。我中心的初步经验亦印证了上述结论。而 Defranchi 等通过纵隔镜检查发现,在临床高度可疑纵隔淋巴结转移的患者中,EBUS-TBNA 存在28%的假阴性结果。另有研究证实,由于穿刺取材的原因,EBUS-TBNA 在肺癌新辅助化疗后再分期中存在相当比例(80%)的假阴性结果。其能否替代纵隔镜以及用于新辅助化疗后再分期的患者仍有待更多研究验证。

典型病例:男性,49岁,因咯血发现左肺上叶占位6个月。胸部 CT:左肺上叶后段可见一类圆形高密度结节影,大小约 1.4cm×1.3cm×1.1cm,边缘不光整,密度较均匀,其周围可见血管集中,平扫 CT 值约20Hu,增强扫描可见均匀强化,CT 值约43Hu;左侧肺门处可见多发肿大淋巴结影,相互融合,平扫 CT 值约30Hu,增强扫描可见不

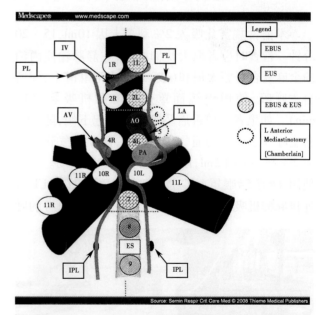

图 2-2-3-1　EBUS 与经食管内超声(EUS)、前纵隔切开术(Chamberlain procedure)探查纵隔范围的比较

均匀强化,CT 值约55Hu;纵隔淋巴结不大。胸腔内未见液性密度影。可见双上腔静脉。术前诊断:左肺上叶占位,肺癌? 左肺门淋巴结转移? 气管镜下见左侧气道黏膜正常,未见新生物。EBUS-TBNA 穿刺左侧肺门(10L)淋巴结,病理:腺癌(图 2-2-3-2~2-2-3-6)。

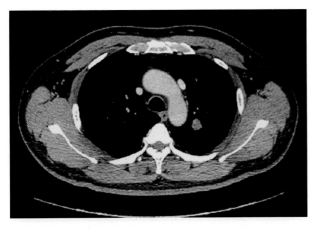

图 2-2-3-2　男性,49 岁,咯血发现左肺上叶占位 6 个月。胸部 CT:左肺上叶后段可见一类圆形高密度结节影

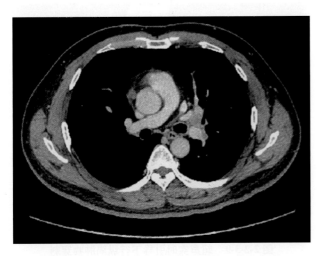

图 2-2-3-3　左侧肺门处可见多发肿大淋巴结影,相互融合

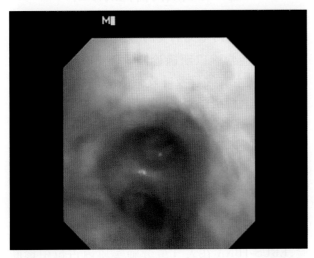

图 2-2-3-4　气管镜下见左侧气道黏膜正常,未见新生物

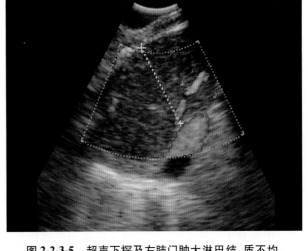

图 2-2-3-5　超声下探及左肺门肿大淋巴结,质不均,血流丰富

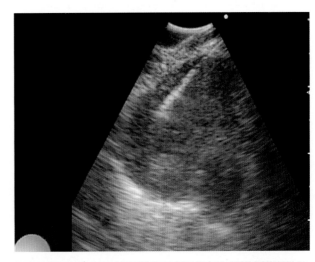

图 2-2-3-6　超声实时引导下行左肺门淋巴结穿刺

二、原因不明的肺门/纵隔淋巴结肿大及纵隔肿物的诊断

　　EBUS-TBNA 为邻近支气管树的纵隔病变提供了一种更加微创安全的诊断方法。已有 EBUS-TBNA 用于纵隔良、恶性疾病诊断的报道,如结节病、结核和淋巴瘤等。与传统 TBNA 相比,EBUS-TBNA 诊断结节病的敏感性增加了 22.5%。除了典型的影像学表现外,EBUS 图像可显示肿大淋巴结内有大量整齐的分隔,具有超声鉴别诊断的意义。因此 EBUS-TBNA 是除纵隔镜外一种有效的诊断结节病的方法。我国属于结核病高发地区,不伴有肺内病变的纵隔淋巴结核常见,但明确诊断较为困难,痰或

213

支气管肺泡灌洗液抗酸染色涂片（AFB）、核酸扩增检测（NAAT）或结核分枝杆菌培养阳性率低，而且后者培养周期长，可能延误患者的治疗。已有文献报道 EBUS-TBNA 在有结核中毒症状人群中的诊断率为 79%，敏感性为 95%，特异性为 100%，阳性预测值和阴性预测值分别为 100% 和 80%。EBUS-TBNA 对淋巴瘤诊断的敏感性和准确性均远逊于肺癌纵隔淋巴结的分期，此外部分病例 EBUS-TBNA 所获得的标本量不足以鉴别淋巴瘤亚型。相同的情况还见于病理特征为淋巴滤泡、血管及浆细胞呈不同程度增生的 Castleman 病，由于需要组织学水平的标本，上述病例最终只能通过胸腔镜或开胸手术而确诊。根据我中心的经验，对纵隔气管周围疑难疾病，行 EBUS-TBNA 时应尽可能多采集细胞和组织学标本以争取提高诊断准确率，如增加穿刺次数或使用内径更粗的 21G 穿刺针。同时对非恶性病变的诊断一定要慎重，应尽可能进一步用外科方法确认或需要严密的随访。

典型病例：男性，43 岁，头面部水肿伴活动后喘憋 1 个月。胸部 CT：右侧前上纵隔旁见团块状软组织密度影，增强呈明显强化，上腔静脉受压明显，与气管关系密切。血管前间隙内可见不规则软组织密度影，与相邻血管界限不清，增强呈明显不均匀强化。术前诊断：上腔静脉综合征，肺癌？气管镜下见右肺上叶支气管开口呈外压性狭窄。EBUS-TBNA 穿刺纵隔 4R 区肿物，术后病理：小细胞癌（图 2-2-3-7 ～ 2-2-3-9）。

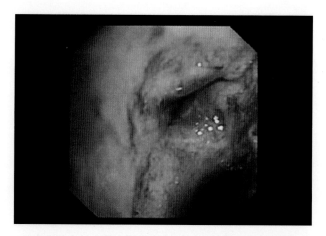

图 2-2-3-8　气管镜下见右肺上叶支气管开口呈外压性狭窄

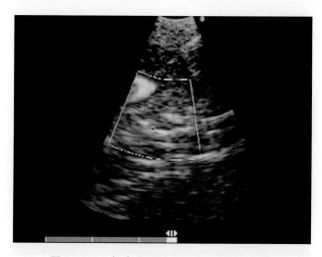

图 2-2-3-9　超声实时引导下行纵隔肿物穿刺

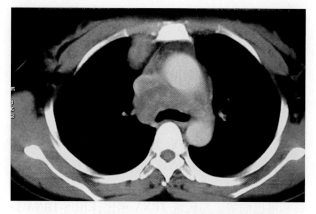

图 2-2-3-7　男性，43 岁，头面部水肿伴活动后喘憋 1 个月。胸部 CT：右侧前上纵隔见团块状软组织密度影，增强呈明显强化，上腔静脉受压明显，与气管关系密切。血管前间隙内可见不规则软组织密度影，与相邻血管界限不清，增强呈明显不均匀强化

三、肺实质内占位的诊断

对于气道内未见病变的肺实质内占位，常规气管镜检查通常难以明确诊断。而 EBUS 可以探及位于气管、主支气管及叶支气管旁的肺内占位，在一定程度上解决了这一临床诊断上的难题。2008年，Nakajima 等首次报道了 EBUS-TBNA 对于常规气管镜检查未能明确诊断的气管或支气管旁肺实质内病变的诊断价值，敏感性和准确性分别为 94.1% 和 94.3%。Tournoy 等报道对于常规气管镜检查未能确诊的中央型肺部病变，EBUS-TBNA 诊断肺癌的敏感性为 82%。根据我中心的初步经验，EBUS-TBNA 在大气道旁肺实质内占位中诊断的敏感性和准确性分别为 90.2% 和 90.9%，但与 Tournoy 等研究结果（23%）相似的是，其阴性预测

价值偏低（25%）。假阴性的产生可能与肿瘤周围组织炎性或纤维化反应、肿瘤紧邻血管或存在含气肺组织而影响穿刺、瘤体内存在较多坏死物质等因素有关。

典型病例：男性，85 岁，查体发现右肺上叶占位1 个月。胸部 CT：右上纵隔旁可见类圆形软组织密度影，大小约 2.3cm×1.7cm，平扫 CT 值约 35Hu，增强扫描 CT 值约 72Hu，病灶边界欠清，边缘可见支气管、血管集束征，远段可见少许斑片影。气管镜下气道黏膜正常，未见新生物。EBUS 可探及气管腔外短径 2.09cm 低回声占位，行 TBNA。术后病理：小细胞癌（图 2-2-3-10 ~ 2-2-3-14）。

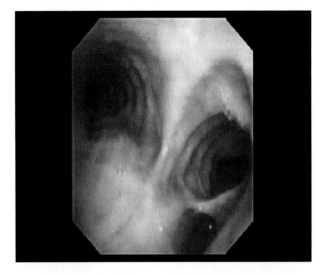

图 2-2-3-12　气管镜下气道黏膜正常，未见新生物

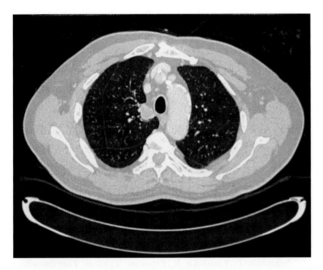

图 2-2-3-10　男性，85 岁，查体发现右肺上叶占位1 个月。胸部 CT：右上纵隔旁可见类圆形软组织密度影

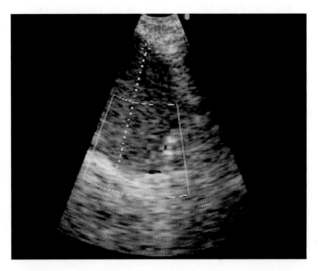

图 2-2-3-13　EBUS 可探及气管腔外短径 2.09cm 低回声占位

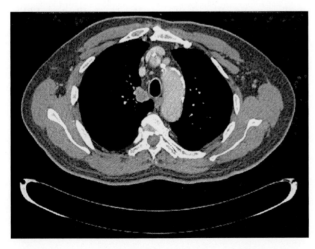

图 2-2-3-11　增强扫描可见不均匀强化，病灶边界欠清

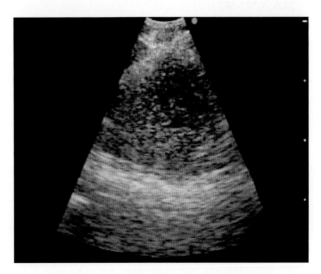

图 2-2-3-14　超声实时引导下行肺肿物穿刺

（赵辉　周足力）

参 考 文 献

1. Yasufuku K, Nakajima T, Fujiwara T, et al. Role of endobronchial ultrasound-guided transbronchial needle aspiration in the management of lung cancer. Gen Thorac Cardiovasc Surg, 2008, 56: 268-276.

2. Detterbeck FC, Jantz MA, Wallace M, et al. Invasive mediastinal staging of lung cancer: ACCP evidence-based clinical practice guidelines (2nd edition). Chest, 2007, 132: S202-S220.

3. Hwangbo B, Kim SK, Lee HS, et al. Application of endobronchial ultrasound-guided transbronchial needle aspiration following integrated PET/CT in mediastinal staging of potentially operable non-small cell lung cancer. Chest, 2009, 135: 1280-1287.

4. Kuo CH, Chen HC, Chung FT, et al. Diagnostic value of EBUS-TBNA for lung cancer with non-enlarged lymph nodes: a study in a tuberculosis-endemic country. PLoS One, 2011, 6: E16877.

5. Adams K, Shah PL, Edmonds L, et al. Test performance of endobronchial ultrasound and transbronchial needle aspiration biopsy for mediastinal staging in patients with lung cancer: systematic review and meta-analysis. Thorax, 2009, 64: 757-762.

6. Gu P, Zhao YZ, Jiang LY, et al. Endobronchial ultrasound-guided transbronchial needle aspiration for staging of lung cancer: a systematic review and meta-analysis. Eur J Cancer, 2009, 45: 1389-1396.

7. Ernst A, Anantham D, Eberhardt R, et al. Diagnosis of mediastinal adenopathy-real-time endobronchial ultrasound guided needle aspiration versus mediastinoscopy. J Thorac Oncol, 2008, 3: 577-582.

8. 刘继先, 赵辉, 王俊, 等. 支气管内超声引导针吸活检术在纵隔淋巴结 CT 阳性肺癌分期中的价值. 中华胸心血管外科杂志, 2010, 26: 3.

9. Defranchi SA, Edell ES, Daniels CE, et al. Mediastinoscopy in patients with lung cancer and negative endobronchial ultrasound guided needle aspiration. Ann Thorac Surg, 2010, 90: 1753-1757.

10. Herth FJ, Annema JT, Eberhardt R, et al. Endobronchial ultrasound with transbronchial needle aspiration for restaging the mediastinum in lung cancer. J Clin Oncol, 2008, 26: 3346-3350.

11. Tremblay A, Stather DR, Maceachern P, et al. A randomized controlled trial of standard vs endobronchial ultrasonography-guided transbronchial needle aspiration in patients with suspected sarcoidosis. Chest, 2009, 136: 340-346.

12. Nakajima T, Yasufuku K, Kurosu K, et al. The role of EBUS-TBNA for the diagnosis of sarcoidosis-comparisons with other bronchoscopic diagnostic modalities. Respir Med, 2009, 103: 1796-1800.

13. Hassan T, McLaughlin AM, O'Connell F, et al. EBUS-TBNA performs well in the diagnosis of isolated thoracic tuberculous lymphadenopathy. Am J Respir Crit Care Med, 2011, 183: 136-137.

14. Steinfort DP, Conron M, Tsui A, et al. Endobronchial ultrasound-guided transbronchial needle aspiration for the evaluation of suspected lymphoma. J Thorac Oncol, 2010, 5: 804-809.

15. Nakajima T, Takahashi R, Shingyoji M, et al. Comparison of 21-gauge and 22-gauge aspiration needle during endobronchial ultrasound-guided transbronchial needle aspiration (EBUS-TBNA). Respirology, 2010.

16. 赵辉, 王俊, 周足力, 等. 支气管内超声引导针吸活检术在单纯纵隔病变诊断中的应用价值. 北京大学学报(医学版), 2012, 44.

17. Nakajima T, Yasufuku K, Fujiwara T, et al. Endobronchial ultrasound-guided transbronchial needle aspiration for the diagnosis of intrapulmonary lesions. J Thorac Oncol, 2008, 3: 985-988.

18. Tournoy KG, Rintoul RC, van Meerbeeck JP, et al. EBUS-TBNA for the diagnosis of central parenchymal lung lesions not visible at routine bronchoscopy. Lung Cancer, 2009, 63: 45-49.

19. 赵辉, 周足力, 杨德松, 等. 支气管内超声引导针吸活检术在肺内病变诊断中的应用. 中华胸心血管外科杂志, 2012, 28.

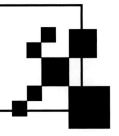

第三章　硬质气管镜

第一节　硬质气管镜手术概述

气管镜检查是胸外科和呼吸科最为常用的诊疗技术之一，它是将特制的内镜经鼻、口、气管切开或气管插管插入气管和支气管内，不仅能够直接观察气管管腔内病变的情况，还可以进行吸痰、止血、采取病理标本、取除异物、去除腔内肿瘤及放置支架等诊断和治疗操作。随着科学技术的进步与迅速发展，气管镜介导下气道疾病的诊断与治疗已经成为目前临床医学中非常重要的，甚至是必不可少的重要手段之一。硬质气管镜由于在操作过程中可进行持续通气、管腔大、操作空间大、治疗手段丰富，更多的用于气道疾病的治疗中。

一、硬质气管镜的历史

1. 早期探索阶段（公元前 5 世纪至 1897 年）在此阶段，人们尝试各种方法试图进入并观察人体喉及气管。

公元前 460 至公元前 370 年，希腊科学家 Hippocrates 尝试用吸管插入窒息患者的喉部以改善患者的通气，成功抢救了患者的生命。这是人类进入气道进行治疗的最初尝试。公元 1000 年左右，人们已经掌握将银质导管用于改善窒息患者通气的技术。18 世纪，内镜技术出现以后，各种消化道和泌尿系统内镜迅速发展，由于气道检查对照明的要求比较高，以至于有人把当时的情形描述为"当时也许只有咽喉及气道的疾病还隐藏在黑暗之中，人们难以直接窥视"。1807 年，德国的 Bozzini 医师用锡制成了一个喉镜装置，其中间的孔道一部分作为引入烛光照明用，另一部分作为观察用，这是历史上最早

的喉镜，可以观察到鼻咽和下咽部的情况，但却不能观察到喉内部的情况。1838 年，Porter 在他的书中仍这样写道"对于医师来说，气管、喉部病变仍然被黑暗所笼罩"。虽然这种喉镜未能成功的应用到临床，但是却向人们介绍了利用外接光源来观察人体腔内情况的想法。1854 年，西班牙的声乐教师 Garcia 利用齿科小镜和镜子，看到了自己的声门以及声带的运动情况并发表了《人喉发声的生理观察》的论文，他是历史上第一个清楚地观察到声带及其运动并且详细描述了喉生理功能的人。1894 年德国的 Kirstein 医师有意识的用橡胶管和电灯泡制成的食管镜对患者喉部进行检查时，偶然将内镜插入了气管，为后来气管镜的出现奠定了基础。

2. 硬质气管镜阶段（1897—1964 年）在这 68 年中，胸外科医师利用硬质气管镜来观察气管、支气管内的肿瘤、异物、结核，既有诊断意义，又有治疗意义。

1897 年，德国科学家 Gustav Killian 在 Kirstein 介绍的新技术的启发下借助 Kirstein 型头灯，利用一根长 25cm、直径 8cm 的 Killian 型硬质气管镜进行气管进行检查获得了成功，内镜进入了两侧的支气管，并能越过隆突看到支气管水平，支气管镜从此诞生了。同年，Killian 应用这一硬质支气管镜经喉为一位患者成功地取出了气管内的异物，这是世界上最早的气管镜检查治疗的报道，开创了硬质窥镜进入气管和支气管内诊断和治疗的历史，Gustav Killian 因此被称为支气管镜之父，他也因此获得 1921 年诺贝尔医学奖提名。随后，他又研制了带有外部光源的硬质气管镜。继 Killian 之后，人们不断对硬质支

气管镜进行改进，其中具有代表性的是美国的科学家 Chevalier Jackson，他为硬质气管镜的发展做出了巨大贡献。1903 年，他研制了带有尖端照明并带有吸引装置的硬质气管镜，增加了气管镜的亮度和视线范围；他还设计了各种样式的内镜钳子来钳夹组织和异物，用于诊断和治疗气管、支气管内和肺组织疾病，完善了硬质支气管镜检查、治疗系统，奠定了现代各型硬质气管镜钳的基础。1907 年 Jackson 出版了世界上第一部系统介绍气管食管病学的专著《气管支气管镜、食管镜和气管镜》，他被誉为"美国的气管食管病学之父"。可以说正是由于 Killian 和 Jackson 两个人的努力，为现代硬质支气管镜的发展奠定了坚实的基础。

3. 纤维气管镜阶段（1964—1987 年） 伴随着纤维导光学的兴起和发展，出现了纤维气管镜。在内镜的发展史中，纤维内镜的问世是一个里程碑。

19 世纪 70 年代，英国科学家 John Tyndall 发现，经过高温加热以后的玻璃棒可以迅速被拉成直径仅为 10μm 的玻璃纤维，这种玻璃纤维保持良好的透光特性，提出了纤维导光学的概念。20 世纪 50 年代，荷兰的 Van Heel 和美国的 O'Brien 在导光纤维表面加了一层被覆层，成功地解决了纤维导光丝之间的光绝缘问题；与此同时，英国的 Hopkings HH 和 Kapany NS 研究了纤维的精密排列，有效地解决了纤维束的图像传导问题，奠定了纤维光学的实用基础。这种新的技术被应用到内镜制造中，内镜发展从此进入了一个新的时代——光导纤维镜时代。1964 年日本医师池田茂人（Shigeto Ikeda）制成标准光导纤维支气管镜，并在 1967 年正式命名为可曲式纤维支气管镜。他被人们称为"可曲式支气管镜之父"。

4. 电子气管镜阶段（1987 年至今） 20 世纪后期，微电子技术突飞猛进，在此基础上诞生了电子气管镜。电子内镜的出现又开辟了内镜的新纪元。

20 世纪后期，微电子技术突飞猛进，从而为电子可弯曲式支气管镜的问世奠定了基础。1983 年，美国的 Welch Allyn 公司率先将电荷-耦合器件（CCD）作为微型摄像装置安装于内镜的前端，将探查的图像以电讯号方式通过内镜传到信息处理器上，信息处理器再将传入的电子信号转变成图像信号展现在电视显示器上，解决了电子内镜的关键技术问题。电子内镜最具有划时代意义之处在于它取消了棱镜和光导纤维传导图像，而是通过安装在镜子前端部的称之为"微型摄像机"的电荷耦合组件

（CCD）将光能转换为电能，再经图像转换器处理后，图像直接显示在电视监视器上，使图像更为清晰，画面更逼真，由于像素的提高，使图像的分辨率显著提高，且图像可以放大，可以比较方便地进行图像的储存、归档及动态记录，显示出了明显的优势。1987年 2 月，日本的 Asahi Pentax 公司率先在世界上推出了世界上第一台电子可弯曲支气管镜。

二、气管的解剖基础

气管位于颈前正中、食管的前方，是一个由软骨、肌肉、黏膜和结缔组织构成的管腔。上端起自环状软骨下缘，相当于第 6 颈椎平面，向下进入胸腔，其下端相当于第 5 胸椎上缘，在此分成左右两侧主支气管，分叉处称气管隆嵴，是支气管镜检查时的重要解剖标志。气管软骨以向后方开放的马蹄形不完整软骨环为支架，共计 16～20 个，以气管环韧带将其互相连接。成年气管男性长约 12cm，女性约 10cm，气管内径左右为 2.0～2.5cm，前后为 1.5～2.0cm。气管在其下端隆突分叉处比较固定，其余部分较易活动，可随头部伸仰、颈部转动、吞咽、呼吸等动作而变换位置。颈前正中部相当于胸骨上窝以上水平有 6～8 个气管环，称为颈部气管。胸骨上窝以下诸环位于胸部中纵隔，称为胸部气管。颈部气管的长度和位置深浅与头部位置相关，头后仰时，颈部气管较长，位置较浅；头前倾时，颈部气管则部分进入胸腔，位置变深。右侧主支气管较粗短，长度约 2.5cm，直径为 1.4～2.3cm，与气管纵轴的延长线成 20°～25°角，右主支气管向下分出上、中、下三个肺叶支气管，右肺上叶支气管于隆突嵴下约 1cm 自右主支气管前外方分出，其开口与右主支气管几乎成 90°角，继而再分为尖、后、前三个段支气管进入各肺段。从右肺上叶支气管口向下 1～1.5cm，自支气管前壁分出中叶支气管，向下再分成内、外侧段支气管。右肺下叶支气管为右主支气管的延续，开口在中叶开口小嵴的下方，再向下分成背、内侧基底、前基底、外侧基底、后基底五个段支。左主支气管细而长，长度约 5cm，直径为 1.0～1.5cm，与气管纵轴的延长线约成 45°角，左主支气管向下分出上、下两个肺叶支气管。左肺上叶支气管于隆凸嵴向下约 5cm 处自左支气管前外侧壁分出，其内侧即为左肺下叶支气管。上叶支气管再分为尖后、前、上舌、下舌段支气管。下叶支气管向下分出背、内侧基底、前基底、外侧基底、后基底段支气管。右主支气管管径较

大,走行较直,因此,气管异物易进入右主支气管。

气管和支气管壁的构成由内向外为黏膜层、黏膜下层、纤维软骨环和外膜或筋膜层。黏膜层上皮为假复层纤毛柱状上皮,含有大量杯状细胞。黏膜下层为含有疏松结缔组织和管泡状腺体,有浆液腺和黏液腺,开口于气管腔。气管的外膜或筋膜层内可见广泛的神经血管网。

气管的血供主要来自甲状腺下动脉,后者为锁骨下动脉的甲状颈干的分支。静脉回流主要通过甲状腺下静脉回流入无名静脉。

气管、支气管的淋巴引流至气管前淋巴结、气管旁淋巴结和气管支气管周围淋巴结。

气管和支气管由交感神经和副交感神经支配。交感神经纤维来自星状神经节,兴奋时引起血管收缩,黏液分泌减少,并使平滑肌舒张,气管、支气管扩张。副交感神经纤维来自迷走神经,兴奋时引起血管扩张,黏液腺分泌,并使气管、支气管平滑肌收缩。

三、硬质气管镜的手术设备和器械

现代硬质气管镜主要由硬质镜、杆状透镜、照明系统及附件四部分组成。

1. 硬质镜　镜身为粗细一致的空心不锈钢管。成人的硬质支气管镜的直径为 9～13.5mm,长度为 40cm,管壁的厚度为 2～3mm。镜身的远端为一光滑斜面,这一结构特点有助于通过声门和气道的狭窄部分,同时还可以用其铲除阻塞于腔内的病灶。现代激光硬质气管镜镜身近端除中央开口外还有数个侧孔,便于操作过程中通气和多种器械联合使用。操作时硬质杆状透镜以及各种活检镜、异物钳、吸引导管、穿刺针、扩张用的球囊、探条、激光导光探头和支架的推送装置等均通过镜身中央开口送入,侧孔用于连接通气管道和外置光源及各种纤维状电凝电极或激光导光纤维等。

2. 杆状透镜　硬质气管镜的目镜是由一组可以提供一定视野和略带放大作用的杆状透镜组成,根据前端镜面角度分为 0°、30°、60°、90°、110°镜等。对于大多数的气管和主支气管腔内的操作,视角为 0°的杆状透镜都能胜任,而有一定视角的杆状透镜则可以清楚地显示两侧的上叶支气管。操作者可以根据不同的目的,选择不同的目镜(图 2-3-1-1)。在杆状透镜的尾端还可以接上摄像头,将整个操作过程呈现在监视器上,同时可以进行录像,便于资料的

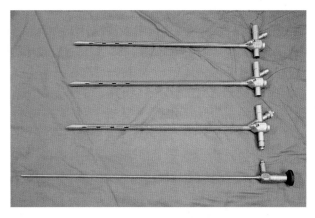

图 2-3-1-1　硬质镜及杆状透镜

保存及教学等。

3. 照明系统　通常由外置光源或导光缆组成,可与其他多种内镜通用。

4. 其他　包括各种类型的活检钳及异物钳。此外还有像扩张用的机械探条、球囊、冷冻探头、电凝头、激光导光纤维或探头、吸引管等(图 2-3-1-2)。

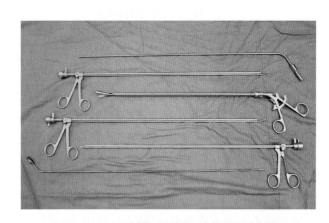

图 2-3-1-2　吸引管、活检钳、异物钳及穿刺针

四、硬质气管镜的适应证和禁忌证

1. 适应证
(1) 诊断方面:
1) 气道深层组织的活检。
2) 儿童的支气管镜检查。
(2) 治疗方面:
1) 大咯血的治疗。
2) 气道狭窄的扩张。
3) 气道腔内的激光治疗。
4) 气道腔内支架植入。
5) 气道的异物摘除。
6) 气道腔内肿瘤切除。

7）冷冻治疗。

8）电凝治疗。

9）气道内黏稠分泌物清除。

2. 禁忌证

（1）血流动力学指标不稳定者。

（2）顽固的低氧血症。

（3）脊椎关节强直造成脊椎活动受限者。

（4）颌面部外伤或口腔疾病造成张口困难者。

（5）喉部疾病造成硬质镜通过困难者。

（6）高龄。

（7）心肺功能差，无法耐受手术。

（8）凝血机制异常，血小板功能不全。

（9）不能合作的患者。

五、常见并发症

1. 麻醉药过敏或中毒。

2. 口腔损伤　牙齿、上唇。

3. 声带损伤及杓状软骨脱位。

4. 喉头水肿。

5. 喉痉挛。

6. 缺氧甚至窒息。

7. 支气管破裂或支气管嵴损伤。

8. 心血管功能紊乱。

9. 出血。

（李运　王俊）

第二节　硬质气管镜的基本操作方法

一、麻醉技术和体位

（一）病理生理特点

需要行硬气管镜手术的患者都存在中心气道（指气管、隆突、左右主支气管及中间段支气管）的梗阻，病变阻塞管腔可导致患者严重的呼吸困难，甚至呼吸衰竭而死亡。常见气道狭窄的病因为气管、支气管原发与转移性恶性肿瘤或良性肿瘤、肉芽肿性病变、器质性狭窄（例如气管外伤、吸入性烧伤等）和炎性狭窄等。在气道梗阻情况下，黏液腺过度分泌致纤毛不能有效摆动，黏液不易排出，并可形成黏液栓，阻塞小支气管；加之黏液覆盖在入侵的细菌表面，阻碍抗体的防御作用，致使呼吸道引流不畅，易引发感染。随着阻塞程度的加重，使支气管呈部分阻塞或完全阻塞。阻塞后引起远端肺组织发生肺炎、肺不张、支气管扩张、阻塞性肺炎和阻塞性肺气肿等。

患者发病常较隐匿，气道阻力无明显增加，因此往往无气道症状。随着病变进展，气道阻塞达到一个启动点时，呼吸道阻力可明显增加，并与气道半径的4次方成反比。临床上患者即有明显的呼吸系统症状，如呼吸困难，以吸气性呼吸困难为主；另有咳嗽及特殊的哮鸣音，后者在呼气及吸气相均可存在，并在梗阻部位听诊最为明显。由于大气道的伸缩性较好、储备能力大，病变使气管阻塞或狭窄达到正常管腔的1/3～1/2时，患者才出现症状。慢性气管狭窄发病常缓慢。一旦患者在平静状态下发生高碳酸血症和呼吸困难，提示已有致命性的中心气道狭窄或阻塞存在。

（二）麻醉管理要点

1. 术前准备　由于大部分患者术前均存在不同程度的气道梗阻，肺功能很差，因此不宜使用术前药，避免过度镇静后抑制呼吸功能，导致缺氧或二氧化碳蓄积。对于分泌物多的患者要雾化吸入排痰，为手术创造良好条件。

2. 麻醉方法和体位　由于硬气管镜手术无法行气管内插管，需要喷射通气，因此只能选择全凭静脉维持麻醉。患者仰卧位，保持头部后仰（图2-3-2-1 硬质气管镜后仰体位）。选用静脉快速诱导，依次注入丙泊酚、舒芬太尼、维库溴铵或罗库溴铵后，先

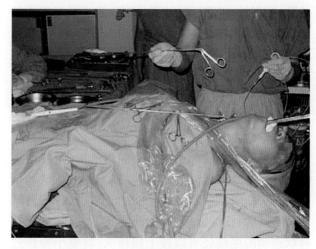

图2-3-2-1　硬质气管镜过伸仰卧体位

以面罩人工呼吸,再由外科医师在直视喉镜引导下插入硬气管镜开始手术。麻醉维持用静脉持续泵入丙泊酚3~6mg/(kg·h)和瑞芬太尼0.06~0.2μg/(kg·min)。丙泊酚复合瑞芬太尼可以达到很好的镇静及镇痛效果,既减少了肌松药的用量又不影响术后苏醒及拔管,是比较理想的麻醉选择。根据手术需要追加维库溴铵或罗库溴铵。术中定期进行动脉血气分析。在麻醉诱导前及术中(手术开始后10分钟)采取桡动脉血行血气分析,手术结束前约15分钟静脉给予地塞米松10mg。术毕撤出硬气管镜行单腔气管插管后可监测呼气末二氧化碳分压($P_{E-T}CO_2$),直至患者苏醒后拔管,返回病房。

3. 呼吸管理 硬气管镜手术麻醉管理的关键是呼吸管理。术中采用常频喷射通气,频率20~30次/分,是因为考虑高频通气(频率≥100次/分)时的呼气时间太短,肺内CO_2不易排出,易引起体内CO_2蓄积。由于这类患者术前均有不同程度的气道梗阻而导致不同程度的缺氧和CO_2蓄积,为了保证术中足够的氧合和肺泡通气功能,选择100%浓度氧进行喷射通气。在喷射通气期间,喷射压力定为2.5~3.5kg,在这个压力下,每次通气时肉眼均可以看到胸廓的起伏,评估潮气量大概在400~600ml。通气5~10分钟后检查动脉血气分析,并根据血气分析结果调节喷射气压。

在硬气管镜手术麻醉期间,麻醉医师和外科医师之间应紧密协作。有的病例气道梗阻在支气管内,硬气管镜需要进入一侧支气管内操作,相当于只在患侧肺进行单肺通气,而使另一侧肺的通气减弱或完全无通气。而患侧肺存在机械梗阻,通气困难,健侧肺又得不到通气,时间长了势必会导致通气不足,PaO_2下降和$PaCO_2$升高。另外,术中有时需要用氩气刀将肿瘤组织切除,在应用氩气刀时需及时停止通气,避免气道灼伤。有文献报道,当患者呼吸完全停止时,第一分钟内的$PaCO_2$即可上升8~16mmHg,平均13.4mmHg,其后每分钟可上升2.5~3.0mmHg。因此,停止通气时间一般为1分钟,最长不超过3分钟,并且需要控制硬气管镜进入支气管内的时间也不要超过3分钟,必要时检查动脉血气分析。麻醉医师要时刻关注手术进展,一旦在一侧支气管内操作时间过长(>3分钟),要及时提醒胸外科医师尽快将硬气管镜退回主气道,待通气改善后再进行手术。

4. 呼吸监测 目前对喷射通气期间CO_2排出的机制还不是完全清楚,因此,在硬气管镜手术中呼吸监测十分重要。目前一般都采用动脉血气分析评估术中通气状况,它的优点是可以准确地反映患者术中氧合情况及肺泡通气功能,缺点是不能进行连续监测,尤其是对CO_2的排出状况。但术中参考动脉血气分析的结果来指导麻醉呼吸管理是能够充分保证患者的麻醉安全并顺利完成手术的。近年来术中$P_{E-T}CO_2$和经皮CO_2($PtcCO_2$)监测在硬气管镜手术麻醉中的应用受到关注。这两种方法的优点既是无创性的,又可以持续监测;缺点是并不能准确地反映$PaCO_2$变化,使监测的准确性降低。

另外,在手术期间脉搏氧饱和度(SpO_2)监测虽然不能完全反映患者通气情况,但由于是连续监测,可以参考它的变化趋势调节通气。如果SpO_2持续降低(<90%)和(或)血气中$PaCO_2$过高(>70mmHg),应及时停止手术,把硬气管镜连接麻醉机手控辅助通气,待通气改善后再行手术。需要注意的是麻醉机辅助通气时需要把硬气管镜其余的连接口封住,防止漏气。

二、硬质气管镜的置入方法

硬质气管镜的置入有多种方式,医师可通过硬质气管镜近端观察解剖结构后直接插入硬质镜,或者将硬质内视镜插入硬质镜内,通过视频监视器看清气道的结构后插入硬质镜。

1. 硬质气管镜置入的"经典技术" 右手持插入硬质镜内的硬质内视镜及视频接头部分,左手大拇指和缓地放在患者的唇/牙龈处,然后稳定地将硬质镜远端插入口咽部。将中指抵住上齿部同时示指抵住硬质镜的前面,增加置入时的稳定性。硬质镜远端斜面朝向前方,与患者呈90°角垂直插入口咽部。当硬质镜远端到达舌根部并看到腭垂时,再轻缓地向前推进1~2cm,同时右手下压硬质镜,使之与患者呈平行方向。用硬质镜前端斜面挑起会厌的前部,充分暴露声门,此时将硬质镜旋转90°,然后缓慢插入上段气管。待镜身前端进入气管后再将硬质镜旋转90°,使硬质镜前端斜面向前,然后缓慢旋转着将硬质镜推进至更深的部位,以免损伤气管后外侧壁。

2. 应用直接喉镜技术协助插入 麻醉师站立于患者身侧以喉镜辅助暴露声门,术者站于患者头端,握持已插入硬质内视镜并已连接呼吸机的硬质气管镜镜身,按气管插管的方式置入硬质气管镜,当镜身通过声门后,即可将喉镜撤出。

三、硬质气管镜检查和治疗

成功将硬质气管镜置入气管后,在助手的配合下,对气道进行全面的检查和评估,判断整个大气道的情况及病变的可切除性。对于大气道肿瘤,尤其应明确肿瘤蒂部的宽窄等具体情况,如术前未能取得病理诊断的患者,可先咬取组织活检进行冷冻病理检查。检查完毕后,根据肿瘤的部位、大小、性质、血供及肿瘤基底的情况,选用合适的操作器械,经硬质气管镜镜筒置入,通过监视器直视下进行冷冻、电凝、肿瘤切除及放置支架等操作。大块的肿瘤组织切除后,经硬质气管镜管腔内置入纤维支气管镜进行高频电凝或氩等离子体凝固止血并清除气道内积血和组织碎块等。术毕,退出硬质气管镜后,患者换用喉罩或者单腔气管插管并继续行机械通气,待完全清醒后,拔除喉罩或者气管插管,术后不需要机械通气。

（吉晓琳　李运）

参 考 文 献

1. 李运,李剑锋,刘军,等.电视硬质气管镜治疗大气道良性肿瘤.中国微创外科杂志,2005,12(5):997-998.
2. Simon. M,Gottschall. R,Gugel. M,et al. Comparison of trans-cutaneous and endtidal CO2-monitoring for rigid bronchoscopy during high-frequency jet ventilation. Acta Anaesthesiologica Scandinavica,2003,47(7):861-867.
3. Conacher ID. Anaesthesia and tracheobronchial stenting for central airway obstruction inadults. Br J Anaesth,2003,90(3):367-374.
4. A. Rezaie-Majd, W. Bigenzahn, D. M. Denk, et al. Superimposed high-frequency jet ventilation (SHFJV) for endoscopic laryngotracheal surgery in more than 1500 patients. Br J Anaesth,2006,96(5):650-659.
5. 谢荣.麻醉学.第 3 版.北京:科学出版社,1994:46-48.
6. Jones MJ., Mottram SD., Lin ESetal et al. Measurement of entrainment ratio during high frequency jet ventilation. Br J Anaesth,1990,65:197-203.

第三节　硬质气管镜的常用治疗手段

一、激 光 治 疗

（一）概述

激光是一种新型的光源,它是由原子、分子中处于高能级亚稳态的电子在入射光子的诱发下,引起大量电子由高能级向低能级跃迁而产生大量特征完全相同的光子聚集而形成光束,具有高亮度、单色性好、方向性强三大基本特征。1970 年,Strong 和 Jako 等人首先采用硬质气管镜介导 CO_2 激光治疗气管良性肿瘤;1976 年,Laforet 首次利用 CO_2 激光用于治疗气管和支气管中的恶性梗阻,获得了良好的疗效,有效地改善了此类患者的呼吸困难症状。1981 年 Toty 等人率先报道通过纤维支气管镜介导采用 Nd:YAG 激光,治疗气管、支气管内肿瘤和狭窄,获得了显著的疗效。

目前临床常用的激光有:CO_2 激光、Nd:YAG 激光、KPT 激光和氩激光。激光的生物学作用主要包括热效应、机械效应、光化效应、压强效应及电磁场生成效应等,其中最主要的是热效应。当激光光子和生物分子相互作用时,光子可能被吸收到生物分子中,被激活的生物分子又能通过与其他分子的多次碰撞而逐渐失去所获得的能量,从而使组织生热,将大部分光能量转换成热效应。激光对组织的热作用使生物组织蛋白质变性、坏死、炭化燃烧直至汽化。

内镜激光的治疗在临床上分为两种:一种是直接治疗;一种是激光照射的光敏治疗-光动力学治疗(PDT)。前者是指用激光直接对病区进行照射,使病区发生汽化、炭化或者由于激光产生的热能使毛细血管和小血管内膜损伤而出现血管闭塞、血栓形成而达到治疗疾病的目的。光动力学治疗(PDT)是指对肿瘤患者注射光敏物质如血卟啉衍生物后48 ~ 72 小时内对腔道肿瘤进行激光照射发生光敏作用而达到治疗肿瘤的目的。

目前常用的治疗激光主要有两种:①Nd:YAG 激光:波长 1.06um 的近红外激光,属于固体激光,热灼伤深度可达 3mm。可以通过可弯曲内镜传导,可用于各种气道内镜治疗;②CO_2 激光:波长为 10.6um 的红外激光,属于分子气体激光。不能通过可弯曲内镜传导,所以仅适用于硬质气管镜下的喉部或近端大气道的介入治疗。

（二）适应证

原则上,只要支气管镜能够看得见的气道内各种良、恶性病变,及各种原因引起的气道内狭窄,用光导纤维能对位准确、便于操作的部位,均可以应用激光治疗。

1. 气管、支气管原发与转移性恶性肿瘤　包括原发性支气管肺癌、肉瘤、癌肉瘤、畸胎瘤、淋巴瘤、浆细胞瘤、类癌、腺样囊性癌等。对于恶性肿瘤,一般用于失去手术机会或肿瘤晚期病变阻塞大气道造成呼吸困难者,激光可以立即打通阻塞、改善通气、缓解或治愈呼吸困难。

2. 气管、支气管良性肿瘤　包括错构瘤、乳头状瘤、息肉、软骨瘤、脂肪瘤、平滑肌瘤、纤维瘤、血管瘤、神经鞘瘤等。良性肿瘤一般比较局限,用激光容易切除,极少复发,所以激光对良性肿瘤治疗效果极好,对某些部位的良性肿瘤可以代替手术治疗。

3. 气管、支气管肉芽肿及瘢痕狭窄　包括手术缝线及气管切开的套管、异物等的刺激引起的肉芽肿;结节病及结核性肉芽肿、结核、外伤等引起的瘢痕性狭窄。

4. 近端气道的局灶性出血　由于激光具有明显的蛋白质凝固及血管封闭的作用,适当降低激光功率可用于气道内止血治疗。

5. 气管支气管瘘的封闭。

6. 嵌顿型支气管结石、各种嵌顿于气道壁的异物(包括气道内支架)的切割。

(三)禁忌证

除了支气管镜检查的一般禁忌证以外,对于气道的外压性狭窄,激光治疗属于相对禁忌证,在此情况下很容易造成气道的穿孔。对于气道完全闭锁后的气道进行激光治疗,亦应慎重。因为肺不张之后,支气管的走行角度发生了改变,稍有不慎也容易造成穿孔。

(四)手术操作

1. 所需器材　激光发射机、硬质气管镜、石英光导纤维及其他辅助器械。

2. 具体操作　置入硬质气管镜后,经工作孔道插入光导纤维,准确对准病变后操作,光导纤维尽量靠近镜身远端开口,应用可见红光定位,对准且距离目标 4~10mm,发射激光。功率30W,每次照射(脉冲时间)为 0.5~1 秒,持续 1 秒,所用能量根据病灶大小而定,病变凝固后,通过吸引或者活检钳清除坏死组织,也可利用硬质镜远端斜面铲除病变,或者旋转硬质镜直接穿透阻塞部位疏通气管、支气管。

(五)疗效的影响因素

1. 病变的部位　主要适用于近端中央气道的

病变,当病变位于气管、左右主支气管中间段支气管时,治疗效果往往较好,病变越趋远端,治疗效果往往较差。

2. 病变的范围　病变累及气道的范围越小,疗效越好,范围越广,疗效越差。

3. 病变的性质　局部的增生性病灶(如局部的肉芽肿、血管瘤、平滑肌瘤等)疗效最好;黏膜下广泛浸润性病灶(如支气管肺癌、气管、支气管淀粉样变性等)疗效次之;外压性气道狭窄的疗效往往欠佳。

(六)常见并发症

1. 支气管及其邻近组织的穿孔　多是由于病变造成气管支气管构造和走行发生变化、治疗时采用的功率过大或照射角度掌握不当或麻醉不充分等原因造成,是最严重的并发症。常表现为气胸、纵隔气肿、气管-食管瘘、致命性的大出血等。

2. 出血　致命性大出血的发生多与采用的激光功率过高损伤或击穿周围血管壁有关。

3. 心血管系统并发症　表现为低血压、室性或室上性心律失常。

4. 低氧血症　主要是由于坏死组织、出血及分泌物阻塞气道所致。

二、冷冻治疗

(一)概述

冷冻治疗是利用低温对分子、细胞、组织甚至器官水平的不同程度损伤来达到治疗的目的。低温使细胞内外形成结晶,由于冰晶的碾磨作用,将造成细胞内的各种细胞器的严重损坏;低温还造成局部微血管血栓形成而导致组织的缺血和梗死。目前常用的冷冻源有 CO_2 和 N_2O。

1975 年,美国医师 Sanderson 首次报道了通过支气管镜对肺癌患者实施冷冻治疗,开拓了冷冻疗法在支气管腔内治疗的新领域。20 世纪 80 年代以后,冷冻治疗蓬勃发展。1994 年,出现了适用于可弯曲支气管镜的可弯曲冷冻电极,使支气管腔内的冷冻治疗更加方便。

(二)适应证

1. 气管、支气管腔内恶性肿瘤的姑息性治疗。

2. 气管、支气管良性病变的根治性治疗。

3. 支架植入后,支架两端及腔内再狭窄的治疗。

4. 气管、支气管异物,黏液栓子或凝血块的清除。

(三)禁忌证

1. 病变位于周围远端支气管,冷冻探头无法达到。

2. 大气道的严重阻塞,导致呼吸衰竭。

3. 外压性狭窄,冷冻治疗的效果亦较差。

（四）手术操作

1. 所需器材　硬质气管镜、冷冻治疗机（包括冷冻源和控制装置）、各种冷冻探头。

2. 具体操作　全麻成功后,将硬质气管镜置入气道后,首先对气道进行全面的检查,判断整个大气道的情况及气道内病变的可切除性,然后将硬质镜置入病变所在的气道内,镜身直对肿瘤,将肿瘤主体尽可能放在视野中央,通过监视器直视下将杆状冷冻探头插入肿瘤内部,采用-70℃低温,持续90秒后迅速融解,间隔60秒后进行第二次冷冻,每点反复快速冻融三次,间隔2mm进行下一组三个循环的冷冻治疗。冷冻后见肿瘤组织缩小、颜色变浅,吸引或以活检钳清除气道内积血及坏死组织。待瘤体清除干净后,冷冻处理肿瘤基底部,方法同前,但探头应仅贴附肿瘤根部,不能插入气管壁内（图2-3-3-1）。

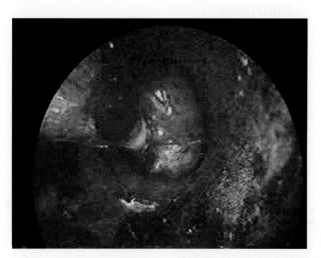

图2-3-3-1　冷冻治疗

（五）常见并发症

1. 出血。

2. 气道壁损伤。

3. 呼吸困难,呼吸衰竭。

4. 气管支气管瘘。

5. 气道痉挛。

6. 气胸。

三、氩气刀治疗

（一）概述

氩等离子体凝固（argon plasma coagulation,

APC）又称氩气刀,是一种利用氩气电离产生的氩等离子体束传导高频电流,产生热量高温凝固组织的治疗方法。氩气是一种惰性气体,高压氩气流在高频电流的作用下可发生电离。电离后的氩等离子体束具有导电性,能将电流从高频输出电极导向组织,通过产生的热效应使组织失活和凝固。

（二）适应证

1. 气管、支气管可视范围内的局部出血,特别是弥漫性出血。

2. 气管、支气管可视范围内良恶性肿瘤及各种肉芽肿性病变的治疗。

3. 气管、支气管金属支架置入术后,支架腔内继续生长的肿瘤或肉芽肿。

（三）禁忌证

1. 硬质气管镜的一般禁忌证。

2. 患者不能配合治疗或不愿接受此治疗。

3. 超出可视范围内的病变或出血。

（四）手术操作

1. 所需器材　硬质气管镜、氩等离子体凝固机、各种杆状和纤维状氩气刀头（图2-3-3-2）、橡胶负极板、控制踏板。

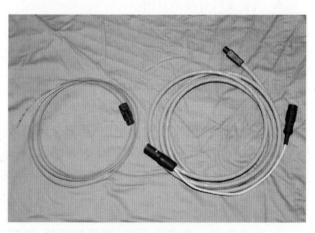

图2-3-3-2　氩气刀头

2. 具体操作　常规方法置入硬质气管镜,光导纤维经镜身侧孔插入,准确对准病变后进行治疗。每次治疗的时间一般不超过5秒。时间延长将增加作用深度。导管喷头不要贴紧治疗部位,否则治疗局部的坏死组织会阻塞导管开口,影响氩气流量和治疗效果。病变凝固后,通过吸引或者活检钳清除坏死组织,也可利用硬质镜远端斜面铲除病变,疏通气道（图2-3-3-3）。

（五）常见并发症

1. 低氧血症。APC治疗时间过长,氩气流量过

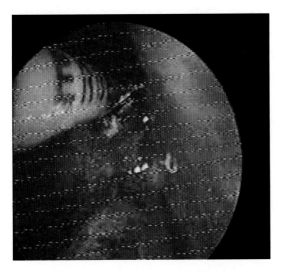

图 2-3-3-3 氩气刀烧灼肿物基底部

大,可造成患者血氧饱和度下降。

2. 气胸、纵隔气肿或皮下气肿。

3. 气道壁穿孔。

四、高频电凝治疗

(一) 概述

高频电凝是利用高频电能产生的热能,作用于组织,使之凝固、坏死、炭化及汽化,同时使血管闭塞。其基础理论是焦耳定律。

(二) 适应证

1. 失去手术机会的气管、支气管腔内恶性肿瘤的姑息性治疗。

2. 气管、支气管腔内的各种良性肿瘤的根治。

3. 各种炎症、手术、外伤及异物性肉芽肿的清除。

4. 支气管镜可及范围内的气道组织出血。

(三) 禁忌证

1. 安装有心脏起搏器的患者 高频电流可以使某些起搏器功能失灵,经体外起搏器导管头引起心肌烧伤和心室颤动。

2. 管外型肿瘤。

(四) 手术操作

1. 所需器材 硬质气管镜、高频电治疗仪、手术电极、中性电极、控制踏板。

2. 具体操作 常规方法置入硬质气管镜,观察气道内病变的部位、大小、形态、表面情况及管腔狭窄、阻塞程度。将纤维状电极通过镜身侧孔伸出至病变表面,根据需要选择治疗模式,一般持续时间不超过 10 秒。根据术中具体情况决定治疗次数,直至

病灶清除干净或充分止血。病变凝固后,通过吸引或者活检钳清除坏死组织,也可利用硬质镜远端斜面铲除病变,疏通气道(图 2-3-3-4)。

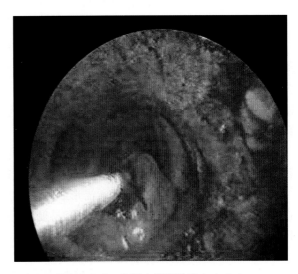

图 2-3-3-4 高频电凝烧灼出血点止血

(五) 常见并发症

1. 出血 病变组织血供丰富或穿透支气管壁导致肺动静脉损伤,都可能造成出血。

2. 气道壁穿孔。

3. 中性电极处组织的损伤。

4. 手术电极和中性电极以外部位的烧伤。

5. 气道内的烧伤 高频电流产生的电火花可引燃吹入气道的氧气而导致气道烧伤。

五、气管支气管支架

(一) 概述

19 世纪,英国的牙科医师 Charles R. Stent 发明了牙齿注模的新材料,以后就以 Stent 来命名各种固定和支撑组织的材料。1872 年 Trendelenburg 利用内置金属螺旋弹簧橡胶管为一位气管狭窄的患者支撑颈部气管狭窄,这是人类最早的气管支气管支架治疗的尝试。Bond 报道了在外科手术中放置了 T 形气管切开管治疗气管狭窄。1933 年,Canfield 和 Noton 利用银质管治疗儿童喉部的骨性狭窄,这是人类首次使用金属支架治疗气道狭窄的报道。

(二) 常用的气管、支气管支架的种类

按其制作材料分为两大类:

1. 硅酮(Silicone)管状支架(有或无金属加固)

(1) T 形管支架:主要用于声门以下各个水平上的气管狭窄,被认为是目前治疗高位气管狭窄的

最安全的支架。

（2）Dumon 支架：应用广泛，可以用于成人和儿童的气管、主支气管及叶支气管的各种器质性狭窄。

（3）Dynamic 支架：新型的 Y 形管状支架。

2. 金属网眼支架（覆膜或不覆膜） 常用的材料包括：镍钛合金、不锈钢、各种含钴的合金材料、铬、钼等。根据膨胀方式分为：自膨胀式金属支架和被动膨胀式金属支架。根据其是否覆膜，将其分为：单纯的金属网眼支架和覆有外膜的金属支架。

（1）Palmaz 支架：属于被动膨胀式不锈钢支架，由薄壁的不锈钢管经过激光雕刻而成，需送至狭窄处靠球囊或扩张钳将其扩张至所需形状。其特点是可塑性较好，但是弹性较差，受压后容易变形，且不能再恢复到原来的形状和直径。

（2）Strecker 支架：属于被动膨胀式金属网眼支架。

（3）Ultraflex 支架：属于自膨胀式镍钛合金支架，能够很好地适应不规则或表面凹凸不平的气道病变。有覆膜和不覆膜两种类型。

（4）国产镍钛合金支架：属于自膨胀式镍钛合金丝编织而成的支架，有覆膜和不覆膜两种。

（5）Wall 支架：属于自膨胀式金属合金支架，有覆膜和不覆膜两种。

（6）Gianturco 支架：属于自膨胀式不锈钢丝支架。支架的外面有挂钩，以便固定在气管壁上。

（三）支架的选择

1. 硅酮支架

（1）优点：价格便宜；放置过程中位置的调整和移出比较容易。

（2）缺点：

1）支架置入需要在全麻下采用硬质气管镜进行。

2）容易发生支架移位，特别是对于短的锥状气道狭窄。

3）支架本身较厚，置入后支架段气道腔较细。

4）影响黏液纤毛清除功能，较易发生分泌物阻塞气道。

5）贴壁性差，不宜用于气道不规则或表面凹凸不平的狭窄。

对于恶性气道狭窄、血管外压性气道狭窄或者仅仅需要暂时性支架置入的患者，首选硅酮支架。

2. 金属支架

（1）优点：

1）置入方便，可在局麻下采用可弯曲支气管镜进行置入。

2）具有良好的弹性，置入后移位的发生率较低。

3）支架本身较薄，有较高的内外径比值；可在一定程度上保留气道的黏液排出功能。

（2）缺点：

1）价格相对昂贵。

2）支架一旦置入后，移出比较困难，通常要用激光将其切割成碎片后才能逐一取出。

3）对于无覆膜的金属网眼支架来说，发生肿瘤或肉芽组织穿过网眼生长致腔内再狭窄的发生率较高。

目前金属网眼支架应用得越来越广，可应用于各种良、恶性气道病变。

（四）适应证

1. 气管肿瘤 晚期肺癌或者纵隔恶性肿瘤引起的气道狭窄，无法手术重建气道或者体质较差或者已经有远处转移者。

2. 肿瘤或其他原因引起的气管食管瘘。

3. 气管支气管软化症及多发性复发性软骨炎。

4. 喉气管重建术后气管塌陷。

5. 单纯性纤维性喉气管狭窄。

6. 全身系统性疾病不能耐受气管重建者。

（五）手术操作

1. 所需器物 硬质气管镜、专用的推送器、异物钳、冰盐水。

2. 具体操作 根据患者的情况选用合适的支架种类，将支架放入专用的推送器内。常规方法置入硬质气管镜，观察气道内病变的部位、大小、形态、表面情况及管腔狭窄、阻塞程度。将载有支架的推送器送入病变段支气管，调整并确认到达最佳位置时，将支架置入气道。如位置不满意，可用异物钳进行微调。清除气道内积血和分泌物。

六、微波治疗

（一）概述

微波是电磁波的一个特定频段，波长 0.1 ~ 1μm，频率为 300MHz 至 300GHz，能使物体的极性分子发生振动而产生热能，生物组织细胞内的各种离子由于这种电场作用振动摩擦而产生热效应，这种热效应称之为"微波热能"。微波可以抑制肿瘤细胞 DNA 复制、RNA 转录和蛋白质的合成，损伤肿瘤细胞染色体,抑制有丝分裂、防止肿瘤细胞增生、损伤肿瘤细胞的超微结构,如线粒体等,同时增强 T 细胞与 NK 细胞抗肿瘤作用,而且对正常细胞无影响。同时微波还具有组织凝固作用,并使凝固坏死组织周围的小血管痉挛、血管壁肿胀、管腔狭窄及内皮细胞破坏等导致凝固血栓形成,从而达到凝固治疗出血、切除肿瘤等目的。

（二）适应证

1. 中央型肺癌(管内型)致支气管狭窄、阻塞而无手术指征者。

2. 肺癌术后复发伴有大气道阻塞者。

3. 气道内良性肿瘤或肉芽肿导致狭窄者。

4. 大气道出血。

（三）禁忌证

1. 有支气管镜检查的禁忌证者。

2. 管外型肿瘤或肿大淋巴结压迫致气道狭窄者。

3. 气管重度狭窄。

4. 支气管镜无法到达的外周病变。

5. 妊娠妇女慎用。

6. 植入心脏起搏器电极的患者。

（四）手术操作

1. 所需器材　硬质气管镜或纤维支气管镜、微波治疗仪(频率 2450MHz,功率 0 ~ 200W)、微波辐射器(针状或柱状单极同轴天线)、控制踏板。

2. 具体操作　常规方法置入硬质气管镜,观察气道内病变的部位、大小、形态、表面情况及管腔狭窄、阻塞程度。经镜身侧孔插入微波天线,直至深入到病变的内部或表面,利用控制踏板控制辐射,输出功率一般为 40 ~ 60W,不得超过 80W,每次辐射时间为 3 ~ 7 秒,不得超过 7 秒,操作者根据不同需要调节输出功率,需要反复治疗 3 ~ 5 次。

（五）并发症

1. 支气管壁穿孔,多数是由于针状辐射器刺入支气管壁过深造成,应严格掌握适应证和禁忌证,并严格控制输出功率,穿刺深度及治疗时间。

2. 出血。

七、近距离放疗

（一）概述

1922 年,Yankauer 首次通过硬质气管镜将镭粒送入支气管内保留 4 ~ 6 小时,进行支气管腔内近距离放疗,成功地缓解了 1 例患者因肺癌导致的支气

管阻塞。1929 年,Kernan 和 Cracovaner 通过支气管镜进行电凝治疗并将镭针插入肿瘤内部进行放疗,成功地去除了患者左主支气管内导致肺不张的恶性肿瘤组织。这是人类支气管腔内近距离放疗的早期尝试。但是因为缺乏满意的放射源,医务人员有放射性暴露的危险,并且放射源的植入需要硬质气管镜或开胸手术等原因,支气管腔内近距离放疗在许多年中一直没能得到推广。20 世纪 80 年代,由于可弯曲支气管镜、支气管腔内激光治疗、放射源 192 铱的出现,特别是遥控后装置的发明,使支气管腔内近距离放疗重新显示出其独特的治疗价值。1983 年,Mendiondo 首次报道了通过纤维支气管镜插入装有^{192}Ir 的聚乙烯管进行支气管腔内近距离放疗。近距离放疗目前绝大多数用于气管、支气管恶性肿瘤的治疗,其目的主要是作为外放射和其他治疗的局部追加剂量,并改善患者症状,提高患者生活质量。

目前常用的放射源为^{137}Cs 铯和^{192}Ir 铱。^{137}Cs 铯的半衰期为 33 年,释放 γ 射线,组织穿透性好,但是由于制成的放射源比较大,仅适用于妇科、直肠和少数鼻咽癌的治疗。^{192}Ir 铱半衰期 74 天,释放 β、γ 两种射线,能量率高、体积小、便于控制,是目前最好也是应用最广的后装放射源。

根据放射源的放射性强弱,治疗的剂量率被分为低剂量率(LDR)、中剂量率(IDR)和高剂量率(HDR)。小于 2Gy/h 为放射性强弱的标准。所有剂量率都能对气管支气管肿瘤产生有效的抑制作用,但是每种剂量率各有优缺点。LDR 不需要昂贵的设备,操作简便,但是患者需连续治疗 30 ~ 72 小时,对导管不易耐受,并且医务人员放射性暴露的危险较高。HDR 需要时间短,在门诊即可进行,医务人员放射性暴露的危险很小,但是设备投资高,需要与导管相配套的多种支气管镜。

（二）适应证

1. 中央型肺癌或恶性病变侵犯纵隔或大气道。

2. 由恶性支气管腔内病变引起的呼吸困难、阻塞性肺炎或肺不张、咯血或难治性咳嗽等症状。

3. 术后残端未尽或残端复发。

4. 作为 Nd：YAG 激光治疗或其他腔内介入治疗的后续治疗。

5. 外放射治疗后支气管腔内仍有残留肿瘤者。

6. 综合治疗后支气管肿瘤复发。

7. 不能手术治疗的气管肿瘤。

8. 支气管肿瘤引起的持续性血痰者。

（三）禁忌证

1. 重度气道阻塞，应该在局部治疗保障气道通畅后再进行近距离放疗，以避免放疗后局部水肿导致整个气道的阻塞，特别是气管的阻塞。

2. 肺部、颈部等放射野有结核感染。

3. 有通向非支气管组织区域的瘘管。

4. 肿瘤未经组织学证实。

5. 最近大咯血保守治疗无效者。

6. 严重心肺功能不全或全身情况极度衰弱者。

7. 急性上呼吸道感染或者肺部感染未控制。

8. 外源性支气管压迫导致气道狭窄。

（四）手术操作

1. 所需器材 硬质气管镜、后装导管和定位缆、X线定位机、HDR近距离放疗系统。

2. 具体操作 常规方法置入硬质气管镜，观察气道内病变的部位、大小、形态、表面情况及管腔狭窄、阻塞程度。根据病变部位和范围，确定置管部位和深度，经活检孔插入后装导管，导管远端要超过病变2~3cm。导管定位的方法目前有两种：①直视定位：导管外表面作标志，直视下插入导管后，退镜后沿着导管旁边再次插入硬质气管镜，根据导管表面的标记，直视下即可确定导管和肿瘤的相对位置；②透视定位：置管前在透视下行硬质气管镜检查，确定病变部位的远端和近端，置入导管后再在导管内插入定位缆，即可在透视下确定肿瘤与导管的相对位置。定位后的治疗在高度屏蔽的房间进行，操作者通过遥控系统来控制整个治疗过程。根据需要，机身内的马达能驱动多个放射源进入指定的人体腔道，以进行正确的治疗。放射源会按照治疗计划在指定的驻留点停留一定的时间，以提供准确的放射剂量。驻留点之间的距离一般为0.5cm或1cm，驻留点的数量由计算机根据肿瘤的体积来计算决定。病变组织局部的放射剂量，是通过放射源驻留点的疏密和放射源在每个驻留点上驻留的时间来控制。

（五）常见并发症

1. 咯血 是最主要的并发症。

2. 气胸、支气管瘘。

3. 支气管痉挛。

4. 支气管狭窄和反射性支气管炎。

5. 放射性食管炎。

（李凤卫　李运）

第四节　硬质气管镜手术技术的临床应用

一、气管和主支气管良性肿瘤的治疗

原发性气管支气管良性肿瘤罕见，国内外文献多为个案或较少例数报道。曾有学者报道10年期间内镜诊断的3937例气管支气管肿瘤中，仅有185例为良性肿瘤，占同期诊断的4.6%；而国内报道显示，原发性气管支气管良性肿瘤的发病率占同期原发性气管支气管肿瘤的16.7%。原发性气管支气管肿瘤大多来源于黏膜上皮、腺体和间叶组织，呈膨胀式生长，进展缓慢，病程长，部分有恶变的可能，尤其是腺瘤和畸胎瘤。气管支气管的良性肿瘤包括腺瘤、乳头状瘤、平滑肌瘤、脂肪瘤、软骨瘤、神经纤维瘤、错构瘤、血管瘤等。据文献报道以软骨瘤、乳头状瘤、纤维瘤、错构瘤较为常见。

根据WHO支气管肺部肿瘤组织学分类，结合国内外报道的文献资料对各类型良性肿瘤的发病特点进行介绍如下：

（一）上皮性肿瘤

1. 乳头状瘤 来源于支气管黏膜表面上皮细胞，病理学上可分为鳞状上皮乳头状瘤和柱状上皮乳头状瘤，以鳞状上皮乳头状瘤相对多见。临床分单发鳞状乳头状瘤、多发鳞状乳头状瘤、炎性息肉型三种。其中单发乳头状瘤主要见于中年吸烟男性；多发性鳞状乳头状瘤又称乳头状瘤病，多数见于青少年，有证据表明该类型由人乳头状瘤病毒感染所致；炎性乳头瘤一般为单发，与支气管受慢性炎性刺激有关。乳头状瘤可恶变，术后可复发。

2. 唾液腺型混合瘤 也称多形性腺瘤，来源于支气管腺体上皮细胞，含上皮、黏液、软骨等多种成分，其中的上皮细胞可表现为多种形式。多形性腺瘤常在支气管腔内见到，发病年龄多在26~74岁，男性多见，生长缓慢，早期一般无症状，诊断困难。部分患者可能长期误诊为变应性咳嗽及支气管哮喘而接受内科治疗。既往文献报道一般在手术切除后经病理方才确诊，临床需与其他气管恶性肿瘤鉴别，可以恶变成为恶性多形性腺瘤，应积极手术切除，术后易复发,提示应长期随诊。

(二)间叶性肿瘤

1. 平滑肌瘤 起源于气管、支气管黏膜下肌层组织,好发于气管下 1/3 段的后壁,呈息肉状,一般基底广,瘤体较小,多数直径为 0.5～1.5cm,早期即可出现咳嗽、气短等症状,男性多见,一般主张肿瘤局部切除术,预后良好,有个别术后复发的报道。

2. 脂肪瘤 来源于气道黏膜上皮下的脂肪组织。由于大的支气管黏膜下层脂肪较多,故 80% 的脂肪瘤发生在气管支气管内,很少发生在肺实质内。一般较多见于左侧主支气管及叶支气管内,男性相对多见。关于诊断方面,由于肿瘤的脂肪成分,测定 CT 值对脂肪瘤的诊断有一定的意义,另外因为正常支气管黏膜下亦含有脂肪组织,造成活检阳性率低,这是脂肪瘤患者术前确诊率低的主要原因。

3. 软骨瘤 生长非常缓慢,质地较硬,经支气管镜活检不易钳取组织。

4. 神经鞘瘤 起源于气管壁黏膜下层神经,文献报道的患者中显示青年人居多,肿瘤一般有包膜,呈结节状,与周围组织界限清楚,临床应注意与恶性神经鞘瘤鉴别,手术后可复发。

5. 神经纤维瘤 早期缺乏特异性表现,手术后可复发,有恶变倾向。

6. 错构瘤 肺内最常见的良性肿瘤,过去曾称为软骨瘤或软骨黏液样错构瘤。它是由肺的正常结构成分组成,由于胚胎发育期异位组织的组合,而形成瘤样结构。错构瘤包括肺实质内型和支气管内型,后者少见。错构瘤生长缓慢,手术后不易复发和恶变,但临床存在与肺癌的鉴别问题,以及应警惕可能伴发肺部及其他部位肿瘤的危险,所以发现肿物原则上应积极手术,并定期随访。

气管良性肿瘤临床症状产生的主要原因是肿瘤阻塞气管腔,引起通气阻碍。早期一般无症状或症状轻微;当管腔阻塞超过 1/2～2/3,或可通气管径< 1cm 时可出现明显咳嗽、吸气性呼吸困难等症状。体力活动、体位改变、气管内分泌物增加可使症状加重;肿瘤破裂、出血,可出现痰中带血或咯血、咳出瘤组织块等表现。气管支气管前后有纵隔组织、软组织和骨骼影的重叠,普通胸片不能很好显示管腔内的肿瘤影,加之气管支气管肿瘤临床症状无特异性,早期常不易被常规 X 线胸片发现,易误诊为哮喘、支气管炎等病变。临床因误诊为哮喘而在长达 10 余年间反复接受内科治疗的病例临床亦时有报道。提高对本病的认识是降低误诊、早期诊断的关键。

气管肿瘤的诊断主要依靠气管体层照相、CT、纤维支气管镜检查等。气管体层相、CT 均能清楚显示腔内肿瘤,CT 还能显示肿瘤与周围组织间关系。良性肿瘤一般为结节状向腔内突起,管腔局限性狭窄,管壁一般无增厚,可有钙化,基底可有细蒂,无外侵。纤维支气管镜检查是最有效的诊断方法,可直接窥见肿瘤的形态、范围、质地,并取得活检明确病理,决定手术方式。但当气管阻塞严重时,建议于手术当天在手术室内具备各种抢救措施和设备的条件下行纤维支气管镜检查,或者直接行硬质气管镜检查和诊断以及进一步的治疗。

窄蒂的气管支气管良性肿瘤,如支气管腺瘤、软骨瘤、脂肪瘤、施万细胞瘤以及错构瘤等,病变范围常较局限,通常蒂部周围的黏膜正常,并不浸润气管壁,硬质气管镜下实现肿瘤的完全切(摘)除在技术上是比较容易实现的,且很少复发,多可达到根治的效果。通常可以在硬质气管镜直视下用活检钳将肿瘤整块或分块咬除。对于血供丰富的肿瘤,可通过冷冻或电烧灼的方法先减少肿瘤血供后再予以咬除;对于质地过于硬韧的肿瘤,如活检钳难以抓持,则可利用镜身前端特有的鱼嘴样斜面直接沿肿瘤蒂部将其完整铲除后再取出。肿瘤完整摘除后,可以氩气刀烧灼或冷冻处理摘除肿瘤后的蒂部及其周围约 1cm 范围的气管黏膜,则有利于减少出血并尽可能地避免复发(图 2-3-4-1～2-3-4-3)。

以往认为,宽蒂的气管支气管良性肿瘤,如平滑肌瘤、纤维瘤和纤维组织细胞瘤等,尤其是直径> 1cm 时,病变往往导致气道的严重狭窄,硬质气管镜下不易彻底切除,如病变长度可切除(气管切除长度以≤4cm 为安全,最长不超过 5cm 为佳),治疗策略

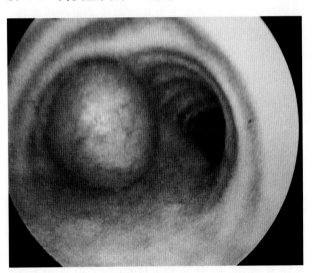

图 2-3-4-1 右主支气开口处宅基底肿物

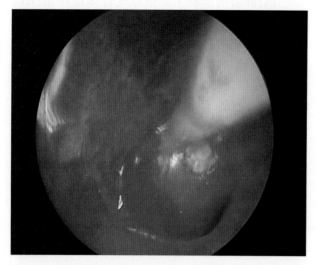

图 2-3-4-2　氩气刀烧灼肿物血管减少血供

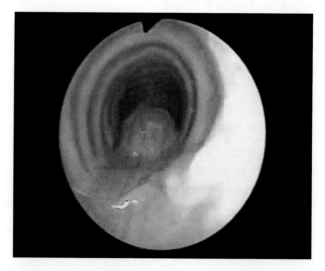

图 2-3-4-4　气管膜部宽基底肿物,气管插管难以通过

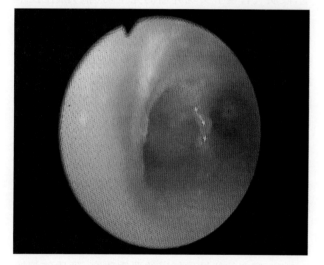

图 2-3-4-3　肿物被完全切除

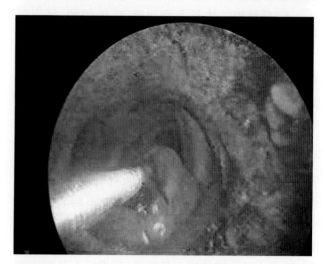

图 2-3-4-5　烧灼并钳取肿物

还是以开胸气管局部切除或气管环形切除术为主。硬质气管镜的价值在于为开胸根治手术创造条件。首先剜除或烧灼去除气管腔内大部分肿瘤并彻底止血,从而扩大气管管腔,便于常规气管插管后行开胸气管环形切除端-端吻合、隆突成形或支气管袖式切除术,从而提高麻醉和手术安全性(图 2-3-4-4 ~ 图 2-3-4-6)。

但是,随着临床经验的积累,硬质气管镜下根治性切除大气道良性肿瘤的适应证较前日益增宽,无论较宽蒂部的平滑肌瘤、纤维瘤,还是典型性类癌甚至多形性低等级腺癌均有硬质气管镜下根治性切除的报道。即使有部分患者出现术后复发,还可再次镜下切除或开胸手术治疗,临床随访效果亦满意。有作者报道,所有直径>1cm,其中最大直径达2.2cm 的 8 例平滑肌瘤、1 例纤维组织细胞瘤患者在

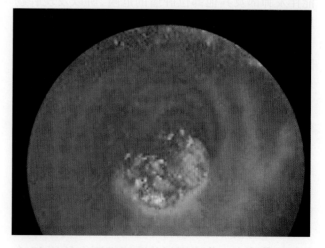

图 2-3-4-6　烧灼并钳取大部分肿物后,可安全常规气管插管

硬质气管镜下完成肿瘤的根治性摘除,术后平均随访51.5个月(34~74个月)无复发。

因此,对于气管良性肿瘤,尤其是窄蒂或者说蒂部不太宽的良性肿瘤,无论体积大小,均是硬质气管镜治疗的良好手术适应证。硬质气管镜可以作为这类疾病首选的治疗方法,如镜下操作困难,或者术后出现复发,则可考虑行开胸气管支气管切除吻合术。

二、原发性气管和主支气管恶性肿瘤的治疗

原发于气管和主支气管的恶性肿瘤病理类型多样,起源于黏膜上皮的有鳞状上皮细胞癌、腺癌,起源于黏膜腺体或黏膜下腺体的有腺样囊性癌和黏液表皮样癌,起源于黏膜上皮嗜银 Kultschiztsky 细胞的有分化不良型癌和类癌,起源于间质组织的有恶性多形性腺瘤、平滑肌肉瘤、恶性神经纤维瘤和癌肉瘤等。其中鳞状上皮细胞癌最为常见,约占50%;低度恶性肿瘤中则以腺样囊性癌最为多见,约占30%。

根据 WHO 支气管肺部肿瘤组织学分类,结合国内外报道的文献资料对较常见的恶性肿瘤的发病特点进行介绍如下:

1. 鳞癌 鳞癌的发病率居原发性气管、支气管恶性肿瘤之首,患者年龄多在50岁以上,男性占多数,多起源于较大的支气管,长期大量吸烟是一个重要的致病因素。临床表现与肿瘤的部位、大小、是否压迫、侵犯邻近器官以及有无转移等有密切的关系。由于恶性程度较高,早期诊断具有重要意义,外科手术是首选的治疗方式。

2. 腺样囊性癌 又称圆柱瘤,由 Billroth 于1856年首次报道,过去曾和类癌、黏液表皮样癌统称为支气管腺瘤,是气管支气管恶性肿瘤中发病率仅次于鳞癌的一种气道恶性肿瘤。来源于气管腺体上皮细胞,同唾液腺发生的癌相同,属唾液腺型癌,生长缓慢,属低度恶性,好发于气管上1/3,容易浸润周围组织,特别是神经组织,常较早出现肺转移。临床表现除呼吸道阻塞症状外,疼痛是腺样囊性癌的突出表现,可能与肿瘤早期侵犯神经有关。目前对腺样囊性癌嗜神经侵袭特性和肺高转移特性的机制研究是比较热点的问题。Elizabeth Albers 报道的14例患者中复发率为78.6%(11/14),转移的发生率为28.6%(4/14),从最初确诊到复发或转移的时间平均为4.6年。文献报道治疗后5年、10年的生存率分别为66%~100%和51%~62%。由于腺样囊性癌生长相对缓慢,目前认为即使出现复发和远处转移也并非手术的禁忌证。

3. 黏液表皮样癌 同腺样囊性癌一样,属唾液腺癌,曾认为属原发性低度恶性气道肿瘤。目前认为部分患者可表现为高度恶性,临床可广泛转移,生存时间仅数月。多好发于叶支气管,常见于比较年轻的患者,林敏芳总结国内 1995—2004 年的共97例患者,平均发病年龄35岁。预后较腺样囊性癌和类癌差。Yang CS 报道 8 例高度恶性的黏液表皮样癌病例 5 年生存率仅 25%。

4. 类癌 来源于支气管黏膜的 Kulchitisky 细胞,属神经内分泌癌,根据其超微结构分为典型类癌(高分化神经内分泌肿瘤)和不典型类癌(低分化神经内分泌肿瘤)。好发于段以上支气管,多见于成年人,40~50岁多见,临床表现早期不典型,曾有因慢性咳嗽患者经手术证实为支气管类癌的报道。除呼吸道不全梗阻引起的气喘、呼吸困难等表现外,可有程度不同的咯血表现,少数患者可有类癌综合征及库欣综合征表现。类癌综合征可表现为皮肤潮红、腹泻、哮喘、心动过速等。典型类癌预后较好,10年的生存率可达89.7%,国内孟弃逸报道典型类癌和非典型类癌的5年生存率分别达92%和42.9%。

除上述原发性气管支气管肿瘤外,文献还有其他良、恶性肿瘤的报道,多数为个案报道,如良性肿瘤还包括血管瘤、炎性假瘤、畸胎瘤等,恶性肿瘤除较多见的鳞癌、腺样囊性癌等肿瘤外,还包括淋巴瘤、平滑肌肉瘤、恶性多形性腺瘤、恶性畸胎瘤等,临床均缺乏典型表现。确诊需最终的病理结果。

对气管支气管低度恶性肿瘤或长度可切除的恶性肿瘤,治疗的"金标准"依旧是气道环形切除端-端吻合、隆突成形或各种支气管袖式切除。尤其是低度恶性肿瘤,根治性切除后往往可获得长期生存。对于大气道恶性肿瘤而言,此类手术最大的风险在于麻醉。通常情况下,患者出现症状并最终确诊为气管支气管肿瘤时,肿瘤主体往往已占据了大部分的气道管腔,残余气管的截面积通常不足20%,气管插管时如仅插至瘤体的近端,则可能因肿瘤出血或气道分泌物而导致剩余气道的阻塞,造成患者通气不足,甚至出现严重的低氧血症;如气管插管时强行通过肿瘤所在部位,则插管尖端可能铲落肿瘤,堵塞气管插管或

坠入远端气道,导致急性气道梗阻并进而危及生命。因此,对这部分患者首先利用硬质气管镜将气道内肿瘤主体清除,恢复管腔通畅,可以保证气管插管时的安全,使原本高风险的麻醉变成一次普通的全身麻醉,从而降低了麻醉风险。另外,由于硬质气管镜下清除了肿瘤主体,使得开胸手术过程中对于该肿瘤蒂部的确切部位和范围更容易界定,从而显著提高了开胸气管局部切除手术中的安全性和可靠性。

开胸根治性切除固然是大气道肿瘤尤其是恶性肿瘤的治疗标准,但是由于大气道肿瘤的特殊性以及气管重建的困难,此类手术的适应证要求严格,并非所有大气道恶性肿瘤患者在确诊时都能接受根治性切除。导致大气道恶性病变切除率低的常见原因有:①高龄,一般情况较差难以耐受开胸手术;②病变长度过长(>4cm),切除后无法重建;③病变属局部晚期或出现远处转移,无法切除;④大气道病变本身为复发肿瘤表现;⑤患者不愿承受开胸手术的巨大创伤等。对于此类患者,硬质气管镜手术可能是唯一有效的治疗选择。大气道病变往往在气道阻塞超过80%以上才会出现症状,然而一旦出现症状,即可导致患者明显的呼吸困难,严重影响其生活质量,如不加干预,患者常常于数日内死亡。内镜下疏通气道可以挽救大部分此类患者的生命。对于上述这些失去根治性治疗机会的大气道恶性病变,内镜下疏通气道成为控制疾病进展、延长生命、改善生存质量的重要方法。对长度较短(<4cm)的腔内型病变,可以采用剜除、氩气、冷冻、电凝等气道再通的方法;而对外压性狭窄或较长的腔内肿瘤性狭窄,气管支气管支架则是最佳的治疗方法。气道疏通成功后,效果往往立竿见影,患者症状迅速改善。同时由于硬质气管镜手术的微创特质,即使术后患者再次出现复发,只要身体条件许可,仍可二次甚至多次行硬质气管镜治疗。

近年来,部分文献结果显示,对于典型性类癌,或者瘤体较小、蒂部浸润气管壁范围小、程度浅的低度恶性肿瘤患者,单纯行硬质气管镜下肿瘤完整摘除,并以氩气刀烧灼或者冷冻处理可能残留的蒂部组织仍能获得较为满意的局部治疗效果以及长期控制率。甚至多形性低等级腺癌亦有硬质气管镜下根治性切除的报道。即使有部分患者出现术后复发,还可再次镜下切除或转而开胸手术治疗,临床随访效果亦令人满意。因而对于术前已确诊为类癌等大气道低度恶性肿瘤的患者,可在术前予以患者行胸

部薄层 CT 扫描,仔细观察肿瘤蒂部的宽窄、有无侵犯支气管全层、肺内有无转移以及纵隔有无增大的淋巴结等表现,并结合患者的身体条件和心理意愿,综合考虑是否适合行单纯硬质气管镜下瘤体摘除术。一旦选定合适的适应证,则术前需向患者及家属详细交代病情以及可能出现的局部复发甚至远处转移可能,以获取患者及家属的充分理解;术后则需行密切随访,定期复查,一旦发现肿瘤复发迹象,即刻予以二次手术治疗,如条件许可,应建议患者接受开胸根治性切除。

三、继发性气管和主支气管肿瘤的治疗

较常见于气管和主支气管周围组织,如食管癌和纵隔来源恶性肿瘤的侵犯或局部浸润,另外也可见于肺部恶性肿瘤局部复发或者其他脏器恶性肿瘤的转移。

继发性气管和主支气管肿瘤多属于晚期恶性肿瘤,已无根治性手术切除机会。与无法手术切除的气管主支气管原发性恶性肿瘤患者一样,硬质气管镜下肿瘤姑息性切除、疏通气道成为多数继发性大气道肿瘤患者唯一可能有效的治疗选择。对长度较短(<4cm)的腔内型病变,可以采用剜除、氩气、冷冻、电凝等方法恢复气道的再通;而对外压性狭窄或较长的腔内型狭窄病变,气管支气管支架则是最佳的治疗方法(图2-3-4-7,图2-3-4-8)。术后如患者症状再次反复,只要身体条件许可,仍可二次甚至多次行硬质气管镜下的腔内治疗。

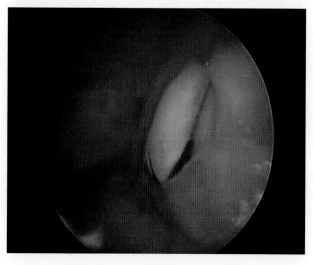

图2-3-4-7 无法切除的腔内病变

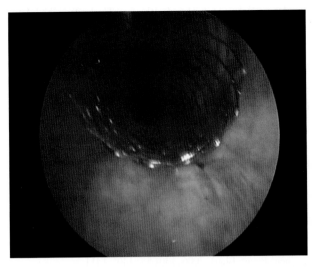

图 2-3-4-8 硬质镜下腔内支架置入

四、成人复杂大气道异物的 硬质气管镜治疗

大气道异物在临床并不少见,常见于小儿或老年患者。通常有比较确切的发病史和较为典型的症状。虽然有部分患者发病隐匿,病程长,甚至因为异物肉芽肿而被误诊为大气道肿瘤,但多数患者临床诊断并不困难。多数大气道异物的治疗通常采用纤维支气管镜借助异物篮或异物钳等将异物取出。但发生于成人的大气道异物,往往会出现以下几种情况,则属于复杂大气道异物:①异物体积过大或形状极端不规则,难以夹持者;②异物刺激导致周围肉芽组织增生,进而导致异物嵌顿者;③义齿等具有尖锐"爪牙"或棱角、取出过程中可能导致气管膜部损伤的异物等。这些复杂异物利用纤支镜很难取出,需要借助硬质气管镜才能完成。硬质气管镜宽大的操作镜筒以及最大口径可达 2.2cm 的操作器械,使其成为成人复杂大气道异物最佳的治疗手段之一(图2-3-4-9,图2-3-4-10)。

硬质气管镜配套的多种形状的活检钳或异物钳可以在直视下抓住异物,采用不同的方式从镜筒内取出。具有"爪牙"或尖锐棱角的不规则异物,可将其"爪牙"或锐角含持在活检钳或异物钳宽大的嘴内,减少在取出过程中对于气道黏膜或气管膜部的损伤;部分"爪牙"较长且向外的异物,可在硬质气管镜直视下,利用两把异物钳或者活检钳通过双手操作使其"爪牙"尽可能弯曲无害后再经硬质气管镜取出;如异物直径大于镜身直径,则可将异物抓至镜身前端,直视下将异物连同镜身一并缓缓退出,退出过程中要注意保护声门(图2-3-4-11,图2-3-4-12)。

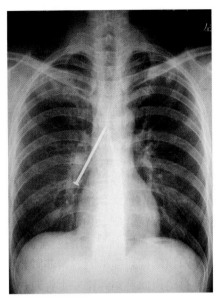

图 2-3-4-9 右主支气管内铁钉

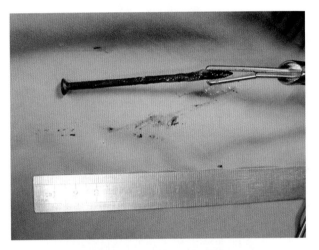

图 2-3-4-10 铁钉已经锈蚀

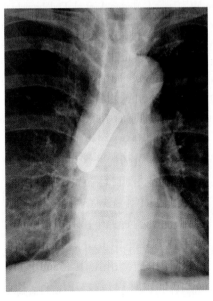

图 2-3-4-11 右主支气管内铁质勺柄

233

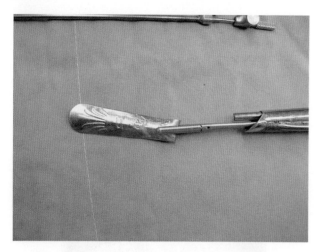

图 2-3-4-12 勺柄较宽,直视下将异物连同镜身一并缓缓退出

(李 运)

参 考 文 献

1. Shah H,Garbe L,Nussbaum E,et al. Benign tumor of the tracheobronchial tree:endoscopic characteristic and role of laser resection. Chest,1995,107(6):1744-1751.

2. Azar T,Abdul-Karim Fw,Tucker HM. Adenoid cystic carcinoma of the trachea. Laryngoscope,1998,108(9):1297-1300.

3. Ayers ML,Beamis JF. Rigid bronchoscopy in the twenty-first century. Clin Chest Med,2001,22(2):355-364.

4. Wood DE. Bronchoscopic preparation for airway resection. Chest Surg Clin N Am,2001,11(4):735-748.

5. 孟弃逸.支气管类癌 32 例临床分析.中华结核和呼吸杂志,2002,25(10):626-627.

6. 朱福嗣,陈静,张学宝,等.气管内平滑肌瘤术后复发 1 例.临床耳鼻嚼喉科杂志,2002,16(2):95.

7. Unzueta MC,Casas I,Merten A,et al. Endobronchial high-frequency jet ventilation for endobronchial laser surgery:an alternative approach. Anesth Analg,2003,96(1):298-300.

8. Soodan A,Pawar D,Subramanium R. Anesthesia for removal of inhaled foreign bodies in children. Paediatr Anaesth,2004,14:947-952.

9. Mezzetti M,Raveglia F,Panigalli T,et al. Assessment of outcomes in typical and atpical carcinoids according to latest WHO classification. Eur J Cardiothorac Surg,2004,26(4):813-817.

10. 任华.气管、支气管外科//徐乐天.现代胸外科学.北京:科学出版社,2004:253-302.

11. Yang CS,Kuo KT,Chou TY,et al. Mucoepidermoid tumors of the lung:analysis of 11 cases. J Chin Med Assoc,2004,67(11):565-570.

12. 阮琰,华丽,韩一平,等.支气管内型错构瘤临床分析.第二军医大学学报,2004,25(6):689-690.

13. Albers E,Lawrie T,HarreU JH,et al. Tracheobronchial Adenoid Cystic Carcinoma:A Clinicopathologic Study of 14 cases. Chest,2004,50(12):1160-1165.

14. 刘复生,孙耕田.肿瘤病理诊断指南.中国协和医科大学出版社,2005:195-198.

15. Asimakopoulos G,Beeson J,Evans J,et al. Cryosurgery for malignant endobronehial tumors:analysis of outcome. Chest,2005,127(6):2007-2014.

16. 李运,李剑锋,刘军,等.硬质气管镜结合纤维支气管镜治疗气管支气管病变.中华胸心血管外科杂志,2006,22(1):1-3.

17. Bertoletti L,Elleuch R,Kaczmarek D,et al. Bronchoscopic cryotherapy treatment of isolated endoluminal typical carcinoid tumor. Chest,2006,130(5):1405-1411.

18. 林敏芳,杨之怡,张宏英,等.支气管粘液表皮样癌 96 例临床分析.实用肿瘤学杂志,2006,20(2):129-130.

19. Webb BD,Walsh GL,Roberts DB,et al. Primary tracheal inalignant neoplasms:the University of Texas MD Anderson Cancer Center experienced. Am Coll Surg,2006,202(2):237-246.

20. 党斌温,张杰,俞进.支气管脂肪瘤 1 例.中华结核和呼吸杂志,2006,29(7):499.

21. Gaissert HA,Mark EJ. Tracheobronchial gland tumors. Cancer Contral,2006,13(4):286-294.

22. 党斌温,张杰,张峰.气管乳头状瘤 2 例.中华内科杂志,2006,45(2):143-144.

23. Jeon K,Kim H,Yu CM,et al. Rigid bronchoscopic intervention in patients with respiratory failure caused by malignant central airway obstruction. J Thorac Oncol,2006,4(1):319-323.

24. 薛奇,赵峻,付伟,等.原发性气管良性肿瘤的外科治疗.中国综合临床,2006,22(5):450-451.

25. 祝娟,杨拔贤,李运,等.硬质气管镜下电视激光手术的麻醉管理.中国微创外科杂志,2007,7(6):548-550.

26. Takada S,Hashimoto T,Kusu T,et al. Management and surgical resection for tracheobronchial tumors,institutional experience with 12 patients. Interact Cardiovasc Thorac Surg,2007,6:484-489.

27. Husain SA,Finch D,Ahmed M,et al. Long-term follow-up of ultraflex metallic stems in benign and malignant central airway obstruction. Ann Thorac Surg,2007,83(4):1251-1256.

28. Nassiri AH,Dutau H,Breen D,et al. A multicenter retrospective study investigating the role of interventional bronchoscopic techniques in the management of endobronchial lipomas. Respiration,2008,75(1):79-84.

29. Kwon YS,Kim H,Koh WJ,et al. Clinical characteristics and efficacy of bronchoscopic intervention for tracheobronchial leiomyoma. Respirology,2008,13(6):908-912.

30. Boonsarngsuk V, Suwatanapongched T, Rochanawutanon M, et al. Primary polymorphous low-grade adenocarcinoma of the bronchus: complete tumor removal with bronchoscopic resection. Lung Cancer, 2009, 63(2):301-304.

31. 张杰. 如何在国内现有条件下用好硬质支气管镜. 中华结核和呼吸杂志, 2010, 33(1):7-9.

32. 李运, 王俊, 赵辉, 等. 电视硬质气管镜治疗原发性气管支气管肿瘤. 中国微创外科杂志, 2010, 16(4):347-350.

33. 隋锡朝, 李运, 王俊, 等. 硬质气管镜下放置支架治疗大气道阻塞性疾病. 中国胸心血管外科临床杂志, 2010, 17(2):150-152.

34. 刘建明, 李明星, 陈昶, 等. 27 例硬质支气管镜呼吸道微创手术的麻醉和通气管理. 临床麻醉学杂志, 2011, 27(11):1080-1082.

35. 王洪武, 周云芝, 李冬妹, 等. 电视硬质气管镜下治疗中央型气道内恶性肿瘤. 中华结核和呼吸杂志, 2011, 34(3):230-232.

36. 李运, 赵辉, 姜冠潮, 等. 电视硬质气管镜治疗气管支气管良性肿瘤. 中华胸心血管外科杂志, 2011, 27(2):119-118.

37. 王洪武, 李冬妹, 张楠, 等. 电视硬质镜下治疗中央型良性气道狭窄 48 例临床分析. 中华内科杂志, 2011, 50(6):520-521.

38. 邱跃灵, 麦转英. 成人气管及支气管异物诊治的回顾性研究. 东南国防医药, 2012, 14(5):438-439.

39. 陈应泰, 李运, 黄宇清, 等. 电视硬质气管镜治疗复杂大气道疾病及其基本策略分析. 中国微创外科杂志, 2013, 13(1):18-22.

52检